黄帝内经
养生说明书

刘安祥 ◎ 编著

陕西出版传媒集团
陕西科学技术出版社

图书在版编目（CIP）数据

黄帝内经养生说明书/刘安祥编著. —西安：陕西科学技术出版社，2014.10
ISBN 978-7-5369-6262-0

Ⅰ.①黄… Ⅱ.①刘… Ⅲ.①《内经》—养生（中医） Ⅳ.①R221

中国版本图书馆 CIP 数据核字（2014）第 221652 号

黄帝内经养生说明书

出 版 者	陕西出版传媒集团　陕西科学技术出版社
	西安北大街 131 号　邮编　710003
	电话（029）87211894　传真（029）87218236
	http://www.snstp.com
发 行 者	陕西出版传媒集团　陕西科学技术出版社
	电话（029）87212206　87260001
印　　刷	北京建泰印刷有限公司
规　　格	710mm×1000mm　16 开本
印　　张	18.5
字　　数	230 千字
版　　次	2015 年 1 月第 1 版
	2015 年 1 月第 1 次印刷
书　　号	ISBN 978-7-5369-6262-0
定　　价	26.80 元

版权所有　翻印必究

前言

读懂《黄帝内经》，你可以不生病。

很多人觉得，只要一上了年纪就会生病，而病得多了、久了，人自然就会死亡。很少有人会这样想：人有没有可能不生病？不要觉得这是一种不切实际的愿望，其实，健康到老、无疾而终是人人都可以做到的，只是大多数人不知道方法罢了。

据生物学家观察统计，哺乳类动物的寿命是其生长期的5～6倍。生长期就是从出生到长最后一颗牙。以人为例，长智齿时大概在20多岁，所以按照自然法则，人的寿命应该高于100岁。

那么，长寿的方法在哪里呢？就在《黄帝内经》里。

《黄帝内经》是我国现存最早的一部医学经典论著，被中医界奉为圭臬。它是古代医者托黄帝之名所作，包括《素问》81篇和《灵枢》81篇，各有9卷。作为一部奇书，它为现代人指明了养生的方向。在此基础上形成的中医学，一直庇护着中华民族生生不息，使我们能够战胜疾患和灾难。

据专家考证，早在春秋之前，我们的祖先就已经懂得了饮食、起居，甚至精神与长寿之间的密切关系了。中国远古时期的部落联盟首领黄帝曾大力发展生产，广播百谷草木。以后，他又创造了文字，始制衣冠，建造舟车，制音律，创医学等，堪称中华民族的始祖。

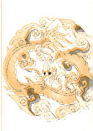

史传黄帝寿高110～117岁，或言在位100年。《帝王世纪》载黄帝"或传以为仙，或言寿三百岁"。虽然说法不一，但他的高寿却是毫无疑义的，这也许是中国有史以来最早的寿星了。另据史料记载：黄帝的儿子少昊也寿高100有余，而少昊的儿子帝喾寿高105岁，帝喾的儿子尧更是享年118岁。可以看出，人活百岁不是夸张的说法，而《黄帝内经》的养生作用也由此可以充分展示。

也许有的朋友会问了：在远古时期，黄帝有什么特别的养生方法使他享以如此的高寿呢？黄帝在统一华夏以后，平民百姓的生活一度得到了安宁。在这段时期里，黄帝曾四处寻访高人隐士，以图求得长寿的秘诀。一天，他在甘肃省的崆峒山见到一位得道的高人广成子，当黄帝恭恭敬敬地向他请教如何才能得到长生不老的诀窍时，广成子平缓地说道："无视无听，抱神以静，形将自正，必静必清，无劳汝心，无摇汝精，存神定气，乃可长生。"这里的"无视无听，抱神以静，必静必清"意为既不看、也不听任何事情，只要闭着双眼养神，就可以得到清静，也就可以减少人体消耗的能量；而"无劳汝心，无摇汝精"则强调了从形体方面减少能量的消耗，只有存神定气，方可达到长寿的目的。黄帝听了广成子的话，大受启发，将其一字一句牢记在心，并奉行一生。现代中医学也认为：精、气、神乃人之"三宝"，减少精气神的消耗，就是减少能量的消耗，这是延年益寿的关键。当然，既不可过动，也不可过静，既不可过劳，也不可过逸，只要做到静动适度，劳逸结合，则长生无疑。

黄帝的这一养生之道在《黄帝内经》中亦有记载。《素问·上古天真论》中说："上古之人，知其道者，法于阴阳，和于术数，食饮有节，起居有常，不妄作劳，故能形与神俱，而尽终其天年，度百岁乃去。"这段话道出了养生增寿的根本，意思是说：想保持身体的健康，就要遵循一定的法度，适应自然环境的变化，在饮食、起居、劳逸等方面要有节制，方可避免疾病的发生，达到长寿的目的。

《黄帝内经》认为，养生首先要做到顺应自然界气候变化的规律，根据四时的寒暑变化来变换衣物、安排作息时间。对于自然界的气候变化要保持敏感，在春夏之季要注意多保养阳气，在秋冬之季则要注意多培补阴精；其次，要把调摄精神情志作为养生的重要措施，做到恬淡虚无，精神内守。《灵枢·本藏》中说："志意者，所以御精神，收魂魄，适寒温，和喜怒者也……志意和则精神专直，魂魄不散，悔怒不起，五藏不受邪矣。"《黄帝内经》认为，情志过用或失控容易导致疾病，甚至是重要的致病因素。所谓情志养生法，就是通过调节自身的情绪来达到健康长寿的目的。

　　对于饮食,《黄帝内经》中也有详细的叙述:"天食人以五气,地食人以五味",五气由鼻吸入,作用于心肺,使面色红润,声音洪亮;五味由口食入,经肠胃消化吸收其精微,以养五脏之气,生成的津液可润泽脏腑,补益精髓。他还认为:"毒药攻邪,五谷为养,五果为助,五畜为益,五菜为充,气味合而服之,以补精益气。"可见,在古时候,黄帝已意识到饮食平衡和身体的健康有着很大的关系。

　　除此之外,还要善于运用人体的经络。经络养生彰显了我国古代医学非凡的养生智慧。《黄帝内经》中说:"上古圣人,论理人形,列别藏府,端络经脉,会通六合,各从其经。"中医学理论认为,经络沟通内外,为运行气血之道,而经络的健康与否,与体内各个脏腑有着极为密切的联系,二者相辅相成。只有经络通畅,我们的身体才能维持正常的运转。

　　以上种种便是黄帝高寿的原因,也是《黄帝内经》所提倡的主要养生方法。由于黄帝长期坚持这样的修养,使他的"天真之气"得以保全,因而活到了期颐之年。如果书前的您,也能像黄帝一样,把这些养生方法铭记于心,付诸于行动,便可以踏上通往健康的康庄大道。

　　这本《黄帝内经养生说明书》将古代《黄帝内经》中深奥难懂的文法,通过更易理解的现代语言进行整理,取其精髓,将养生宝藏古法今用,启动人体自愈大药和自养大智慧,尤其适合现代人阅读使用。

　　拥有简单生活,怀抱高雅理想,顺应天地自然,永葆身体健康!衷心希望本书能带给读者朋友们关于自身健康和快乐生活的一些有益启示!

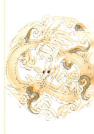

编　者

目录

第一章 健康大营救，身体巧修复
——《黄帝内经》中的养生启示

有钱有健康叫资产，有钱无健康叫遗产	002
动不动就生病，是生活出错的结果	005
经常打针吃药，不如提升自愈力	010
天有三宝日月星，人有三宝精气神	013
头痛医头、脚痛医脚，小心疾病声东击西	016
"七"是女人的坎，"八"是男人的数	018
调节阴阳平衡，早早远离亚健康	023
人只有"和"了，才能活到天年	025

第二章 寒湿伤阳气，损阳易生病
——《黄帝内经》中的养阳之道

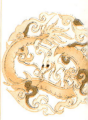

阳气决定生老病死，长命百岁靠养阳	030
一朝寒气一身病，一日不散十年痛	033
恶性肿瘤多为阳气不足引起	036
补足阳气，从最简单的晒太阳开始	039
赶走体内的寒湿，不妨试试拔火罐	041

吃热食，睡子午觉，寒邪自然消 …… 044
寒从脚底起，日日泡脚治百病 …… 047

第三章　守四时之序，借天地之力
——《黄帝内经》中的四季养生

春季养"生"，让身体随万物一起复苏 …… 052
早春气候多变，小心旧病卷土重来 …… 055
夏季养"长"，固护阳气很重要 …… 057
长夏湿邪最猖狂，全面防御别松懈 …… 060
秋季养"收"，处处收敛不外泄 …… 062
秋季滋阴润燥，多吃白色食物 …… 065
冬天养"藏"，干什么都得慢一点 …… 067
入"九"补一补，来年无病苦 …… 070

第四章　养生不养心，等于扔黄金
——《黄帝内经》中的情志养生

万病皆可心药医，调好情志能长命 …… 074
喜过伤心，猝死往往由于乐极生悲 …… 076
怒过伤肝，有了火气一定要发泄出来 …… 078
恐过伤肾，人为什么会被吓得屁滚尿流 …… 081
思过伤脾，思虑过度等于慢性自杀 …… 083
悲过伤肺，山川载不动太多悲哀 …… 085
一物降一物，试试五情相克法 …… 088

第五章　不必求参汤，食物是仙方
——《黄帝内经》中的饮食养生

民以食为天，善治药者不如善治食 …………………………………… 092
司岁备物，不时不食，随着时令来吃饭 ………………………………… 094
你想吃什么，就是身体需要什么 …………………………………………… 097
热无灼灼，寒无沧沧，饮食中的冷热之道 ……………………………… 099
将粗粮搬上餐桌，富贵病就是吃得太精细 ……………………………… 102
所谓的"食物相克"，其实是不靠谱的 …………………………………… 104

第六章　五脏一家亲，和睦是根本
——《黄帝内经》中的脏腑养生

一个脏器生病了，就会连累另一个 ……………………………………… 110
心为君主之官，君安才能体健 …………………………………………… 112
一生健康在养肝，让生命之树常青 ……………………………………… 114
照顾好脾胃，活到70岁也不老 …………………………………………… 117
中医说"命悬于天"，就是命悬于肺 ……………………………………… 119
百病从肾养，为生命提供原动力 ………………………………………… 121

第七章　体质分九种，养生各不同
——《黄帝内经》中的体质养生

易患何种病，先看自己属哪种体质 ……………………………………… 126
阴虚体质易上火，多吃滋阴清热的食物 ………………………………… 128
怕冷属阳虚体质，扶阳固本是关键 ……………………………………… 130

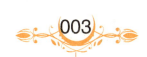

调理湿热体质，还需"嘴下留情" ………………………………… 133
人活一口气，气虚体质重在益气健脾 ……………………………… 136
胖子多是痰湿体质，养生以健脾祛湿为主 ………………………… 138
血瘀易致疑难病，如何让血液动起来 ……………………………… 141
无故叹气多气郁，打通郁滞有妙招 ………………………………… 143
培本固表防过敏，彻底改善特禀体质 ……………………………… 146

第八章　顺天道养生，应时辰治病

——《黄帝内经》中的时辰养生

子时胆经当令，睡觉利于胆气升发 ………………………………… 150
丑时肝经当令，睡得要像猪一样香 ………………………………… 152
寅时肺经当令，分配全身气血精 …………………………………… 154
卯时大肠经当令，顺时排便清肠毒 ………………………………… 156
辰时胃经当令，早餐是重中之重 …………………………………… 159
巳时脾经当令，养脾健胃正当时 …………………………………… 161
午时心经当令，适当的小憩可养心 ………………………………… 163
未时小肠经当令，吃不好午餐后患无穷 …………………………… 165
申时膀胱经当令，多喝水促进尿液排泄 …………………………… 168
酉时肾经当令，按摩肾经好处多 …………………………………… 170
戌时心包经当令，保持愉悦的心境 ………………………………… 172
亥时三焦经当令，千万别与人怄气 ………………………………… 174

第九章　生活需规律，起居重有常

——《黄帝内经》中的起居养生

上古天真，生活规律，起居有常 …………………………………… 178

生病起于过用，切勿妄作劳	180
区域有别，南、北方养生各不同	182
浊气伤人，PM2.5之下的养生之道	185
药补不如食补，食补不如觉补	189
坐有坐相，睡有睡相，睡觉要像弯月亮	193
谨避"六邪"，不是神仙也寿长	196

第十章　动则身体健，不动则体衰
——《黄帝内经》中的运动养生

咬牙切齿，最简单的养生方法	202
中国特有的健身养生术——气功	204
延年六字诀，呵护脏腑的导引术	207
欲得健康长寿，不妨像胎儿一样呼吸	211
百练不如一站，站桩让身体更强健	214
有病祛病、无病健身之五禽戏	217
八段锦，内养脏腑、外壮筋骨	221

第十一章　房事有节制，乐活到天年
——《黄帝内经》中的房事养生

保得一分肾精，多延一分寿命	226
人中吕布虽勇，最终却败于酒色	229
七损八益，不可不知的性爱潜规则	232
节欲不等于禁欲，贵在"得节宣之和"	235

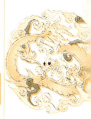

别把性保健品当做救情稻草……………………………… 238
饮食能"助性",也能"败性"…………………………… 240
同房要挑对时间,把鱼水之乐安置在亥时………………… 242

第十二章 一家一人会,不花医药费
——《黄帝内经》中的经络养生

手太阴肺经:地位尊贵的相傅………………………………… 246
手阳明大肠经:血液的"清道夫"…………………………… 249
足阳明胃经:让胃病消弥于无形……………………………… 252
足太阴脾经:主宰人体的命脉………………………………… 255
手少阴心经:让你的心神保持安宁…………………………… 259
手太阳小肠经:心脏健康的晴雨表…………………………… 262
足太阳膀胱经:护佑全身的天赐大脉………………………… 264
足少阴肾经:关乎一生的幸福………………………………… 268
手厥阴心包经:穴少宝贝多的救命经………………………… 271
手少阳三焦经:人体健康的总指挥…………………………… 274
足少阳胆经:养生祛病的"万金油"………………………… 277
足厥阴肝经:排遣郁闷的法宝………………………………… 280

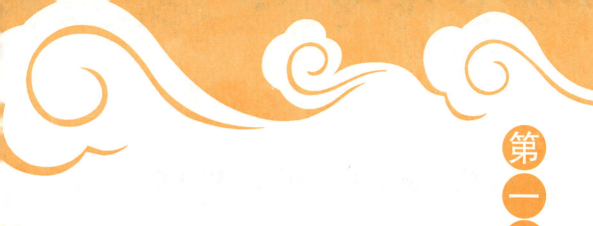

第一章 健康大营救，身体巧修复
——《黄帝内经》中的养生启示

《黄帝内经》是我国医学宝库中现存成书最早的一部医学典籍。在以黄帝、岐伯、雷公对话的形式阐述病机病理的同时，强调了养生的基本法则，人类早衰的根本原因，主张不治已病，而治未病，同时提倡养生、摄生、益寿、延年。只要我们认真地研究，就能发现其中的奥妙所在，对于我们日常生活中的养生大有益处。

有钱有健康叫资产，有钱无健康叫遗产

> 俗话说，人没有受不了的罪，却有享不了的福。能够安享富贵，其中大有学问。首要的一条，就是怎样永葆健康，避免疾病的发生。如果一个人拥有健康，缺少金钱，日子虽清贫却也不乏快乐；反过来，如果您拥有很多金钱，却失去了健康，您会发现生活已彻底失去意义。毫无疑义，健康是1，财富、地位、名声是后面的0。没有前面的1，后面的0再多也没有意义。

人人都听过"五福临门"这个成语，可大家知道"五福"指的是什么吗？"五福"中的第一"福"指的是长寿；第二"福"指的是富贵；第三"福"指的是康宁；第四"福"指的是好德；第五"福"指的是善终。有词云：长寿是命不夭折而且福寿绵长；富贵是钱财富足而且地位尊贵；康宁是身体健康而且心灵安宁；好德是生性仁善而且宽厚宁静；善终则是能避免横祸，心无烦恼与牵挂，安详自在地离开人间，就是无病而终。"五福临门"才是对幸福人生的写照。

然而，现实的情况是怎样的呢？在我们身边有很多人，他们拥有大富大贵，却偏偏再无其他"福分"，年纪轻轻就撒手人寰了，他们的离去无疑给现今人们英年早逝的现象敲响了警钟。

2003年，香港艺人梅艳芳因癌症逝世，年仅40岁；2004年，均瑶集团创始人王均瑶因肠癌去世，年仅38岁；2005年，著名小品演员高秀敏因为心脏病突发去世在家中，年仅46岁；2006年，上海中发电器集团董事长南民因劳累过度逝世，年仅37岁；2007年，在电视连续剧《红楼梦》中以饰演林黛玉成名的演员陈晓旭因癌症去世，年仅42岁；

2009年,"国嗓"罗京因患淋巴瘤不幸逝世,年仅48岁;2011年年底,苹果创始人乔布斯患胰腺肿瘤去世,享年56岁;2012年,人称中国石油拓荒"海外少帅"的孙波凌晨时分突发脑血管瘤破裂,28分钟后心脏停止跳动,享年52岁;2012年,歼-15飞机研制现场总指挥、中航工业沈飞集团董事长罗阳在航母上突发急性心肌梗死而殉职于岗位,享年51岁……

一再有科学家、企业家、明星英年早逝,不能不说是一个又一个的悲剧。为什么我们的经济发展了,物质生活水平提高了,各种疾病的发病率却上升了,人们的健康也受到了威胁呢?

其实,关于这个问题,《黄帝内经》在开篇就为我们做了详细的讲解。《素问·上古天真论》中有这样一段话:"今时之人不然也,以酒为浆,以妄为常,醉以入房,以欲竭其精,以耗散其真,不知持满,不时御神,务快其心,逆于生乐,起居无节,故半百而衰也。"

一次,黄帝问岐伯:为什么先人能寿高百岁还身强力壮,而现在的人不到六十岁就过早地衰弱了呢?岐伯回答:现在的人喝酒,不是适量小酌,而是把酒当水喝;他们放松,不是调节精神,而是把虚妄当做正常,放纵自己;有时人甚至喝醉了还去行房事,无度的欲望耗尽了精气,恣意的好色消耗了真气。他们不懂得保持体内真气充盈的重要性,不能有节制地调节、控制自己的精神和情绪,贪图一时之快,违背了使身体真正快乐的养生之道,作息也没有规律。所以,人才到50岁,衰败之态就已经显现了。

虽然这段话批评的是几千年前的"今人",可此话对21世纪的"今人"依然有效。在这个物欲横流的社会里,财富是人们十分向往的。很多人认为有了金钱就有了一切,所以拼了命去"赚钱、赚钱"。他们依仗着自己年轻身体好,每天早出晚归,陪客户饮酒娱乐,周末、节假日用来加班,一心想着住大房子、开好车,在人前光鲜体面,不惜背负沉重的经济债,恨不得把自己变成摇钱树。结果,银行存折的零越

第一章 健康大营救,身体巧修复——《黄帝内经》中的养生启示

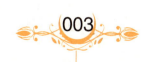

来越多了，身体也差不多千疮百孔了。等到身体负荷过重，各个零件开始报警，去医院检查的时候，发现一切已经晚了，存折上的存款也只能挪到医院的账房去了。

笔者有一个朋友，今年才34岁，是一家企业的高层管理人员，年薪四五十万，人人都叫她王总。在下属眼里，她是强势的女上司，在同学、朋友眼中，她是"三高白骨精"。有一次，她发烧到39℃，照样在公司开会、做方案，捂着冰袋也要出差，结果最后演变成肺炎在医院躺了3天。我听说这件事后急忙打电话劝她不要工作得太辛苦，可是这位朋友的事业心特别强，就是放不下手头的工作。

我看过她每天的时间安排，大致是：早晨7点起床，一般不吃早饭；7:30便赶到公司，对着电脑一坐就是一个上午；午饭有时间去食堂吃一口，没有时间吃盒饭就凑合过去；晚上常有应酬，与客户喝酒、吃饭、谈生意，听她说往往十一二点才能回家。如此生活持续了快2年时间，她的身体终于几近透支状态，今年年初，她被诊断为胃癌晚期。

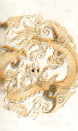

还有一位亿万富翁，才38岁，担任8家公司的董事长。他头脑灵活，敢闯敢拼，在社会上威风八面，一呼百应。可是他却患有严重的心脏病，经过几次抢救，他的命算是捡回来了。但他的心脏却依然非常脆弱，脆弱到连他平时咳嗽一下都要小心翼翼，生怕咳嗽得太用力，他的血管会破掉。平时他解手时也不敢使劲，稍不注意，就会有生命危险。

38岁的年纪，数亿身家，却连88岁的身体都不如。富翁觉得上天很不公平，于是他就对一位医生抱怨。医生却不这么认为："上天的确是公平的，把健康平等地分给了每个人，就看你如何去把握。如果你遵循健康规律去生活，那么长寿就属于你；而如果你压根不关爱自己，那么谁也救不了你。哪怕你是富豪，你是皇帝，哪怕你德高望重，金钱多到数不完，在疾病面前都无济于事。"

的确如此。人生在世，有钱有健康叫资产，而有钱无健康只能称为遗产。生命活力加上健康的身体，才会有人生的成功。一个人即使再聪明勤奋，若是没有好的身体，也就无法实现自己的雄才大略。一个巨富如果整日被病魔所缠，即使吃山珍海味，住豪华别墅，坐高级轿车，也不会感到幸福的。有了财富没能力享受，有了功名无力保全，那么财富、功名也只不过是空中楼阁。

因此，从今天开始，我们应该学会主动防病，留心自己身体发出的信号，对自己的健康负起责任，对爱你的家人负起责任。这就好像我们保养爱车，都会经常清洗、打蜡，每过一段时间还会进行车内零部件的检修。假如对车辆毫不爱护，只知道加满燃油、踩足油门向前狂奔，那么即使车的性能再好，总有一天也会出现输油管老化、油路阻塞等问题，进而造成发动机失调，方向盘失灵，最后彻底报废掉……其实人的身体也是一样，只有当你时时警惕和预防疾病时，疾病才会远离你，这正是《黄帝内经》中的核心思想："不治已病治未病。"

第一章 健康大营救，身体巧修复
——《黄帝内经》中的养生启示

动不动就生病，是生活出错的结果

> 《黄帝内经》是维持健康、减少疾病、延长寿命的重要保证。如果我们能正确认识到其中的养生思想，科学地使用其中的养生方法，并坚持练习，哪怕你已患上糖尿病、高血压、冠心病等疾病，依然有可能获得高寿。即使我们活不到天年，但至少可以拥有一个不生病或少受疾病折磨的晚年。

很多人都可能会发出这样的疑问——人的一生究竟有多长？关于这个问题，其实早在几千年前，我们充满智慧的祖先就已给出了答案，他们按照自然界的运行规律推演人的一生，认为高质量的生命就是活到"天年"。

什么是"天年"？就是指人的天赋寿命、自然寿命。古代养生家、医学家认为人的寿命应在100~120岁之间。《黄帝内经》中说："上古之人，春秋皆度百岁乃去，而尽终其天年"；《尚书·洪范篇》中有这样一句话"寿，百二十岁也"；《养身论》也说，"上寿百二十，古今所同"……可见，我们的先人认为，人类的寿命至少应该为120岁。

可是，现代人的平均寿命比古人预期的天年寿命减少了近1/3。为什么会这样？原因只有一个——疾病。

笔者有一位朋友，今年才37岁，由于年轻时整天喝酒、抽烟，饮食起居也都无规律，所以患上了糖尿病。医生反复嘱咐过他，一定要改变不良的生活方式，但他却没有把医生的话放在心上，每天照旧吸烟喝酒，日常生活中也不注意保养，致使糖尿病发展为尿毒症。他现在两天做一次透析，浑身插满管子，其痛苦程度不忍堪说。他每个月的医疗费用就要在5000元以上，使得原本不富裕的家庭为了给他治病，要勒紧裤腰带度日。当然，最令他难过的是，他现在不能食盐、不能吃豆制品、不能吃肉，甚至不能多喝水，每次他口渴时只能轻轻舔一口水……他的生活处处充满了约束，用他的话说便是"求生不得，求死不能"。

当一个人的生命走到这般田地，确实毫无乐趣可言。可生病时，你有没有想过自己动不动就生病的原因呢？想想那些存在于衣、食、住、行、娱乐中的健康隐患，想想自己是怎样贪恋感官刺激的，答案就不难得知了。

过食膏粱厚味，健康亮起红灯

"膏粱厚味"相当于现代所说的高热量、高脂肪、高糖分食物，即"三高"食物。这些食物，本身并不含有对人体有害的化学成分。但是，如果饮食结构不合理，"三高"食物摄入过多，造成热量过剩而其他营养成分缺乏时，这些食物就变成了"垃圾食品"，影响人的健康，诱发多种疾病。《黄帝内经·素问·奇病论》中指出："肥者令人内热，甘者令人中满，故其气上溢，转为消渴。"多食厚味肥浓，还可引起胸满、腹胀、肠炎、腹泻、胃痛等，导致消化系统、心血管系统、肾脏系统等多方面的病变。

过去的人吃糠咽菜，身体结实得很。而现今的人山珍海味，生活得小心翼翼，得上重症的人却不占少数。很显然的道理：随着社会在进步，疾病的种类在增多和翻新。我们虽然少了传染、感染、营养不良这些疾患，却多了心脏病、"三高"、脂肪肝、癌症等"现代文明病"，显然，后者更能影响我们的生命质量。

有些朋友会说，我嘴不馋，不好吃，只是平时好喝点小酒，那更是不可以了——酒也是人类健康的杀手之一。人人都觉得只要少喝一点便可以活血化瘀、排遣郁闷心情等，可生活中那些爱酒之人有几个能做到真正的少喝呢？据统计，我国居民酒的年消费量约为1000万吨，这是多么庞大的数字，多么令人惋惜的现状！这不正是《黄帝内经》所说的"以酒为浆，以妄为常"吗？酒对人体的害处远远多于益处，至少有60种疾病，如脂肪肝、阳痿、中风等，与酒精都有着直接关系，如果饮酒无度，你喝下去的"琼浆"就变成了毒药。

压力剧增，坏情绪致大病

用心观察一下我们的身边，似乎随时随地都有人叫嚷着"郁闷"、"压力山大"。为了学习、事业、生活，很多人吃不好、睡不香，整日精神不振、情绪不佳。

成功的压力、繁杂的人际、纷繁的信息、拥堵的环境、家庭的烦恼等，让现代人心理问题丛生。无论男女老幼，似乎总是满腹压抑、烦恼、惶恐、孤独……电影《A面B面》中有一句略带调侃的台词，"人人都有精神病"，被很多人视为现代人精神状态的真实写照。

中医认为，一个人若长期处于紧张的压力下，就会出现神经衰弱的症状，例如烦躁不安、精神倦怠、失眠多梦等神经症状，以及心悸、胸闷、筋骨酸痛、四肢乏力和性功能障碍等其他症状，甚至可能引发许多疾病，如十二指肠溃疡、胃溃疡、高血压、糖尿病、冠心病、癌症等。另外、压力也是身心失调症、忧郁症等心理疾病的原因。因此，我们在平时一定要学会调整自己的情绪和心态，切勿独思苦想、愤怒不平。

欠下睡眠债，健康隐患重重

网络上流行这样一句话，"睡觉睡到自然醒，数钱数到手抽筋"。大家都知道，真正聪明的人是善用时间的人，他们总有足够的时间完成想要做的事，所以能睡到自然醒，还有大笔钱数，又不至于损害身体健康。

可是，道理人人都懂，真正做起来却十分困难。大多数现代人生活作息都不规律，忙起来就昼夜连轴转。学生们忙着复习，上班族忙着加班，中年人忙着应酬……和睡眠抢时间的后果是什么呢？心情焦急、免疫力降低，由此会导致种种疾病发生，如神经衰弱、感冒、胃肠疾病、高血压、心脏病，甚至癌症。

通俗地说，一个人的身体就是一部机器，这部"机器"的运行也始终要与时间的规律"沆瀣一气"，至少表面看上去是"一团和气"："黄金时间"用来工作学习，而"垃圾时间"则是安排睡觉休息的，这样才能使人这部机器的能量始终保持平衡。假如破坏了人体这部机器的能量平衡原则，那么人的健康就会出现问题。

爱静不爱动，身体很受伤

不知道从什么时候开始流行"宅"这个词，与此同时，越来越多的宅男、宅女出现了。他们一下班就"宅"在家里看书、上网、看电视，宁愿逛网店也不愿出门逛商场。他们平时坐着工作、躺着休息，很少锻炼身体，连一日三餐都叫外卖。

俗话说，生命在于运动，而久坐久卧对身体是一种极大的伤害，会使身体气血运行变慢，肌肉松弛无力，脂肪沉积在体内，进而诱发心脑血管疾病、糖尿病等。此外，不运动也会导致免疫力下降，更容易感染疾病和病毒。

人是由猿类进化而来的，人的身体构造毫无疑问是适合攀援、运动的。你无法改变这种先天的遗传基因，所以，有事没事就该动一动。比如下班路上提前两站下车，步行回家；不坐电梯，改爬楼梯；工作时最好每隔 1 小时就起身活动一下身体，等等。

房事不节，损身又折寿

性生活频繁的人大都有这样的感受，每次房事后都可能出现程度不等的疼痛，如腰痛、头痛、肌肉酸痛等。有的人稍事休息就会恢复，可有的人要持续好几天才能复原。由此可见，老祖宗"纵欲伤身"的告诫是有道理的，房事不节，损身又折寿。

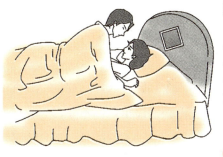

可是，生活中很多人不把这放在心上，为了一时的欢娱，全然不顾自己的健康。有的人常常酒后与爱人同房，致使肾精耗散过多，贻害匪浅；有的人竟然吃起了"补药"，结果弄个元气大伤，如此房事，乐趣何在？与其等到脱发、腰酸、性生活力不从心时才反思，不如从现在就改变自己的生活。

上述几点，正是现代人易生病的主要原因，细细分析，它们源自人们日常生活中对危害健康因素的认识不足，源于人们不懂得生活方式与健康的关系，源于人们脑子里没有健康的概念。若想提高生活质量，健康地活到天年，我们就应该改变自己错误的生活方式，把养生当成头等大事来对待。

经常打针吃药，不如提升自愈力

> 人体是一个完善的智能系统，更是一个广播着天然大药的福田。健康的时候，我们该如何维持这块药田的平衡；生病的时候，我们又该怎样利用福田中的良药，都是本书要研究和阐述的问题。自愈力就跟人的某些潜质一样，需要被激发，它才能如日中天，放出异彩，有效抵抗疾病；反之，弃它于不顾，一味寻医问药追着疾病跑，它就会越来越羸弱，最后被放逐于身体的角落。

有一个人肺里长满了肿瘤，医生已经无能为力，让他回家安排后事。然而，6个月过后，他又出现在那位医生面前，肺里的肿瘤竟消失得无影无踪。

一个年轻女人，烟抽得很厉害，还患有糖尿病，且由于心脏病发作躺在监护病房里昏迷不醒，心脏功能急速衰退。医生心急如焚，却又束手无策。意想不到的是，翌日清晨，她不仅苏醒过来了，而且还能够说话，情况明显好转。

一个人因摩托车事故而重伤大脑，神经外科医生告诉他悲伤不已的父母，恐怕他永远都无法从昏迷中醒过来了，可是这个人现在却很健康。

一个13岁的男孩得了白血病，就在医生配型成功，准备为他实施骨髓移植手术时，却惊奇地发现他的白血病症状消失了，他奇迹般地"自愈"了！而仅仅几周前，主治医生还认为，如果男孩不接受骨髓移植手术，将活不过1个月……

我认识的大多数医生都能讲出一两个像上面那样不治而愈的故事，

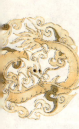

如果细心寻找，会发现更多。为什么一些人会出现这样的奇迹呢？毫无疑问，是人体的自愈力发挥了作用。

什么是自愈力？就是机体的自然愈合能力，清除病原微生物的能力，是每个人机体内都有的调控体系。没有一个名医可以与机体的自愈力相媲美。

举一个生活中我们都会遇到的例子，比如当我们不小心划伤了手，只要伤势不是特别严重，一般都能自愈，而且自愈后的皮肤完好无损，几乎看不出曾经受过伤。这是因为，在受伤之后，我们的身体马上会自行启动一系列的修复活动：血小板立即把血止住；其他细胞分泌引起炎症的物质，使局部温度升高，限制入侵细菌的生长；大脑发出信号，使受伤部位疼痛不再活动，从而避免妨碍愈合过程的外力；免疫系统为了维持生理稳定的功能，开始抵抗感染的细菌，或者把细菌带入淋巴结，进一步消灭；纤维素则负责把组织连接起来，在愈合过程中慢慢收缩，进而让伤口两侧合拢；最后，神经和血管重新长入受伤的组织。现在您明白了吧？人体这种修复过程所显示的复杂性和协调程度，再高明的医生都自叹不如。

遗憾的是，生活在现代文明中的大多数人已经习惯于求医问药来抵御疾病，往往忽视了人体自身的力量。当我们感冒、发烧时，第一反应就是马上打点滴、吃消炎药，选择一些抗生素，现代医学教给我们的这一种方法已深入人心。其实，这是临床处理疾病的误区。

可能你不知道，感冒时的症状，比如打喷嚏、流鼻涕和喉咙有痰等，都是身体在以自己的方式告诉我们：它正在与病毒战斗着。这些症状能够让我们除去病毒入侵者，比如，打喷嚏可以将病毒喷出体外，鼻涕和痰液中也有许多被"捕获"的病毒……此时若不分青红皂白地使用一些抗生素药物，便等于扼杀了机体的排毒方式，在止住打喷嚏、流鼻涕的同时，也阻止了将入侵病毒排出体外的过程。就像是身体内部失

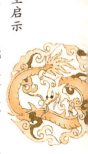

火，报警器响了，你不去处理火险，而只是把报警器关掉一样，必然会掩盖病情，后果可想而知。一次次地压抑症状，病毒不能外排，就会逐渐沉积，最终积重难返，使人一病不起。

滥用抗生素不仅仅会干扰人体自我的正常调节，还会产生一些耐药性，加速耐药细菌的蔓延，使疾病越来越难以治愈。比如有的孩子患了链球菌咽喉炎，家长会选择服用抗生素来治疗，这时抗生素就取代免疫细胞来阻止感染。因为孩子的免疫细胞没有与细菌作战，因此就没有得到对付这些细菌的免疫性，一旦以后遇到同样的细菌，免疫细胞就无能为力了。这会导致链球菌咽喉炎复发。而当这个孩子在第二次感染咽喉炎时仍旧服用抗生素，细菌很可能已经具备了对这种抗生素的耐药性。

其实，我们的身体本有天然神医大药，只要积极利用人体自愈力，就可以通过调节自身，消除体内的致病因素，修复受损的机体，重新回归健康。在许多情况下，医学能做的，或许只是给人体创造自愈的条件，给它以休整的时间，而不是越俎代庖，过度干预。中医常说"三分治，七分养"，就是说在病人康复过程中，医生和药物所起的作用较少，身体的恢复更多依赖于修复自愈力的过程。这是中医的根本宗旨，也是医疗的至高层次。

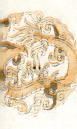

《黄帝内经》在几千年前就倡导医生"治未病"。告诉人们有病先调理，优先使用副作用小的针灸、砭石、按摩、刮痧、拔罐、导引、气功、放血等治疗方法。这些方法都是在做同一件事情：就是借助一种方法疏通人体经络，使气血在人体内循环畅通，从而促进机体自愈系统的恢复。若上述治病方式对身体无效，再用少量药物给予辅助治疗。

如果你想要有一个健康的身体，就要学会激发和利用人体的自愈力。或许只要静心养神，听几首音乐，睡几个大觉，把饮食调配合理，把气血养足，把经络打通……疾病就可以轻轻松松痊愈了。

天有三宝日月星，人有三宝精气神

> 中医有"精脱者死"、"气脱者死"、"失神者亦死"的说法，可见"精气神"三者，是人体生命存亡的关键所在。只要人能保持精足、气充、神全，自然会祛病延年。《灵枢·本藏篇》云："人之血气精神者，所以养生而周于性命者也。"可见古人对这三方面的调护、摄养极为重视，甚至有人说，养生，主要养的就是人的"精气神"。

养生，是中国人所追求的最高境界之一。古人认为，天有三宝：日、月、星，地有三宝：水、火、风，人有三宝：精、气、神。养生，主要养的就是人的精、气、神。古代养生家遵循这种养生方法，往往能够获得健康和高寿。

精、气、神本是古代哲学中的概念，是指形成宇宙万物的原始物质，含有元素的意思。中医认为，精、气、神是人体生命活动的根本。尤其是当精、气、神逐渐衰退变化，人已步入老年的时候，就更应该珍惜自己的"三宝"。

那么，什么是精、气、神呢？人体的生命活动与精、气、神又有哪些关系……现在我们就来说一说。

精——维持人体生命活动

我们先来说说"精"。精是构成人体、维持人体生命活动的物质基础。从广义上说，精包括精、血、津液，一般所说的精是指人体的阴精。阴精不仅具有生殖功能，促进人体的生长发育，而且能够抵抗外界各种不良因素的影响而维持身体健康。因此，一个人如果阴精充盛，不

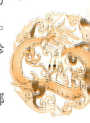

仅生长发育正常，而且他的抗病能力也强。

在日常生活中，我们该如何养精呢？大家都会写"精"这个字，左边是"米"字，右边上面是"生"字的简化，"生"字下面是"月"，"月"在古代通"肉"。"米肉生"为精，指的是食物的精华。因此，养精的首要在于良好的饮食。米肉，一素一荤，荤素结合。我们现在常用的"膳"字，也是这个意思。"膳"字左边是"月（肉）"，右边有草，是素，说明饮食要荤素结合，以求均衡，为养生之首要。有了营养物质的不断补充，才能维持人体生命活动。

怎样才算"饮食有方"呢？归纳前人经验，不外乎定时、定量、不偏、不嗜而已。只有在合理饮食的基础上，才能考虑药物滋补的问题。而且，我们在服用补益药物时，一定要在医生的指导下"辨证施补"，不然结果可能会适得其反。

气——维持生命的能量

"气"，这个字在《黄帝内经》中出现了3000多次，是出现最多的一个字，可以说，整个《黄帝内经》都在讲这个"气"。

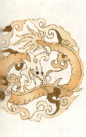

不仅是《黄帝内经》，我们日常的话语中也时时处处离不开"气"。比如，我们生气了，叫"怒气冲天"；我们高兴了，叫"喜气洋洋"；我们萎靡不振，叫"泄气"；我们精神抖擞，叫"神气十足"……可以说，"气"与"精"同等重要，同样不可或缺。人有了"气"才可以活着，人一旦"断了气"，生命就终结了。

什么是"气"呢？气有两个含义，既是运行于体内微小难见的物质，又是人体各脏腑器官活动的能力。因此中医所说的气，既是物质，又是功能。人体的呼吸吐纳、水谷代谢、营养敷布、血液运行、津流濡润、抵御外邪等一切生命活动，无不依赖于气的功能来维持。

从字面上看，甲骨文的"气"字，是三根长短不一的横线，表示地气蒸腾而上，直达天际。为什么是三横？三横象征天、地、人。天在上，地在下，人居中。老子说："三生万物。"天地万物，包括人，乃由气聚散化生。气于天、地、人之间流动，具有催发天地万物生长的能量。

对于现代人来说，如何养气呢？养气首先要重视环境之气。我们都喜欢生活在环境清净、空气清新的地方。喧闹嘈杂的环境、污浊的空气不利于身体的健康，更不用提养生了。《素问·上古天真论篇》中有"呼吸精气，独立守神"之说。呼吸，是一种吐纳养生功夫，以此沟通内外精气。历来养生得道者，为什么喜欢隐居深山？就是为了有一个好的环境，汲取天地之精气。我们生活在城市中，也应该尽量居住在一个安静、清洁的环境中。

另外，平和的心态自然少不了。《黄帝内经》中说："百病皆生于气也。怒则气上，喜则气缓，悲则气消……"可见，不良情绪会导致我们体内之气上下起伏。举个例子，当你生气时，喉咙、胸口为什么会堵得慌？就是因为有一团气堵在那里。如果你经常生气，就会导致气聚结在一块，时间久了，难免会发生各种病变。轻一点的，如乳腺增生、淋巴结核等，严重一点的就是癌症了。所以，要想我们身体气机顺畅，最根本的方法就是调整自己的情绪。凡事别较真，也别生闷气。

神——人体活力的表现

再来看看"神"字。"神"字由"示"和"申"两字组成，"示"上两横，表示上面的天，其下"小"字，为日月星之象。"申"，是闪电的象形。闪电是古人敬奉的最原始的神灵之一，是上天的代表，万物的主宰。古人认为闪电威力无边，神秘莫测，便对它顶礼膜拜，奉为神灵。人体也是一个小天地，而神在人身上，表示人的最高主宰，这就是人的思想、心灵、精神和灵魂及其表现。

《黄帝内经·灵枢·本神》的开篇就提到了"神"，它是这样说的："凡刺之法，先必本于神"。意思就是所有的针灸方法，都要以人的"神"作为诊断的依据。什么是"神"呢？直白点说，即是我们的感觉、意识和精神活动，可以主宰人体生命活动。想想看，大脑、五官、

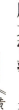
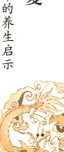

第一章 健康大营救，身体巧修复——《黄帝内经》中的养生启示

七窍、经络、气血、精、津液以及我们肢体的活动，哪一样的活力不是依赖于"神"的维系？正因如此，《黄帝内经》明确地得出了"得神者昌，失神者死"的重要论断。中医养生也正是受此观念的影响，才逐步形成"形神兼养，养神为先"的医学特色。

因此，为了防治疾病，保证健康，人们应该积极养神。那么应该如何养神呢？中医认为，人常受七情六欲侵扰而导致伤神，所以养神、调神要做到胸怀开阔、淡定从容。自古以来无数事例表明，心胸狭窄、斤斤计较个人得失的人，能过古稀之年者不多见，而胸怀开阔、情绪乐观者，往往可享高寿。因此，保持良好的性格、乐观的情绪、高尚的情操和欢畅的心境，对养神的意义重大。

头痛医头，脚痛医脚，小心疾病声东击西

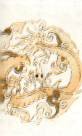

人体是一个有机的整体，各系统、器官和组织之间相互影响、相互制约的关系错综复杂，不仅神经系统的疾病可以表现在其他系统，很多疾病都可以"隐藏"自己的身份而表现为其他疾病的症状。因此，当你被一处疼痛经常困扰却查不出病因时，别忘了"顺藤摸瓜"。真要是看病，可不能"头痛医头，脚痛医脚"。

中国有一句老话，叫"头痛医头，脚痛医脚"，就是说很多人在生病时，面对不适的症状，常常急于减轻痛苦，而没有真正认清疾病的本质。

这类现象在现实生活中并不少见：有一位先生，每天被肩膀疼痛所困扰，平时不敢抬胳膊。他在家附近的诊所检查，医生告诉他是肩周炎所致，于是他回家后尝试了按摩、拔罐等一系列方法。可病情仍不见好转，疼痛却不断加重。最后，他来到一家医院，通过反复检查才发现，自己竟然患上了肺癌；还有一位患有高血压的女士，最近几天看东西突

然出现了双影，起初家人都以为她得了白内障，可是到医院检查眼睛并没有发现问题。经过脑CT检查，最终她被确诊为右侧多发性脑梗死。

人体各器官关联紧密，互相生化，互相制约，治疗疾病不能单纯地停留在外在表现。但大多数的医生和患者只是从具体症状或具体器官上着手，很少顾及身体各器官的相互关联和影响，结果往往矫枉过正，这是丢了西瓜捡芝麻的做法。

以一些常见的代谢性疾病为例，在治疗时我们常常对疾病的细节过分关注。血糖高了就急于降血糖，血脂高了就降血脂，血压高了就降血压……这些都是一时的权宜之计，治疗上也只能是"治病"，而不是"治人"。您不妨想想，经常服用降血压、降血糖的药物对身体有没有副作用呢？显然，是药三分毒，即使副作用再小的药物吃多了也会伤害我们的脏腑，而且，人体还会对这些药产生依赖性，一旦停药，血压、血糖等立即直线反弹，而疾病实质的问题却并未解决，结果就是——"三高"依旧，并发症也随之而来。

"头痛医头，脚痛医脚"在对待恶性肿瘤的治疗上，表现得更为明显。恶性肿瘤是一种全身性疾病，是全身免疫系统功能低下，细胞无节制的生长。而最常采用的化疗和放疗手法，只是针对恶性肿瘤本身，忽略了人体的内环境。当恶性肿瘤被"杀死"的同时，我们全身的正常细胞也被破坏，人的免疫力会急速下降，那时整个人也就完了。可想而知，这种单纯针对肿瘤的治疗很难达到治愈的目的。

只治标不治本，还可能导致病情加重，病程延长，如急性肠胃炎时的呕吐、腹泻，肺炎时的咳嗽、咳痰等症状，如果单纯服药抑制这些不适症状，会导致病菌、毒物不能及时排出，加重病情。同时，当出现发热、疼痛等问题时，盲目地使用退热药、去疼片，虽然可以暂缓不适症状，但可能会使疾病声东击西，引发胃穿孔、阑尾炎等问题。

在这一方面，《黄帝内经》更注重于把人体作为整体来看，包括机体、精神与灵魂的完美统一，机体与环境、大自然和谐相处的"天人合一"。《素问·阴阳应象大论》曾提出"治病必求于本"。这里的"病"

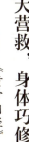

第一章　健康大营救，身体巧修复——《黄帝内经》中的养生启示

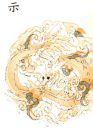

针对的是某一个具体的疾病;"求"就是要我们寻求、找到;"本"是指决定这个疾病发展变化的病机、病证。也就是要在辨证时找出疾病的根本原因,抓住疾病的主要矛盾,审因施治,不然的话,只能是对症治疗,疗效很难提高,甚至酿成坏症。

《黄帝内经》给我们提供的内容不像西医那样严密、固定,很少有"一是一,二是二,钉是钉,铆是铆"的感觉,它更多的是告诉我们一种灵活的原则,或者说是一种粗线条的甚至是模糊的生命活动规律。

举例来说,如果得了肝病,按照《黄帝内经》的治病思路,应暂时把肝放在一边不治。首先我们要弄清楚,肝病是由什么原因造成的。中医认为水生木,水是肾,木是肝,肝病在很大程度上是由肾精不足造成的,所以我们要先把肾水固摄住,让肾精充足了,肝病自然就好了。还有一点就是木克土,如果患有肝病,可能还会伤及脾脏,因为脾是土。所以在治疗时还要好好护脾,不让肝病牵连到脾脏。

因此,一个聪明的养生者,应该非常注重对全身的调理。或者从脾论治,或者从五脏六腑、气血论治,或者从调和阴阳的角度,或者从外感、内伤、杂症,或者从轻重缓急、补虚攻邪、辨证辨病……总之,只有把全身治好了,体内的各个器官才能运作正常,疾病才能真正被消除。

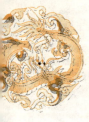

"七"是女人的坎,"八"是男人的数

四季轮转有周期,人的衰老也有周期。这个周期在很早之前就被中医肯定,《黄帝内经》"上古天真论"里提到过一个很重要的定律,叫做"女七男八"。若想活到天年,我们就一定要重视生命的节律,让身体的生长变化"适时有节"。只要我们平时细心一些,耐心一些,对自己多关注一些,就一定能找到健康的真谛。

俗话说"花有花开花谢，月有阴晴圆缺"，人的生命也有成长、变化周期。据《黄帝内经·上古天真论》记载，黄帝和岐伯探讨医学的时候，二人就曾谈到了这个问题。黄帝向他的老师岐伯提了一个问题："人年老而无子者，材力尽邪？将天数然也？"这句话的意思是：人到了一定岁数以后，为什么就生不出孩子了？是材用完了，还是力用完了？岐伯是如何回答的呢？他说出了一个重要的人体奥秘，即"女七男八"。

什么是"女七男八"？它的意思就是女人的生命节律跟"七"这个数字息息相关；而男人的生命节律跟"八"有关。换句话说，每隔七年，女人生理上会发生一次大的变化；而男人在生理上每隔八年会出现一次显著的变化。变化是由不成熟走向成熟，又由成熟逐渐衰落，等到人的"材力尽"时，也就是生命力逐渐衰败时，自然丧失了繁衍后代的能力。

了解了"女七男八"这个黄金规律，我们便可以根据不同年龄的身体变化特点，有针对性地调节自身营养，采取有效的养生手段，从而让身体按照自然规律更好地生长和变化，轻松跨过健康的"坎"。倘若不按照"女七男八"这个规律行事，身心状况就会变得乱七八糟。

"七"是女人一生的坎

对于黄帝所提的这个问题，岐伯分成两段来回答。第一段他讲的就是女人的生理变化周期。他认为"七"是女人的命数，这个周期规律的变化是这样的：

"女子七岁肾气盛，齿更发长。"就是说女人在七岁时，牙齿头发开始茂密生长，肾气比较旺盛。肾气被古人赋予了众多功能，排毒也是其中之一。因此，到了这个年龄，女孩有能力进行第一轮的排毒了（胎毒等），比如皮肤排毒，表现为一些皮肤病变。

"二七而天癸至，任脉通，太冲脉盛，月事以时下，故有子。"女人到了二七十四岁时，就会"天癸至，任脉通"。所谓天癸，其实很好理解，就是雌激素。天癸至，就是到了这个年龄，女人的卵巢发育，开

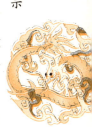

始大量生成雌激素了。出现了月经，女人随之也具备了一些生理功能。古代女子到了这个阶段会把头发盘起来，表示自己已长大成熟。媒婆看到后，就可以为其定亲了。

"三七肾气平均，故真牙生而长极。"女人到了三七二十一岁时，身体发育成熟，要注意养护身体，合理膳食，适量运动。女人到了这个时间段，还会长出智齿。智齿是人一生中最后长出的牙齿。中医认为牙齿的生长由肾气主管，如果有的人肾气不足，则可能一辈子也长不出智齿来，或者智齿长到一半就停止生长了，比正常牙齿矮一截。临床观察发现，很多肾虚的人要么没有智齿，要么智齿仅仅萌生出一点点就停止生长了。

"四七筋骨坚，发长极，身体盛壮。"说的是女人到了四七二十八岁时，身体是最强壮的，表现为筋骨变强了。《黄帝内经》认为，肝主筋，肾主骨，所以女人的筋骨变强就意味着其肝气和肾气也达到了极盛。在生命状态的高峰期，可以生育一个很健壮的孩子，所以女人最好在二十八岁之前完成第一胎的生育。此外，这个年龄段也是女人处在工作和生育双重压力下的时间段，女性朋友要注意调整生活节奏，避免过劳所致的阴阳失衡。

"五七阳明脉衰，面始焦，发始堕。"女人到了五七三十五岁时，就开始衰老。传统文化认为女人比男人老得快，原因在于女人三十五岁时阳明脉开始衰败。阳明脉指的是胃脉，阳明脉衰即胃气开始衰败了。因为阳明脉走的是脸和额头，所以女人到三十五岁左右就有可能脸上出现鱼尾纹，额头上出现抬头纹，同时脸色也开始憔悴。因此女人过了三十五岁，就要好好保养，努力抓住青春的"尾巴"。

"六七三阳脉衰于上，面皆焦，发始白。"女人到了六七四十二岁，头部的三阳脉开始衰落，衰老进一步明显，皮肤会感觉松弛缺乏水分，鬓角头发有变白迹象。很多潜藏多年的疾患容易在此时"冒头"，因此要密切关注身体健康，不要讳疾忌医。对于有些女性朋友来说，42岁

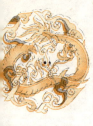

时更年期已经开始了，此时要注意食补、睡补，更要注意精神调摄。

"七七任脉虚，太冲脉衰少，天癸竭，地道不通，故形坏而无子也。"女人等到七七四十九岁以后，任脉的血就很稀少了，更年期随之到来。而此时，太冲脉亦衰。太冲脉就相当于阳气，所以阳气阴血都虚了，这时"故形坏而无子"，就是形体不再像从前那样婀娜了，也不能生孩子了。这个时期是女人最危险的年龄段，要警惕因内分泌失调可能引起的乳腺、卵巢、子宫以及甲状腺疾病等。

"八"是男人这辈子的数

"丈夫八岁肾气实，发长齿更。"男人在八岁时，肾气开始升发，变得逐渐充实，肾气充实了，乳牙替换，恒牙长出，头发变得茂盛。此时要养护身体，不挑食，不厌食，保持睡眠充足，适量运动。不能吃含有激素的食物或补品，以免影响身体正常发育。

"二八肾气盛，天癸至，精气溢泻，阴阳和，故能有子。"男人到了二八十六岁，开始具有生育能力。"天癸"对于男性来说，相当于精液。男子到这个年龄段，肾中精气充足，精气满，则排泄，此时如果阴阳交合，则可使女子受孕。古代男子到了二十岁，要举行成人礼——冠礼。将头发束起，戴上帽子，象征着男子从此长大成人，可以成家了。

"三八肾气平均，筋骨劲强，故真牙生而长极。"男人到了三八二十四岁，是身体状况最佳的阶段，此时，男人肾中精气充足，身体强壮，智齿长出。体育运动员在这个年龄段最出成绩。但许多年轻人不知道节制，不爱惜身体，熬夜、酗酒、作息时间不规律、纵欲等都会耗散一部分精气。

"四八筋骨隆盛，肌肉满壮。"男人到了四八三十二岁，肾气最为强盛，此时最重要的任务就是配合妻子怀孕。首先，多吃一些益肾生精的食物，比如花生、核桃等，戒烟戒酒，避免久坐等伤害精子的行为，同时要避免精神过于紧张。

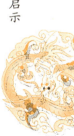

"五八肾气衰，发堕齿槁。"男人到了五八四十岁，身体开始走下坡路，肾气由盛转衰。肾气一衰，就开始掉头发，甚至秃顶，牙齿也不再坚固，不能咬太硬的东西。虽然此时仍有生育能力，但精子质量已经不如从前。这时候要养护肾气、早卧早起、房事宜节、适量运动、调摄身心。

"六八阳气衰竭于上，面焦，发鬓斑白。"男人到了六八四十八岁，循行于面部的三条阳经经脉气血虚衰，因此面容变老，由于肾气渐衰，因此由肾主管的头发也开始变白、脱落。这个时期，可以按摩一些穴位以延缓衰老，如关元穴、气海穴，都能够壮元气、固肾气。

"七八肝气衰，筋不能动，天癸竭，精少，肾脏衰，形体皆极。"男人到了七八五十六岁，肝功能就开始衰退。中医认为"肝主筋"，肝气衰弱，则筋不能动，表现在外就是不爱活动，走路速度变慢，腿脚不灵便等症状。所以，这个时候养生的重点应该放在护肝上。肝最怕累，怕情绪波动。这个年纪的男性就不要再逞强了，能休息的时候主动休息。不要过度悲喜，更不要愤愤不平。

"八八则齿发去。"男人到了八八六十四岁左右，牙齿就会脱落，头发变得稀疏。男人失去生育能力，进入老年阶段。这时有了更多的空闲时间，可以帮助儿女带带孩子，多出去旅游，多结识一些志趣相投的朋友，投入自己感兴趣的事情，这些都能让老人的生活更加有乐趣。最重要的是保持一颗年轻的心，活到老，玩到老，大胆尝试和接受新的事物，寻找自信和快乐。

大家了解了"女七男八"的规律，当下便应该及时检修及保养自己的身体。什么年龄段就做什么年龄段的事，如果我们掌控得好，运用得当，每个周期开始之际也刚好是养生保健的关键之时，就会有效地推迟和延缓下一个周期的出现。我们常讲，养生是为后半生打基础，说的正是这个道理。

调节阴阳平衡，早早远离亚健康

> 阴阳是古代哲学的一对范畴，最初是指朴素的、直观的两个事物互相联系，互相对立。具体事物间有正反两个方向，如日光的向背，向日为阳，背日为阴；事物运动向上升为阳，向下降为阴。古代思想家联系到一切现象都有正、反两个方向，就利用阴阳的概念来解释自然界中两个对立和互为消长的物质势力，而且这种现象存在于一切事物当中，具有普遍性。

如果有一种学问，它能涵盖宇宙，把人世间一切事都讲明白，那就是中医学中的"阴阳"。中国古代的哲学家们早在数千年前就发现，自然界中的一切现象都存在着相互对立而又相互作用的关系。它既可以表示相互对立的事物，又可用来分析一个事物内部所存在着的相互对立的两个方面，即阴和阳。

《素问·阴阳应象大论》曾指出："阴阳者，天地之道也，万物之纲纪，变化之父母，生杀之本始……"说明了世界上万事万物都是由阴阳两个方面组成，都处于阴阳的万千变化之中。又如《素问·宝命全形论》中也说："人生有形，不离阴阳。"说明人的生命活动是以体内阴阳为依据的，而体内阴阳又必须与自然界的阴阳变化相适应，生命活动才能得以正常进行。也就是说，只有保持人体内外环境的阴阳协调与平衡，我们的生命活动才有所保障。

什么是阴阳呢？其实，认识阴阳并不复杂：属于阳性的多为剧烈运动着的、外向的、上升的、温热的、明亮的；而阴性则是静止着的、内守的、下降的、寒冷的、晦暗的。

在我们的日常生活中，处处可以发现阴阳的存在，如男属阳，女属

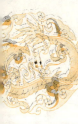

阴,而男、女各自的体内又是一个阴阳交替的世界,并且互相平衡和消长;又如白天与黑夜的交替出现也是阴阳的体现,白天温暖即为阳,夜晚寒凉即为阴;最明显的例子是炎热夏天与寒冷冬天的交替。四季之中,春、夏季节因为温暖暑热而属阳,秋、冬季节由于寒凉清冷而属阴。虽然春、夏总体上属阳,但是春、夏的每一天也有阴阳之分。

以我们人体来划分阴阳,即人的体表属阳,体内属阴;腹部经常屈曲,因此属阴;背部经常伸展,因此属阳;人体的上部属阳,下部属阴等。人身体里的内脏,根据其不同的生理特点也有其阴与阳的属性。心、肝、脾、肺、肾等脏器,由于它们的功能主要是储存精气,属于一种静态,所以属阴;胃、小肠、大肠、胆囊、膀胱等器官,主要功能是传导水谷代谢产物,是动态活动的,所以属阳。

当然,事物的阴、阳属性并不是绝对的,不会总停留在某一个水平上,而是相对的。这种相对性,一方面表现为在一定的条件下阴和阳之间可以发生相互转化,即阴可以转化为阳,阳也可以转化为阴;另一方面,体现于事物的无限可分性。

《黄帝内经》把阴阳定为诊断的总纲。所以现实生活中,凡是有点"道行"的中医,都会依据阴阳来诊病、治病。他们判断一个人是否健康,就看其阴阳是否调和。人体摄取食物后,使生命活动力旺盛。食物消化后有形的废料,由前后二阴排出。

如果失去平衡,就会表现出各种症状,从古人对症状的分类就可以看出来。古人通常都是用阴阳来代表和说明病证的,阳证,一般表现的症状是发热、口渴、脉数(快)等,这类症状古人又称为热(即阳)证。阴证,一般表现的症状是不发热、口不渴、手足冷、脉迟(慢)等,这类症状古人又称为寒(即阴)证。这也就是《黄帝内经》中所说的"阳胜则热,阴胜则寒"。

阳证和阴证的人都容易出现易疲劳等亚健康现象,严重时可导致过劳死。具体来说,阳证之人易得热性病,易长疮、疖子,扁桃体易发炎,鼻子或牙龈易出血,常常牙痛、牙龈脓肿,易感冒、发热,随着年龄增长，易患高血脂、脂肪肝、高血压病、脑血栓、脑出血等疾病；而阴证之人易脱发、消瘦、失眠、头晕，也易疲劳，男子易患前列腺炎、阳痿，女人容易不孕。

除了阳证和阴证外，还有一种亚健康情况，就是阴阳偏衰，指的是阴或阳低于正常水平的失调，其一方低于正常水平，而另一方保持正常水平，或双方都不同程度地低于正常水平，故出现虚证。阴不足，阳正常则阴虚生内热；阳不足，阴正常则阳虚生外寒。阴阳双方都不同程度地不足，则虚寒、虚热并见或阴阳两虚。这就是《黄帝内经》中所说的"阴虚生内热，阳虚生外寒"和"阴阳两虚"证。

所以，要想使身体处于最佳状态，就要进行阴阳调和，达到互补而不是互堵。只有这样，才能健康长寿，没有疾病困扰。

人只有"和"了，才能活到天年

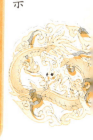

中华传统养生学为世人所瞩目，它与西方养生保健相比，有许多特点和优势，其中最为精华的就是中和养生，讲究凡事要有度。任何物质由量变可引起质变，质与量的统一即为度，故中和养生的最大特点是度，度在养生学上就是和谐、平衡。人只有"和"了，才能健康长寿、活到天年。这就是《黄帝内经》给我们的深刻启示。

《黄帝内经》开篇就记载了黄帝对于生命的第一个问题：古今健康长寿的重大差异究竟是什么原因导致的？是时代不同了，还是养生之道失传了？是天道还是人道的原因？

对于这个问题，一般人都会归罪于外在的条件，认为肯定是现代社会已经与之前大不相同了。其实，世道并没有变，天道也没有变，而是我们每一个人的日常生活习惯发生改变了。

岐伯是怎样回答的呢？岐伯说："上古之人，其知道者，法于阴阳，和于术数，饮食有节，起居有常，不妄作劳，故能形与神俱，而尽终其天年，度百岁乃去。"这段话具体是什么意思呢？就是说远古时代能够懂得养生之道的人，会效法自然界阴阳变化的规律而起居生活，会遵照正确的养生方法来调养和锻炼，饮食有节制，起居有规律，不过度操劳，所以才能身心健康，从而活到人类自然寿命的期限，即百岁以上。这里，岐伯提出了传统养生方法的总原则——"法于阴阳，和于术数"。

所谓的"法"，就是按照、效仿的意思。而"阴阳"则表示一种辩证法思想。中医认为，世界上万事万物都是由阴、阳两个方面组成，都处于阴阳的万千变化之中。《素问·宝命全形论》中说："人生有形，不离阴阳。"正是说明人的长、壮、老、死的整个过程，就是人体阳气和阴精共同作用的结果。当人体阴阳不和时，人就会生病。病治好了，就叫阴阳调和。那么，"法于阴阳"该如何理解呢？就是顺应自然界的变化规律而起居生活，比如日出而作，日落而息，春夏要养阳，秋冬要养阴，随四季的变化而适当增减衣被，等等。

再来看看"和于术数"。"和"表示适中、恰到好处的意思。"术数"就是方法、技术，方法和技术都可以用数字来表示。所谓"和于术数"，就是应根据正确的养生保健方法进行调养锻炼，如心理平衡、生活规律、合理饮食、适量运动、戒烟限酒、不过度劳累等。

实际上，"法于阴阳，和于术数"可以归结为一个"和"字，甚至整部《黄帝内经》向我们传达最重要的一个思想也是"和"。比如中医在治疗具体疾病时，常以"寒者热之，热者寒之，实则泻之，虚则补之"为原则，一切均是"以平为期"为最终目的。"平"就是"中和有序"，强调的正是一个"和"。人只有"和"了，才能健康长寿，活到天年。

那么，《黄帝内经》中的"和"具体包含哪几个层面呢？

人与自然要"和"

人与自然要"和",这是非常重要的一点。也许我们会说:"这一点很容易,我怎么会与自然作对?"可是仔细想一想人们的所作所为,是不是在破坏大自然、破坏生态平衡,这样的事我们做得还少吗?央视《焦点访谈》曾播过一期使人震撼的节目——《难圆绿色梦》。片中,几十年栽树治沙的老人在内蒙古园子塔拉培育了6000亩防护林,治理了一片荒漠。然而,村民分户承包防护林后,却无限度地砍树盖房、伐林卖钱,郁郁葱葱的防护林短短几年即被砍伐一空。无知的人们使绿洲沦为沙漠,再没有森林带来的风调雨顺。风沙漫卷,庄稼干枯,大自然留给他们的只能是离乡背井的苦痛教训。这期节目不仅呼唤那片消失掉的防护林,更呼唤人们不要淡忘了与自然和谐相处的良知。

人不是上帝捏出来的,按照中国的传统文化"一生二、二生三、三生万物",就是说人和其他生物一样,是自然界的产物。既然如此,人类便逃不出自然这个环境。最早在我国古代《黄帝内经》中就有类似的记载,《灵枢·岁露论》中说:"人与天地相参也,与日月相应也。"古代先贤以其独特的智慧发现了"人与自然相通应"的时空观,准确地揭示了自然界的变化无时无刻不影响着人的生理变化和疾病谱的异动。老子也讲:"人法地,地法天,天法道,道法自然。"就是说明人要依据于大地而生活劳作,繁衍生息;大地依据于上天而寒暑交替,化育万物;上天依据于道法而运行变化,排列时序;道法则依据自然之性,顺其自然而成其所以然。

因此,我们养生一定不能违背自然的客观规律,只有顺应了自然界春温、夏热、秋凉、冬寒的变化,做到因时利导、天人合一,才能最终达到养生的目的。

人与人要"和"

自古以来,就有"以和为贵"、"和气生财"、"家和万事兴"、"天时不如地利,地利不如人和"之类的警世格言。这些格言在现代社会中

第二章 健康大营救,身体巧修复——《黄帝内经》中的养生启示

更是不可缺少的。

我们生活在这个世界上，每天都要与不同的人打交道，每个人的性格、个性都是不同的，加上每天遇到不同的事，可能经常会遇到不顺心的事。这时如果你把坏情绪发泄到他人身上，你的人际关系只会越来越糟，周围到处都是"负能量"。相反，如果你心平气和地对待人和事，多为其他人着想一下，你就能获得友谊和祝福。

我有一位朋友姓张，在上学时，他和一个姓郭的同学关系处得很不好，张同学常常在心里面骂他。一天，张同学走过郭同学的位置，刚好看见郭同学的课桌上放了一张纸，而纸上写的都是骂他的话语。让张同学看了更为惊讶的是，郭同学骂他的话跟他心里骂对方的话差不多，都是那些气愤的句子。由此可见，当你对对方有看法的时候，可能对方也对你很有看法。正是因为我们心中有坏脾气，才会看到别人的坏脾气。

因此，在与人相处时我们要保持健康、阳光的心态，要对人信赖，与人友好，让人放心，才能在人际关系中相处愉快，真正做到人与人的"和"。

人的心与身、气与血要"和"

《黄帝内经》中有一段精彩的论述："是故血和则经脉流行，营复阴阳，筋骨劲强，关节清利矣；卫气和则分肉解利，皮肤调柔，腠理致密矣；志意和则精神专直，魂魄不散，悔怒不起，五藏不受邪矣；寒温和则六府化谷，风痹不作，经脉通利，肢节得安矣。此人之常平也。"

原文中"人之常平"，即健康无病之人。健康的标准是什么？这里还不外乎一个"和"字，即"血和"、"卫气和"、"志意和"、"寒温和"。此"血和"、"卫气和"，可概括为人体的气、血运行和畅；"志意和"，可理解为精神活动正常；"寒温和"，意指机体能适应外界寒温环境。概括地说，中医认为健康的本质是和谐，即人的心与身和谐、气与血和谐。

因此说，健康是一种和谐，适之则有利养生，逆之则有害健康，切请慎调为要。

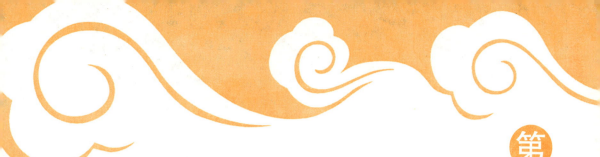

第二章

寒湿伤阳气，损阳易生病

——《黄帝内经》中的养阳之道

《黄帝内经》认为，万物之生由乎阳，万物之死亦由乎阳。如果人体没有阳气，体内就失去了新陈代谢的活力，不能供给能量和热量，生命就要停止，所谓"阳强则寿，阳衰则夭"，养生必须先养阳。

阳气决定生老病死，长命百岁靠养阳

> 如果将人体中经络的"经"字，比喻成"经过"、"经管"的意思，那么五脏六腑则好像是"蓄电瓶"，而所谓的"电"，也就是人体的阳气。阳气通过经络的传导，再供应给脏腑，它们才有充足的"精力"工作，人体才能维持日常活动。所谓的日常活动，当然也包括了强化自己的防御系统，抵御来自身体内外环境的不利因素。免疫力提高了，人自然就健康、少得病了。

人人都听过一句话，就是"人活一口气"，这句话不单是说个人的"面子"问题，这口气其实就是我们生命力存在的根本。这口气，中医称之为"真阳之气"，简称为"真阳""阳气"，是老祖宗通过高度概括抽象出的一个概念。我们看不到、摸不着这个东西，但它是实实在在存在的，人整体表现出的活力，器官、组织、细胞等行使各自功能的能力都是阳气的外在表现。

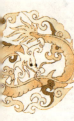

什么是阳气呢？所谓的阳气，就是指"卫阳"或"卫气"。"卫"就是卫兵、保卫的意思。阳气好比人体的卫兵，它们分布在肌肤表层（腠理），负责抵制一切外邪，保卫人体的安全。有一分阳气，即有一分生机。人的智商、生长发育、抗病能力，甚至意志的坚定程度、思维的快慢等，都跟阳气密切相关。

在《黄帝内经·素问·生气通天论》中有这样一句话："阳气者，若天与日，失其所则折寿而不彰，故天运当与日光明。"中医先贤将阳气形象地比喻为天上的太阳，同时也借此说明其对生命的重要性。大家想，如果天空中没有了太阳，那么大地都是黑暗不明的，万物也不能生长。所以天地的运行，必须要有太阳。

明代的大医学家张景岳在注释《黄帝内经》的时候进一步说道："天之大宝，只此一丸红日，人之大宝，只此一息真阳"，"天之阳气，惟日为本，天无此日，则昼夜无分，四时失序，万物不彰矣。其在于人，则自表自里，自上自下，亦惟此阳气而已。人而无阳，犹天之无日，欲保天年，其可得乎！"意思就是说，阳气就是类似于天上的太阳一样的东西，天无二日，人也就这么一息阳气，如果天地之间没有太阳，也就没有昼夜晨昏、四时寒暑，万物都不能生存，人要是没有阳气，就跟天上没有太阳是一样的结果，连生命都岌岌可危，还谈什么长命百岁。

第二章 寒湿伤阳气，损阳易生病——《黄帝内经》中的养阳之道

有的朋友会问，既然阳气这么重要，那么它到底对人体生命起着哪些重要作用呢？

阳气对于生命健康的重要作用，首先表现在其温煦作用。阳气就跟太阳一样，"太阳出来暖洋洋"，人有了阳气也才能身体暖暖和和的。这种温煦的功能是能看见的：有些人就很怕冷，有时甚至在盛夏酷暑的时候都还觉得身上冷，我们通常就会说这些人"底火不够""阳气不足了"；相反，有些人就不怕冷，别人都穿两三件衣服了，他可以只穿件单衣，这种人我们说他"阳气旺"。

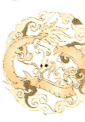

阳气可以温煦人体，还能温养人体，看看自然界，春天夏天，日照充足，气候温热，动植物活动能力强，生长迅速，但到了秋冬，天寒地冻，万事万物也就萧条萎靡，植物就枯枝败叶，动物就潜伏冬眠。人也是一样，《黄帝内经》将阳气的这种温养功能高度概括为"若天与日"、"精则养神，柔则养筋"，意思是说："人有了充沛的阳气才能够精神饱满，充满活力，身手敏捷，身体强壮。"有些人，成天精神萎靡，说话走路都觉费力，这就是因为他体内阳气不足，不能起到主导人体的作用。

阳气温养人体，这个养的作用到底是通过什么方式实现的呢？这就

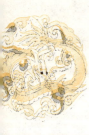

涉及阳气对人体另外两个重要的作用，即中医所说的"气化"和"推动"。

阳气的气化作用，简单地说就是"阳气有使物质发生变化的功能"。在自然界，最直观的例子就是在太阳光热的作用下，地上的水被蒸发成水蒸气，水蒸气聚在一起，形成云，云中的水逐渐聚集，体积增大，最后又可以变成雨下下来。在我们人体，阳气的气化作用与之类似，用现代的思维来看，新陈代谢是比较直观的体现，人体新陈代谢就是靠阳气气化作用来维持，吃进去的东西、吸进去的气，在气化作用下变成可吸收利用的物质进入人体，又在体内气化作用下合成对人体有用的物质充养人体，同时分化出无用的代谢废物排出体外。离开了阳气的气化作用，人的新陈代谢就不能进行了，人的生命也将停止。

什么是阳气的"推动"作用呢？大家都知道，人体是由很多组织器官构成的，我们感觉器官的灵敏度、肢体运动能力、精力的好坏，都源于阳气的推动。人体水谷的运化，精、血、津液的生化输布及代谢产物的传送排泄，也都需要依赖阳气的推动得以实现。

除了以上的作用外，阳气还有"卫外"和"固密"的作用。什么是"卫外"呢？我们都知道大气层，大气层对地球生命有着重要的作用。有了大气层，外来的有害物质，如紫外线等，就不能顺利地到达地球。要是没有这层大气，光是紫外线就能导致地球生命灭绝，大气层的这种作用就是"卫外"，而我们体内的阳气也有这种作用。

什么是"固密"？我们再举个简单的例子。很多人都经历过冰柜冰箱还不普及的年代，那时候无论卖冰糕热食，都用一个箱子把东西装起，然后用棉絮包盖起来，冬天热食不容易冷，夏天冰糕不容易化。这层棉絮发挥的作用就是固密，阳气对人体也有这样的作用，可以维持人体内部的温度恒定。

生活中为什么有的人不管环境如何恶劣，不管外面流行什么样的病菌，他都不会生病？就是因为他体内的阳气非常旺，只要阳气旺盛，疾病就很难生长、发展了，所以他可以轻而易举地把邪气拦在身体之外。反过来，我们再看看另外一群人，他们坐着时弯着腰，说话声音低沉，稍微活动就汗流不止，动不动就感冒，输液是家常便饭，更可怕的是，他们还被各种疑难杂病、重病或慢性病缠身……这些基本上都是由于阳气不盛所致。

由此可见，阳气决定人体的生老病死。要想有一个结实、强健的身体，我们就要在"阳气"二字上做文章。只要阳气足，我们就可以不怕生病，不怕衰老，再没有对死亡的恐惧。医生能做的，只是用针用药调动人体的阳气，复活人体的自我修复功能而已。如果懂得固护阳气，培养阳气，那么，我们可以毫不惭愧地说：自己才是最好的医生。

一朝寒气一身病，一日不散十年痛

> 阳气是生命活动的原动力，人们日常生活中的一切活动都会消耗阳气。如体力劳动，我们知道适当的体力劳动可以促进身体健康，但是过度的体力消耗就会伤阳气而影响健康；如思维活动，适当的思维活动可以有利于大脑的开发，但是如果一天24小时不停地进行思维活动，或者思索一些妄心杂念，就会消耗你体内的阳气，得不偿失；如性生活，过度纵欲是最损耗人的精气的。

唐朝边塞诗人岑参的《白雪歌送武判官归京》诗中有这么几句："将军角弓不得控，都护铁衣冷难着。瀚海阑干百丈冰，愁云惨淡万里凝……纷纷暮雪下辕门，风掣红旗冻不翻。"雪来了，将军的兽角弓坚硬得拉不开，铁铠甲冻得没办法穿，大漠纵横交错着百丈坚冰，暗淡的阴云凝结在万里长天……黄昏时分，大雪纷纷扬扬落下辕门，冻住的

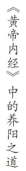
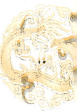

红旗连狂风也吹不展。这些描写让人感到了彻骨的寒意。

一提起寒，很多人最先想到的一个概念就是"着凉"，其实，中医所说的"寒"不只是着凉这么简单，在中医看来，"寒"是一种阴邪，容易损伤人体内的阳气，会使人体气血运行不畅，经络不通，表现为疼痛、怕冷等症状。比如我们手脚抽搐和腿抽筋，四肢蜷缩在一起，其实就是"寒"在作怪；而一个人手脚发凉、脸色发青，这个青也是寒气凝滞体内的特性。

对于女性朋友来说，寒气不亚于瘟疫一般可怕，如果你稍不小心，给了寒气可乘之机，那么你日后就可能会变成一个病秧子。大家都知道，产妇在坐月子期间有很多禁忌，按照老一辈的说法，产妇坐月子时必须卧床，不能刷牙，不能洗头，不能见风……如今看来，这些说法虽然很夸张，但是其目的只有一个，就是要产妇保护好自己的阳气。因为胎产已经耗伤了体内大量的阳气，这个时候是产妇阳气最虚的时候，如果对日常生活细节不加注意，就给了寒邪可乘之机，就会出现坐月子的产妇，只是因开窗着凉而发烧感冒；只是用凉水洗了洗尿布而引起手指的关节痛；日后和老公行房事时常常肚子痛等情况。

我接待过这样一个患者，是一个23岁的女孩。她还在上初中时，由于父母工作忙，常在外地出差，所以女孩经常一个人生活。她的父母每次出差前会准备一些面包、方便面和饮料，放在冰箱里。于是这个女孩平时基本不正常吃饭，渴了就喝饮料，饿了就吃面包、方便面、小零食。日子久了，女孩的体重直线增加，原来一个身材瘦弱的女孩，慢慢竟变成了一个小胖墩，重达80公斤。今年她马上要大学毕业了，她担心自己这么胖会影响就业，于是找到我，希望我为她开一些减肥的中药。我告诉她："你身体这么胖，就是因为体内寒气过重导致的，现在我的首要任务是祛除你体内的寒，这样你自然就不会再发胖了，而且你的月经会恢复正常，你平时也不会怕冷了。"女孩一听非常高兴，于是按照我的药方抓药，连续服用30剂。果然，她的身体有了明显的好转，精神足了，人变得苗条了，痛经也好了。

中医常说"一朝寒气一身病，一日不散十年痛"，《黄帝内经》百病始生篇也讲得很清楚："积之始生，得寒乃生。"说明寒是万病之源，身体长期处于寒的状态，各种疾病也就接踵而至了。

那么，寒邪是如何入侵人体的？这要归咎于那些不良的生活习惯。有些女孩特别爱美，平时喜欢穿露脐装，冬天为了保持体形，不穿棉裤而穿丝袜，这会使得阴寒之气进入人体，继而折损到自身的阳气。还有一些人，平时喜欢用寒凉的东西去刺激自身的阳气，冰镇啤酒一喝就三五瓶，冰激凌一吃就三五个，就这样反复地把寒气一层一层地压在体内。中医有句话，"天之大宝，只此一丸红日；人之大宝，只此一息真阳"，人体怎能经得起这一次次猛烈的攻伐呢！

人体存在寒气，轻则感冒，胃寒胃痛，重则手脚冰凉，脾肾阳虚。比如头痛，慢性鼻炎，阴暑证，久治不愈、反复发作的感冒，无缘无故泻肚，女性的痛经、产后病等，就是由寒气聚结引起的。还有现在很多在空调环境下长大的婴儿，大多数都患有哮喘病，这也是因为寒气进入人体所致。

那么，有什么方法能够判断我们的体内是否存在寒气呢？一个人身体对冷热的感觉，是判断寒气存在最简单的方法。无论是在医院给患者看病，还是在家里接受亲友咨询，我都会问："你平时怕冷还是怕热？"不要小瞧这个问题，在明代医家张景岳的《十问歌》中，"一问寒热二问汗"，这可是列在第一位的。我遇到过许多怕冷的患者。有的人是全身怕冷，稍一吹风，稍一受凉，就会感冒流涕；有的人大夏天穿着棉衣来找我看病，还冻得瑟瑟发抖；有的人说他晚上必须穿着毛裤袜子才能睡着，否则冻得不行；还有的人常说自己胃部冰凉，像一个冷水袋放在胃里面，甚至有时还咕咕作响。这些都是寒气结聚的表现，反映了体内

第二章 寒湿伤阳气，损阳易生病——《黄帝内经》中的养阳之道

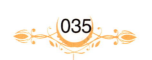

阴阳盛衰的状况。只要你感觉怕冷，就表明阳虚，有寒气！

你还可以对着镜子观察自己的舌苔，看看舌苔上是否有水汽。怎么做呢？可以先看看舌头，然后再喝一口水，咽下去以后再仔细观察舌苔。如果你的整个舌苔和舌体上都是湿漉漉的，这就是中医常说寒气引起的水滑苔。如果在没有喝水的情况下，看到这种舌苔，那就是寒气入里、水汽上泛至舌的外在表现症状。

女性朋友平时不妨留意一下自己白带、月经的颜色，也能辨别出体内是否存在寒气。带下的量多，像豆腐渣一样；痛经的时候，月经不是鲜红色，而是暗紫色，同时带有血块，这样的情况也是寒性凝滞不通，使经血瘀，寒气下行凝滞冲任二脉引起带下异常。

既然大家了解到寒气是健康的"杀手"，在日常保健时就要注意防寒保暖。此外，还要多吃驱寒的食品和药品。比如生姜、桂圆以及肉桂、花椒等，都是性温、辛散驱寒的食材，或做粥，或炒菜，或煎汤，或冲散剂口服，都能起到很好的驱寒作用。

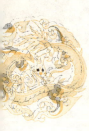

恶性肿瘤多为阳气不足引起

> 所谓生命，其实就是阳气。有了阳气的支持，身体才能健康，充满活力。人体的阴气是足够的，像我们的组织器官躯体就是阴，喝的水也是阴，吃的饭也是阴，缺少的只是阳气。在治疗一系列难缠的疾病时，如果单纯地祛除阴邪而不扶助阳气，往往初治有效，久则不但无效，反致缠绵不愈。所以，治病的根本就是扶正阳气。

我周围有不少朋友，患有糖尿病、高血脂、高血压，他们是医院的"常客"，三天两头就往那里跑，被这些慢性病折磨得痛苦不堪。他们最常问我的一个问题就是："为什么我的病反复发作，久久不愈呢？"我一般这样回答："你之前和现在所生的病，包括将来要生的病，都可以说是阳气虚弱引发的，因为万病皆损于阳气。只有将阳气补足了，你的病才能医好。"我说这些话是有根据的，《黄帝内经》中就曾指出："阳气者，若天与日，失其所，则折寿而不彰。"养护阳气是养生治病之本。

明朝著名医家张景岳一生专心钻研《黄帝内经》，甚有收获，试于临床，每每获得良效，是理论与实践兼容并蓄的内经专家，他用三十年的时间编成《类经》一书传世，启迪了后世无数的习医人士。他还根据《黄帝内经》"凡阴阳之要，阳密乃固"和"阳气者若天与日，失其所则折寿而不彰"的理论，来证实在阴阳消长之中，阳气确实居于主导地位，人失去阳气就无法生存。

从人体病理来说，凡是成形的疾病，一定和阳气不足有关。说到这里，可能有的朋友不是很理解，下面就举几个例子说明。

很多人都被肥胖所困扰。其实，我们身体某一个部位肥胖，是因为这个部位的阳气不足以化气，于是形乃聚而成形。有句话说"十个胖子九个虚"，哪里虚呢？虚的就是阳气。如果用泻法来治疗肥胖，肯定是越泻越虚，越虚而越胖。所以肥胖症不能泻，只能补阳，把身体内的阳气补足了，自然能进行化气的功能，慢慢地就能把多出来的肥肉气化掉了。

又如红斑狼疮、肝硬化等病，患者多表现为腹部肿大、水肿，其原因就是中焦阳虚，阳气不能化水，水湿泛滥成灾。但是很多医者不明白这个缘故，每治疗上述疾病时便大量应用苦寒中药以泻水化瘀。殊不知，这样做在短时间内不会出现什么大碍，但若长期如此，患者必然因阳气消耗太过而加重病情。

第二章 寒湿伤阳气，损阳易生病——《黄帝内经》中的养阳之道

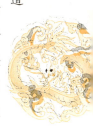

大家都知道，风湿或者类风湿性关节炎，还有痛风病，关节会肿大变形，这也是阳气在关节处不足以抵抗阴邪的缘故。所以治本之道在于扶阳抑阴。不管患者表现出多少热象，也不能因此而大量应用寒凉中药。

此外，还有让很多人为之恐惧的肿瘤，也是由人体阳气不足引发的。肿瘤在古代被称为"积聚"、"癥瘕"，《黄帝内经》中有许多类似的描述，《灵枢·百病始生》中记载："积之始生，得寒乃生，厥乃成积。"《灵枢·五变篇》说："肠胃之间，寒温不次，邪气稍至，蓄积留止，寒多则气涩，气涩则生积聚也。"《灵枢·水胀篇》中说："肠覃何如？岐伯曰：寒气客于肠外，瘜肉乃生。其始生也，大如鸡卵。"由此可见，《黄帝内经》中有关积聚的病因不外阳虚和寒积。这就好像自然界中某些物质，若把它们放在没有阳光照射、阴暗潮湿的地方，天长日久，局部会发生霉变、长出菌块和锈斑，并逐渐扩展，最后腐朽成灰，失去应有的性能和作用。这种霉变、菌块、锈斑、逐渐扩展、腐朽成灰的现象，与肿瘤的发展规律有相似之处。

大家可以观察一下，凡是肿瘤患者，他们双手十个指甲的月牙一定不多，甚至一个也没有。这就是阳虚体质的重要征象。阳虚体质怎么调理呢？显然，扶阳是治病的主要方向，扶阳就要用温性的中药，千万不能一攻到底。

现在临床治疗，很多医生都会建议患者放疗、化疗，完全不顾及患者的阳气是否被损坏。西医是从国外传来的，可现在国外人也开始对放疗、化疗的问题反思了。《参考消息》曾刊登过：美国人做了一个试验。给65~80岁这个年龄段正常死亡的一些老人做尸体解剖，解剖的结果是，这些人身体里都长有肿瘤，有的肿瘤如拳头般大小，达10公分左右。但是本人在生前没有什么感觉，一直到死都没发现自己长了肿瘤。这就充分说明，肿瘤可以和人共存，只要你不惊扰它，它也不能危害你。相反，你越是对它采取一些措施——放疗、化疗、手术，它反而越容易扩散。有一位很著名的美国医生，生前留下一部书，书中有一席话非常值得深思，他说我们动手术的这些患者，有70%的人其实可以不动手术，也不应该动手术来治疗的。

所以，无论治疗小病小疾，还是类似肿瘤一样的恶性疾病，我们都应该在阳气上下功夫。首先保住患者的阳气，不要让其继续消耗，然后想办法把病情控制住。等到患者体内的阳气旺了，就可以依靠人体自愈力把各种疾病打败。

补足阳气，从最简单的晒太阳开始

> 很多调查显示，农村居民比城市居民长寿，为什么呢？因为城市"偷"走了太阳，也"偷"走了真正的生活。中医认为，我们的阳气，其实是太阳所赐予的。科学地晒太阳，对于人体也是一种能量转换，将太阳的能量吸收到体内，变换成我们所需要的能量，从而促进健康。

我曾看过一个帖子，叫《到农村晒太阳》，说的是禽流感暴发那年，城市里的人活得小心翼翼，气氛非常紧张，但在偏远的乡下，是满满的阳光和泥土的清香。孩子们头顶着温暖的太阳，在户外悠闲地挖着野菜，人们也照样下地干活儿，这一幕幕让"憋屈"的城里人羡慕不已。为什么两种生活环境的人生活差异这么大呢？这里面反映了一个很重要的理念，就是我们的健康，其实是太阳所赐予的。

可能大家都到过农村，了解农民们面向黄土背朝天的生活。他们每天在阳光的照射下工作。这样的工作方式有两点好处：第一，身体会吸收太阳带来的能量；第二，流汗的过程，会促使体内的垃圾顺利地排出

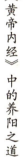

体外。所以那些农村的老人们，脸上的皱纹很深，背也佝偻了，身体却非常硬朗。

而反观在城市里生活的人，都蜗居、"宅"着，为了买房而拼命，平时上班早出晚归，唯一能多接触一些阳光的时间，只有夏季上下班路上那么一小会儿；而经常开车的人，连这点儿晒太阳的时间也省略掉了，不但晒不到太阳，进了办公室，本来最需要有强大阳气来保护的后背，还得让冷飕飕的空调风吹着；很多北漂族住在潮湿的地下室和没有窗户的隔板房里；还有一些爱美的女性生怕自己的皮肤暴露在阳光下，甚至在家中都会涂上防晒霜。大家可以想象到，现代人被压力和疲劳包围，已损伤了阳气，再加上没有太阳的生活环境，久而久之，阳气就慢慢被耗光了。

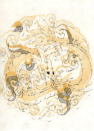

俗话说得好，"日光不照临，医生便上门"。在古代，人们就已经知道太阳光照射人体有强身防病的作用，认为常晒太阳能助发人体的阳气。特别是冬天，大自然处于"阴盛阳衰"状态，常晒太阳能强身健体、温通经脉。《素问·四气调神大论》中指出："冬三月，此谓闭藏。水冰地坼，无扰乎阳；早卧晚起，必待日光。"即认为隆冬时节人的起卧应与太阳的升落应该是相应的。

《老老恒言》也指出："背日光而坐，列子谓'负日之暄'，脊梁得有微暖，能使遍体和畅。日为太阳之精，其光壮人阳气。"更明确提到"负日之暄"的健身养生作用及其科学原理。所谓的"负日之暄"，就是背日光而坐的意思。中医认为，在人体背部有调节阳经气血的督脉经过，背对太阳，就能够源源不断地接收来自太阳的能量。

因此，我们要想还原健康状态，将疾病拒之门外，就要"以阳养阳"，把晒太阳当成和吃饭、睡觉同等重要的大事。我们不妨尝试一下"负日之暄"这个方法。先选择一个"阳光灿烂的日子"，每过两个小时，就把缩在电脑前的背脊挺起，走到被阳光普照的户外，转过身来，背对太阳站上10分钟，让温暖的阳光融化你背脊上的冰凉。

再为大家推荐一个简单的方法，就是倚着墙根儿晒太阳。在我国北方的农村，经常会有人这么做，把两只手揣在棉袄袖子里，身体倚靠在墙根儿上，懒洋洋地晒太阳。别小瞧这个动作，这可是中国传统文化的标志性动作之一。

咱们有句古老的成语叫"袖手旁观"，"袖手"二字就是把手揣在袖子里的意思。宋朝的陆游就有一首诗叫《袖手》："袖手地炉傍，身闲日自长。"说明"袖手"是我们国家一个古老的养生习惯。在中医看来，两只手插在袖子里，端放在胸口的地方，首先就把胸腔保护得很好，头背又接受着阳光的温煦。这样的姿势既保护了从胸前经过的阴经——任脉，又让从后背经过的阳经——督脉接受到太阳的能量，从而让阳光洒进四肢百骸，打通身体里的每一条经络。

需要大家注意的是，晒太阳也要挑准季节和时间，一定是晴朗无风的日子，在冬天的时候，还要注意保暖，多穿些衣服，戴上围脖。每天刻意地坚持晒太阳，效果就会慢慢显现。也许是一年，也许是十年，当同龄人都疲惫了、苍老了，而你却仍旧阳光健康、神采奕奕。那时，你就知道这个向天"借"阳气的小方法，有多么神奇了！

赶走体内的寒湿，不妨试试拔火罐

> 现在的人，普遍贪吃水分含量较多、湿气较重的水果，平时懒于运动，排汗的机会较少，这就使寒湿进入身体的机会越来越多了。当我们体内有湿气，或者是感受风、寒、湿等外邪时，通过拔火罐来改善身体状态是再好不过的了。拔罐的显著功效之一就是能驱风除湿，有效缓解疼痛症状，尤为适合中老年人以及经常伏案的年轻人使用。

第二章 寒湿伤阳气，损阳易生病——《黄帝内经》中的养阳之道

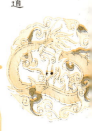

我们都知道，西医研究人体的营养状况，中医研究人体的自然状态，因为中医认为人体与大自然相应，大自然有风、寒、暑、湿、燥、火这"六邪"，人体一样也有风、寒、暑、湿、燥、火六种状态的改变。当一个人阳气不足时，身体抵抗力就会下降，这些外界的邪气就容易乘虚而入。

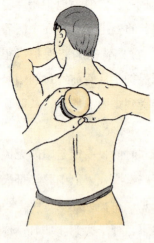

在这"六邪"中，除了我们前面提到的寒邪外，湿邪也是非常可怕的一种阴邪。它的可怕之处在于，它是最容易渗透人体的，而且它从不孤军奋战，总是要与别的邪气"狼狈为奸"。如果你的体内本有寒气存在，又被湿邪入侵，那么湿与寒就会相互"勾结"，成为寒湿。打个比方，如果我们把一件湿衣服放在一个没有阳光、潮湿阴冷、不通风的房间里，衣服不但不会干爽，而且还会发霉、长菌、腐烂、变质。那么，用什么方法赶走体内湿邪呢？最好的办法就是拔罐。

拔罐是我国流传很广、历史悠久的一种民间疗法。它是借助热力排除罐中空气，利用负压使其吸着于皮肤，造成瘀血现象的一种治病方法。这种疗法可以逐寒祛湿、疏通经络、祛除瘀滞、行气活血、消肿止痛、拔毒泻热，具有调整人体的阴阳平衡、解除疲劳、增强体质的功能，从而达到扶正祛邪、治愈疾病的目的。

许多疾病都可以采用拔火罐疗法进行治疗。比如人到中年，颈肩疼痛非常多见，按中医的观点，这便是风湿进入人体引发的。拔火罐时罐口捂在患处，可以慢慢吸出病灶处的湿气，同时促进局部血液循环，达到止痛、恢复机能的目的，从而治疗风湿"痹痛"等不适。

笔者有一位患者，年纪轻轻就来北京闯荡。为了省钱，他在又冷又潮的地下室居住了半年，身体也因此落下了不少病根。就在几个月前，

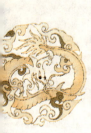

他感觉左肩颈有点不对了，但是比较轻，他也没在意，只是有几次半夜醒来，左边肩颈一片冰凉，得用手捂热了才能睡。没想到他的病情最近严重了，发展到几乎不能抬胳膊，不能提东西，不能向左转动头部，甚至不动也痛、打字都困难的地步，严重影响了他日常的生活和工作。这位患者找到了我的博客，在上面留言，询问治病的方法。我告诉他，这是体内寒湿过重引起的，只要坚持拔火罐就可以治愈。患者很高兴，按照我指示的穴位和方法，请人为他拔火罐。据患者后来描述，第一罐下去时，他的肩部皮肤没一会儿便明显鼓起无数个小水泡，他感觉在罐口处有一股力量把皮肤往外拔出。按照这个罐印继续拔第二罐，那些水泡全破了，流出又紫又黑的血水。第二天起床后，他感觉身体特别舒适，尽管没有完全好，但他的胳膊已经能抬起来了，脖子也可以轻微转动了……由此可见，拔罐的神奇疗效。

很多朋友都有这个疑问，拔火罐能拔出体内的寒气、湿气，那么经常拔火罐会不会把"元气"也拔出来呢？应该说这种担心是没有必要的，只要我们在操作时掌握正确的方法，找准治疗部位，同时注意拔罐的时间，调整拔罐的力度，就不会对身体造成损害。

那么，拔火罐具体如何操作呢？

可以请家人帮忙，用镊子夹住一小团棉球，蘸上95%的酒精（不能太多，以湿润为度）左手握住罐体，罐口朝右下方向，随后把燃着的棉球伸入罐内燃烧1~2秒钟，快速取出，左手紧急把罐体送往穴位。注意在送往穴位的过程中，勿将罐口对准穴位，以免空气进入罐内，而是用罐底朝前去接近穴位，接触皮肤时，顺势快捷地将罐口扭转扣到穴位上，这样就紧紧吸住了。

还有一种方法较为易用，就是取面粉10克，用水搅和成面团，捏成比罐口大的圆薄饼，贴到皮肤上，然后，用一团正燃烧旺盛的纸迅速丢进罐内，立即把罐盖在面饼上，这样吸力更大，对第一次使用者来说，可防止烧伤皮肤。

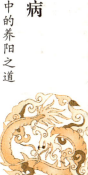

第二章 寒湿伤阳气，损阳易生病——《黄帝内经》中的养阳之道

一般拔15~20分钟就可将罐取下，取时不要强行扯罐，不要硬拉和转动，动作要领是一手将罐向一面倾斜，另一手按压皮肤，使空气经缝隙进入罐内，火罐自然就会与皮肤脱离。

作为传统的中医外治法，拔火罐同样要讲辨证。比如治疗头痛，一般都配合取穴治疗，这时就要分清证候，在前额及太阳穴拔火罐，主要适用于外感风寒头痛；头痛较剧者，可选太阳、阳白、中冲等穴；高血压性头痛可选双太阳、印堂；如果胀痛以前额为剧者加双攒竹；如果头痛加百会；颈项活动不便者加双风池；眩晕、眼花、耳鸣等症状突出者加头维穴。这时就不是一般人可以操作的了，需要医生指导，按照中医经络学说来操作。

另外，还需要我们注意的是，拔火罐也不是人人都适合。体质过于虚弱者不宜拔火罐，会使虚者更虚；有心脏病、血液病、皮肤病以及孕妇、妇女经期、过饱、过饥、醉酒时都不适宜拔罐；肚脐、心前区，皮肤细嫩处、破损处、瘢痕处、乳头、骨突出处均不宜拔；拔罐旧痕未消退前，最好也别拔；拔罐后，我们的皮肤处于一种被"伤害"的状态，敏感脆弱，所以不宜洗澡。

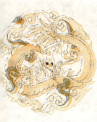

吃热食，睡子午觉，寒邪自然消

对于寒邪，治疗法则就是散寒，寒邪的特点是以寒冷为主体，人感到寒冷就说明人体内的热量供应不足，散寒的最好办法就是增加人体内热量的产生。比如个人的阳气不足，体内寒凉，可以多吃一些祛寒的热性食物，同时还能坚持每天睡子午觉，这些方法都可以增加机体内的热量产生，驱散寒邪。

我们知道，体质有寒热之分，而食物也有寒热之分，比如说桂圆、荔枝就是热性水果，而西瓜、香蕉就是寒性食物。如果一个人的阳气不足，体内寒凉，可以多吃一些祛寒的热性食物。

生活中有哪些"热食"呢？由于地理、气候的不同，各地区都有适合当地气候的祛寒食物。如北方人喜欢吃葱、姜、蒜；四川人喜欢麻辣；贵州人喜欢酸辣；湖南人喜欢炸辣；还有的人喜欢喝祛寒的药酒等。虽然食物各有不同，但作用都差不多，就是为了祛寒、祛湿、保暖。

上述食材之中，最实用、最有效的当属生姜。生姜既是厨房不可缺少的调料，也是作用广泛的中药，可以温中散寒、发汗解表，凡是阳虚怕冷、脘腹冷痛、四肢发凉的人都适合使用生姜。宋代诗人苏东坡在《东坡杂记》中记述杭州钱塘净慈寺有一位老和尚，他已80多岁，却面色童相，这是什么缘故呢？是因为老和尚服用生姜40年，所以容颜不老。由此可以看出，养生保健离不开生姜。

第二章 寒湿伤阳气，损阳易生病
——《黄帝内经》中的养阳之道

那么，生姜该怎么吃效果才好呢？我们可以在做菜的时候放姜，可以熬姜糖水，还可以口嚼生姜，甚至还可以把生姜切片后贴在肚脐处。总之，方法非常多，好处也不胜枚举。

阳虚的人还可以经常食用胡椒。李时珍称胡椒为"纯阳之物，暖肠胃"，胡椒性温热，善于温中散寒，对胃寒所致的胃腹冷痛、腹鸣腹泻都有很好的缓解作用。体虚胃寒、寒泻腹痛的人多以黑胡椒煲汤或者煮粥吃，可有效改善身体情况。

除了吃上述"热食"外，每天睡"子午觉"对改善身体情况也有很大帮助。所谓睡子午觉，就是指在子时和午时按时入睡，子时是从23：00到次日凌晨1：00。夜半子时为阴阳大会，水火交泰之际，称为"合阴"，是一天中阴气最重的时候，也是睡眠的最佳时机，子时之前入睡有利于养阴；午时则是从11：00～13：00，也是阴阳交会的时候，此时阳气最盛,称为"合阳",此时午睡有利于养阳。

按照中医学的时间节律来看,子时和一年中的冬至相对应,此时自然界的阴气最盛,而阳气则刚刚升发并逐渐增强;午时则与夏至相对应,此时自然界阳气最盛,阴气初生,而人体与自然界相应,也会有相同的变化。不论阳气阴气,在它们初生的时候都是很弱小的,如果我们注意在这个时候加以保护,那么阴阳之气就能得到很好的升发和增强,也就能起到养阳及养阴的作用,故而《黄帝内经》说:"阳气尽则卧,阴气尽则寐。"

子午觉的主要原则是"子时大睡,午时小憩",即晚上一定要在10:00左右就准备睡觉,子时之前(11:00之前)最好入睡,对于不得不从事熬夜工作的人,与其一直熬到三四点钟,不如在子时这段时间睡上一会儿,因为这段时间的睡眠效率远远超过其他时间段,可以说1分钟等于1小时。午觉则只需在午时(11:00~13:00)之间休息30分钟即可,因为此时阳气盛,工作效率最好。不过午睡时间不宜过长,否则不仅浪费宝贵的时间,而且会扰乱人体生物钟,影响晚上睡眠。但是午睡一定要有,即使睡不着,也要闭目养神,以利于人体阴阳之气的正常交接。

如果有些人的作息时间一时无法调整过来,可以试试把早上的闹钟调早1小时,这样晚上也会早睡1小时,这样作息时间就慢慢调整过来了。如果还是睡不着,可以试试睡前按摩脚底,可以促使心肾相交,水火既济,促进入睡;或者用减慢呼吸节奏,适当静坐,散步,躺在床上做几分钟静气功,看慢节奏的电视,听低缓的音乐等方法,也可以使身体逐渐入静,静则生阴,阴盛则寐,从而逐渐进入梦乡。

寒从脚底起，日日泡脚治百病

> 阳虚是阳气不足的体质状态，那么如何改善阳虚体质呢？一个最简单的保护阳气的方法是：每天晚上用热水泡脚。由于足底分布着人体全身五脏六腑的反射点，如果能够养成每天睡觉前烫脚、按摩脚心、脚趾的习惯，不但可以刺激这些反射点，起到促进气血运行、舒筋活络的作用，还可以温阳人体的阳气。

我国民间素有"百病从寒起，寒从足下生"的说法。《黄帝内经》中指出："阴并于下，则足寒。"说明我们的足部为阴气重地，易受寒邪入侵。

足部位于人身体的末端，离心脏较远，血液的供应较少，再加之足部的表面脂肪层薄，保温能力较差，所以足部的皮肤温度较低。人的正常体温一般在36.5℃左右，而趾尖温度有时只有25℃。所以，若不重视对足部的保暖，外寒会顺势侵入，伤及阳气，引起人体内寒。

就拿感冒来说，人们一般只知道病毒是通过呼吸道传染而得病，却对足部受寒也会引起感冒的道理知之甚少。医学证明，足部与上呼吸道黏膜之间存在着密切的神经联系。现代医学证明，足掌受凉可反射性地导致上呼吸道黏膜内的毛细血管收缩，纤毛

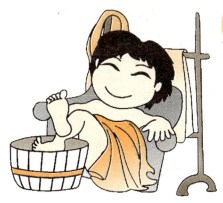

第二章 寒湿伤阳气，损阳易生病
——《黄帝内经》中的养阳之道

摆动减慢，抵抗力明显减弱。此时，潜伏在鼻咽部的病毒、细菌就会乘虚而入，并大量繁殖滋生。有人做过实验，把双足放在4℃的冷水中，鼻黏膜温度就明显下降，几分钟后就会有鼻涕、喷嚏出现，感冒就接踵而来。不仅如此，足部受寒后，还会引发胃痛，造成女性月经不调、行经腹痛，男性腰腿痛、阳痿等。因而，为了健康，我们每天不妨抽点时间关注足部的冷暖。

中医认为，用温水泡脚是对双足最好的照顾。古人说得好："春天足浴可升阳固脱，夏天足浴能祛暑湿，秋天足浴可肺润肠濡，冬天足浴使丹田温煦"，正是对足浴的形象概括。中医理论认为，人体五脏六腑在脚上都有相应的穴位。脚部是足三阴经的起始点，同时又是足三阳经的终止点，所以说，脚部是阴血的大本营。经常坚持中药泡脚足疗的应用范围很广，风湿病、脾胃病、失眠、头痛、感冒等全身性疾病，截瘫、脑外伤、中风、腰椎间盘突出症、肾病、糖尿病等大病、重病后的康复治疗等都包括在内。因此，坚持科学的足疗，尤其对于缓解现代城市人群易发的各种职业病，往往可以收到事半功倍之效。

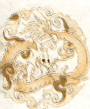

历史上，有关泡脚养生保健的故事层出不穷：杨贵妃泡脚养颜美容；苏东坡每晚泡脚强身健体；曾国藩视"读书"、"早起"和"足浴保健"为其人生三大得意之举；据史料记载，宋朝初期，河岸的船运工人因长期在水中工作，身体慢慢积累"湿邪"，以致晚上睡眠质量下降，且身体极易患上伤寒。后来，他们中的一些人发现了泡脚的好处，一传十，十传百，工人们便长期用热水泡脚。果然，他们身体里的"湿气"和"寒气"都被祛除了，身体状况大有好转。

泡脚听起来似乎非常简单，但其中却有不少讲究。怎么泡？泡多久？什么时间泡最好？现在就为大家一一说明。

一般我们会选择在临睡前泡脚，准备一盆40℃左右的热水，缓缓将双足放入。待水温下降后,用双手食指、中指、无名指三指按摩双脚涌泉穴各1分钟左右,再按摩两脚脚趾间隙半分钟左右。为保持水温,可加入适量热水,重复3~5次。最好选择一个较深的木桶,要能把小腿整个放进去的那种。肝主木,肾主水,这么一泡,能助肝肾排毒。

那怎样算是泡好脚了呢?泡到你的后背感觉有点潮,或额头出汗了,就算好了。一般来说,泡脚的最佳时间是15~20分钟。注意:泡的时间不可过长,千万不要让自己冒出大汗。这是因为汗为心之液,出汗太多会伤心的,只要出微汗就可以了。而且如果室内特别干燥,皮肤在热水中浸泡时间过长,还会导致皮肤过于干燥,容易得皮肤瘙痒症。因此不论是哪个年龄段的人泡脚,结束以后最好使用润肤产品,让皮肤保持一定的水分。

用温热水泡脚时,如果能在水里加一些疏通经络的中药,对阳气不足、体内有湿、寒的人来说,能起到一定的保健作用。这里为大家推荐几个足浴方:患有足部皲裂者,可用当归、桃仁、苏木、川椒、泽兰叶制成足疗液,日日坚持泡脚,能让足部皮肤变得柔嫩细腻;脚上皮肤干燥的人,可以用桃仁、杏仁、冬瓜仁、薏苡仁熬制的药水兑入热水里泡脚;脚部疲劳、脚疼者,可以用透骨草、伸筋草、苏木、当归、川椒熬制的药水;怕冷、容易手脚冰凉的人可以在水中放入几片生姜。生姜在中医上属于辛温解表药,有祛寒解表的作用,而且毒副作用较小,能够刺激毛细血管,改善局部血液循环和新陈代谢。

上述材料在中药房里很容易买到,而且价格便宜,熬制时先用大火煮开,然后小火煮5~10分钟,取汁即可。这些药水不用每次现熬现用,可以一次多熬制一些,用容器装好,每天洗脚时在水中兑取就行。

需要大家注意的是,饭后半小时内不宜进行泡脚,否则会影响胃部

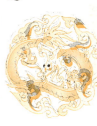

血液的供给；对于特殊人群，如心脏病、心功能不全、低血压患者，以及经常头晕的人，都不宜用太热的水泡脚，避免增加发病的危险；糖尿病患者在泡脚时，应特别留意水温的高低，因为他们的末梢神经不够灵敏，不能正常感知外界温度，即使水温很高，他们也感觉不到，容易被烫伤，引发严重的后果。

第三章 守四时之序，借天地之力
——《黄帝内经》中的四季养生

人与自然是统一的整体，人体的脏腑功能活动和气血运行与季节的变化息息相关。一年之中有春温、夏热、秋凉、冬寒的四时气候更迭，从而使万物表现出生、长、收、藏的变化规律。人生活在大自然中，外界环境包括四时气候的变化，对人体的生理、病理以及疾病的预防等，都有很大的影响，顺应时序的更移进行调摄护养，就会健康长寿；违背了它，就会患病早衰。

春季养"生",让身体随万物一起复苏

> 立春,为二十四节气之一,也是全年的第一个节气,标志着春季的开始。在古人心中,春天是一个阴阳变化的过程。在此过程中,人体也随着时节的变化而变化。根据春天里人体阳气生发的特点,人们应当以舒畅身体,调达情志为养生方法,为夏天的养生打好基础。违背了这种方法,就会损伤到肝。

俗话说得好:一年之计在于春。春为四时之首,万象更新之始,在中医理论上,立春对于养生有着非同寻常的意义。在新的一年开一个好头,让一切都顺着良好的趋势去发展,可谓事半功倍。那么,你知道春季应该做些什么有益身心的"功课"吗?

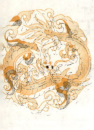

关于春天的特点,《黄帝内经》中有这样一段话:"春三月,此谓发陈,天地俱生,万物以荣,夜卧早起,广步于庭,被发缓形,以使志生,生而勿杀,予而勿夺,赏而勿罚,此春气之应,养生之道也。逆之则伤肝,夏为寒变,奉长者少。"这段话说的是什么意思呢?现在就为大家解释一下。

"春三月"指的是立春、雨水、惊蛰、春分、清明、谷雨六个节气。在古人心中,春天也是一个阴阳变化的过程。在此过程中,人体也随着时节的变化而变化。中医理论认为,春天阴消阳长,自然界阳气开始生长,阴气减少。

什么叫"发陈"?发陈就是发芽,陈是旧的,发陈就是新陈代谢、推陈出新,就是说,从一些陈旧的身体上面产生了新的。它是有时令的。有个中药叫茵陈,我们采药的时候,你就可以看到,茵陈是多年生的草本,它每次都在陈旧的枝干上又长出新的芽,这就叫发陈。

"天地俱生,万物以荣。"天为阳,地为阴,阴阳气都生发起来了,万物都开始发育生长。人体与自然界相应,生理功能开始活跃,新陈代谢日渐旺盛。春天,人的活动量开始增加,阳气开始生发,气血渐渐运行活跃,人的皮肤腠理变得疏松,毛孔开合。这时,人体的阴阳处于动态变化之中,是很不稳定的,一旦调节不当,人就很容易生病。

"夜卧早起",这个"早起"是相对于冬天的"早卧晚起",跟随时间的变化,立春以后就要早点起床了,晚上睡觉没有特定的要求。起床之后做什么呢?《黄帝内经》告诫我们要"广步于庭",就是一种闲庭信步,大步慢走。"庭"是哪儿?自家的院子,注意不是野外。

"被发缓形"是什么意思?"被发"把头发披散下来,让它很自由自在地散落在肩膀上。"缓形"就是要放松腰带,穿宽松的衣服,别约束生发之机,这也意味着放松心情。古人告诉我们,春天是生发的季节,忌把生发之气约束起来。想象一下,你披散着头发,穿着宽松的衣服在庭院里面散步,这种感觉是多么舒适啊!

当你摆出这样姿势的时候,你身体的气血运行会随之变得顺畅。当你的气血运行更加顺畅时,你的情感、情绪也会跟着变好。你就感觉到从内心里涌动出一种想法:我今天得干点什么?我今年得做一些什么事?当一些美好的感觉油然而生时就是"以使志生"。

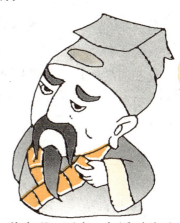

当然,在春季还要时刻想着"生而勿杀",就是不要杀生,这也是顺应天气的一种表现。还有一句话叫秋后问斩。为什么是秋后而不是春天或夏天呢?古人认为,秋冬季节一片萧

第三章 守四时之序,借天地之力
——《黄帝内经》中的四季养生

瑟的景象，为了顺应这个肃杀之气，古人就选择这个时候对犯人执行死刑。而春、夏两季万木葱茏，正是植物和动物生长的季节，是一切生发的季节，这个时候是不能起杀心的。如果你起了杀心，你内心肝气的生发也随之被杀掉了，对你身体也不好，这是相互的。

"予而勿夺"，什么叫"予而勿夺"？给别人，不时地资助别人，而不跟别人夺取、索取。春天是播种的季节，春天不播种，秋天没什么好收获。有人会问，怎么资助别人？是在金钱方面资助吗？资助有很多种，你哪怕给别人两句好话也算"予"。我们经常说，过年要说拜年话，其实，那也是"予而勿夺"。别像鲁迅文章里写的那样，看人生个孩子，就说，这孩子将来要死的。一看，说这话的人一定有病，身心不健康。"良言一句三春暖"，你给人说一句鼓励赞赏话的时候，你也给别人一种生机。有时候，一句话甚至能救一个人的命。

"赏而勿罚"和"予而勿夺"差不多，就是说人不能太吝啬，多给人以赞美和表扬。尤其在春季到来之际，万物复苏，所有具有生命的东西都要拔节，那么我们对人更应具有宽广的胸怀。在我国，长辈过年时常给小辈压岁钱，为什么呢？这就表示过年了，新的一年开始了，压岁钱拿去，想吃啥吃啥，想买啥买啥，这就是"赏而勿罚"。

接下来，我们再说"此春气之应"，中医常说"应时而动"，就是让我们跟着老天一同作息，如果你不照办，最后的结果是什么？"逆之则伤肝"，你把本来应该生发的肝气给压制住了，肝属木，被压制住了，木就不生火，到了夏天你的身体就热不起来，会着凉、肚子疼，发生"夏为寒变，奉长则少"的现象，所以说，春不生，夏就不长。

《黄帝内经》中这样简单的一段话，给了我们一个正确的指导方向。唯有顺应古训生活，才能在春季养好身体。

早春气候多变,小心旧病卷土重来

> 俗话说"百草回芽,旧病萌发",可见春季是疾病多发的季节。春天的多发病有肺炎、肝炎、流脑、麻疹、腮腺炎、过敏性哮喘、心肌梗死、精神病等。这些疾病之所以在春季多发,与春季特殊的气候环境特点是密切相关的。如果我们能注意从发病的原因上去预防,就可以有效减少此类疾病的发生。

祖国养生学认为,春季人体内的阳气活动增加,并向上向外疏发,是肝气旺盛,易于发病的季节。民间也有"百草回芽,旧病萌发"的说法,就是说春天容易旧病复发。春天因温暖多风,细菌、病毒容易繁殖、传播,因此人体容易受到感染,对身体虚弱、抵抗力差的人,更要特别重视。

事实证明,到了春天,凡有肝阳上亢的人,特别容易出现头痛、眩晕,这就是祖国医学早已指出的"春气者,诸病在头"的原因。现代医学也发现,春天的气候变化,容易使人血压增高,出现头痛、头晕、失眠等症状。有没有什么方法可以防治头痛呢?其实很简单,你可以每天吃一两根香蕉。如果你有闲暇时间,将吃剩下的香蕉皮洗净,用水煎汁,代茶频频饮用,对头痛(尤其是高血压引发的头痛)有很好的缓解作用。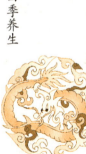

中医理论认为,春季肝气最旺,而肝气旺常常会影响到脾,所以春季也容易出现脾胃虚弱的病证。在五行中,土与木是相克的关系,其对应脏腑是肝与脾,其对应的五味是酸与甜,它们都是相克的关系,所以如果肝气过旺,便直接拿脾胃"出气"。而且,刚刚从蛰伏的冬季进入万物生发的春天，人的机体调节能力比较弱，很多人都不知道这种生命规律，人在春季过多进食油腻、生冷及刺激性食物，就更加容易引发肠胃不适，随之就会出现舌红苔黄、口苦咽干、口唇生疮，牙龈肿痛、便秘、痤疮等上火的现象。

倘若上火了怎么办呢？这时，你可以适当多吃些滋阴润燥的食物，如莲藕、甘蔗、蜂蜜、梨、香蕉、百合、冰糖、荠菜、白萝卜等，这些食物的食性偏凉，有清热消炎作用，都是适合在春天吃的，对改善"上火"症状有一定的作用。

这里向大家推荐一道菊花茶，它由菊花、枸杞子、莲子心、胖大海、陈皮、甘草组成，每样取少量，用沸水冲泡，每天频繁饮用。根据中医理论，菊花、枸杞子可以滋补肝肾、养肝明目，用于两目干涩、头昏眼花；菊花可以疏风清热；胖大海、甘草又可以清宣肺气、清肠通便，常用于肺气闭郁、痰热咳嗽、声音嘶哑、热结便秘等；陈皮为脾、肺二经的气分药，可以理气调中、燥湿化痰；莲子心又可以清心安神。所以春天常饮菊花茶，可以起到滋养肝脏、补脾润肺、清解里热的作用。

春天还是个皮肤爱痒痒的季节。经过了一个被捂得严严实实的冬天，我们的皮肤白了很多，不相信的话，可以挽起胳膊看一看。但与此同时，皮肤对紫外线以及其他一些来自外界损伤的防护能力也减弱了，所以当受到刺激时，我们的皮肤很爱发痒，很爱过敏，如果你是"过敏一族"，那么在这个季节里，海鲜、火锅之类的东西就要少吃了，要远离一切过敏原，饮食就应该保持清淡。

在初春时节，一些"老病根"，如哮喘、慢性支气管炎等也开始"抬头"了。有这些病史的人，尤其是有过敏性哮喘的患者，应该在该病的高峰期适当减少户外活动，特别注意预防螨虫、室内尘土、棉絮、霉菌、烟和花粉等过敏原，勤洗被罩褥单，保持室内通风、干燥。

有没有治疗哮喘复发的方法呢？这里给大家推荐两个妙招：第一妙招就是每天早、晚坚持用冷水洗脸，这属于耐寒的锻炼，可以增强人体的抵抗力，对于防止哮喘的复发很有好处。第二个妙招就是每天都用莲子百合煲瘦肉。莲子有健脾、养心、防止生痰的功能，而百合是润肺、止咳的。搭配起来，既补充了营养，又起到了养胃的作用，对患有呼吸系统疾病的人来说最为适宜。

对于中老年人来说，在春季要小心提防心脑血管疾病。心脑血管疾病每年有两次高峰期，即每年的3～4月（春季）和11～1月（秋冬季）。在"倒春寒"的天气中，人体受到低温刺激后，会出现交感神经兴奋，全身毛细血管收缩，使心、脑负荷加重引起血压升高，促使血栓的形成或出血。同时由于春季气候干燥，人体消耗水分多，容易导致血液黏稠，血流减慢，在这种气候条件下，稍不注意，心脑血管疾病很容易复发，或者突发急症，导致生命危险。因此，中老年人平时要特别注意保暖、防寒，避免过度的劳累。还应及时调节情绪，避免精神紧张和情绪激动。

夏季养"长"，固护阳气很重要

> 夏三月，天地气交，一方面是自然的物质之气在运化交汇，另一方面则是一种以天为阳，以地为阴的聚首。不仅仅是阴阳的均衡使得生命得以滋养，而且也是一个生命得以"熔炼"的过程。因为夏天阳气比春天更往外升发了，所以人的气息也要向外宣发，人的养生也要更加地伸展，达到天人合一的和谐状态。

和春天一样,夏天也是一个需要养生的季节,而且其中的学问还很大,需要注意的事情很多,具体我们应该怎样养呢?

《黄帝内经》中提倡,夏季"养长"。《素问·四气调神大论篇》中对夏季养生如此表述:"夏三月,此谓蕃秀,天地气交,万物华实,夜卧早起,无厌于日,使志无怒,使华英成秀,使气得泄,若所爱在外,此夏气之应,养长之道也。逆之则伤心,秋为疟疾,奉收者少,冬至重病。"现在我们就一起来了解一下这些养生原则。

先来看"夏三月,此谓蕃秀",夏三月,是中医学名词,指农历的四、五、六三个月。又分别称为孟夏、仲夏、季夏。"此谓蕃秀"中的"蕃",是草木葱茏茂盛、层层叠叠的样子,也有多、繁之意。"秀"是什么?很多人随口就说,秀是秀美、秀丽的意思。其实不是,看看秀字下面的"乃",再看看"奶"和"孕"你就会明白,"秀"是指草木孕育果实的样子,说明夏天是孕育果实的季节。

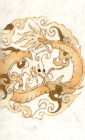

"天地气交,万物华实"是什么意思?"天地气交"泛指天气和地气的交汇。引申来说,这里的"天"指的是阳气,"地"指的是阴气。再来看"万物华实","华"就是花的意思,而"实"是果实。这句话整体的含义是,夏天是阴阳之气的交汇季节,万物因为有阳气而叶茂开花,因为有阴气而结出果实。

这时候人该怎么办?《黄帝内经》指出要"夜卧早起,无厌于日"。"夜卧早起"与春天的养生原则是一样的,但是相对于春天来说,此时日照时间更长,白昼时间更长,所以睡觉应更晚一些,早上起得更早一些。当然也不能太晚,如果晚上超过11:00还不睡,那就不好了。下一句,"无厌于日"更加重要。"厌"是厌恶、厌弃的意思,古人是想告诉我们,夏天不要抱怨白天太长、天气太热,适当让身体出些汗,对健康是有好处的。可是实际生活中我们是怎样的呢?我们夏天怕被阳光晒黑皮肤,所以整天打着遮阳伞,或者怕流汗,躲在有空调的房间里。

这就违背了夏天养护阳气的规则，身体迟早会出问题。

接下来是"使志无怒，使华英成秀"。我们在春天是"以使志生"，即用自己的愿望鼓励自己，到了夏天的时候则要"使志无怒"。"怒"就是怒气，就是要借助夏天这个散发的季节，把压抑的情志散发出去。我遇到过很多患者，他们生病就是因为太多怒气闷在了心里，没有及时发泄出去，这对身体是极为不好的。什么是"使华英成秀"？就是让那些盛开的花瓣，吐出的花蕊最终受孕，这样秋天才有结果。在夏天时我们如果做到不压抑自己，才有可能"使华英成秀"。

"使气得泄"的意思就是让体内的气能够泄出去，不要闭汗。什么叫"闭汗"呢？比如你大汗淋漓时，突然被冷风一吹或是冷水一淋，就会忍不住打个寒噤，继而不再出汗，这就是"闭汗"。人体是有一定自御功能的，当有寒气来袭时，毛孔就会自动收缩。汗液排不出去，湿邪就会被关闭于体内，从而导致头昏脑胀、四肢无力，甚至会出现发热、头痛等症状。对于患有心血管疾病的人来说，还有诱发中风的危险。现在患空调病的人越来越多，轻者畏冷不适、四肢乏力，重者还可能导致口眼歪斜，就是因为人体内的寒邪排不出去了。所以夏天不但不能怕出汗，还要尽可能让身体多出汗。

再来分析一下这句话："若所爱在外，此夏气之应，养长之道也。""若所爱在外"是什么意思呢？打个比方来说，就像是外面站着你最心爱的人，所以你老是想往外跑。其实，这句话是想告诉我们，当体内的气往外散时，身体就会呈一种张开的态势，这样才能更好地吸收外围的养分。如果淤滞在身体里的气出不去，就什么都补不进来了。中医讲究"秋收"、"冬藏"，夏天只有使体内淤滞的气体排出去，秋天才能收敛进东西，冬天也才能补进东西。该出时不出，该进时不进，只会在体内形成垃圾。因此只有"使气得泄"才是"夏气之应，养长之道也"。

"逆之则伤心，秋为疟疾，奉收者少，冬至重病"说的是什么意思

第三章 守四时之序，借天地之力 ——《黄帝内经》中的四季养生

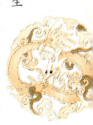

呢？就是指正常人到六十岁才心气虚，苦忧悲，但是如果你违背了夏长之气，就会伤了心性，人伤了心性，到了收养的秋季，就会出现咳嗽、感冒和痢疾等疾病，收到的果实是一些不成熟的果实，甚至是瘪壳。到了人该收藏的冬天，因为你秋季收的是瘪壳，所以就没什么好藏的了，人到了没什么可藏的时候，就意味着要生病了。

长夏湿邪最猖狂，全面防御别松懈

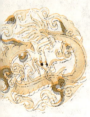

长夏不仅要防暑热，更要防湿。湿度与人体健康密切相关，若湿度太大，超出了人体的适应能力，人就会生病。临床所见风湿性关节炎、类风湿性关节炎、肥大性关节炎等，表现为关节肌肉疼痛、伸屈不利、肌肤麻木等症状，无不与湿邪有关。所以，长夏要特别重视防止湿邪侵袭，以免危害机体健康。

在祖国医学中，湿为长夏之主气。什么是长夏呢？唐代医学家王冰在《重广补注黄帝内经素问》中注："所谓长夏者，六月也。"六月，指农历六月，即夏季的最后一个月份。这个季节正当夏秋之交，天气闷热，阴雨连绵，空气潮湿，是一年之中湿气最盛的季节。

对于湿，前面我们介绍过，本节再来详细地说一说。现代科学用湿度来表示，在中医看来，"湿"则是一种阴邪，好伤人体阳气。因其性重浊黏滞，故易阻遏气机，病多缠绵难愈，这是湿邪的病理特征。不仅如此，湿邪最容易损伤脾胃阳气。因为脾脏喜燥而恶湿，一旦湿邪困住了脾阳，则会导致影响脾胃的功能，导致消化吸收功能低下，人随之出现脘腹胀满、食欲不振、大便稀溏、四肢不温、尿少水肿等症状。正如《黄帝内经》中说："湿胜则濡泄，甚则水闭胕肿。"若湿邪流注人体下焦，则会引起小便浑浊、妇女白带增多等症状。

长夏时节由于天气既热又湿，衣物和食品都容易返潮，甚至发霉、长毛，人也会感到不适。若穿着返潮的衣物，吃了霉烂变质的食品，居住在潮湿的住所，都容易把湿邪带入人体。因此，我们一定要做到全面防御湿邪，保卫机体的健康。

那么，如何阻挡湿邪的侵袭呢？我们应注意改善居住环境，切忌潮湿。中医认为，"湿伤肉"，即感受湿邪，易损伤人体肌肉，如常见的风湿性关节炎等症。《黄帝内经》里又指出："伤于湿者，下先受之"，"下"指人体下部。意谓湿邪伤人往往从人体下部开始，这是因为湿邪的形成往往与地的湿气上蒸有关。故其伤人也多从下部开始，如常见的脚气、下肢溃疡、妇女带下等。因此，在长夏居室一定要做到通风、防潮、隔热，如果室内过于潮湿，空气污浊，不仅家具、衣物因发霉、长毛而损坏，还能损伤人体阳气。有些国家对儿童风湿病的研究证明，50%以上的患儿，是由于住在潮湿的屋内造成的。

一些不健康的生活方式也是湿邪的"帮凶"。很多人一到夏天，就使劲喝冷饮、冰镇啤酒，结果把冰凉的水都灌进肚里了。《黄帝内经》中说："长夏当防因暑取凉"，而我们把这么冰凉的饮料喝下去伤的是什么？伤的是脾阳，一下子把阳气给伤了。阳气是控制水湿的，结果水湿控制不住，体内的湿邪就会越来越重。我就遇见过好多患者，特别喜欢冷饮，叫他们伸出舌头，基本上都是湿邪重的舌象，而且他们还有一个共同特点，就是容易腹泻，一吃点凉东西就跑厕所，其实这就是脾肾阳虚了。

还有的年轻人经常性淋雨，殊不知这样也会让湿邪入侵。如果此时出汗，就更容易出问题了，为什么呢？因为人出汗时毛孔是张开的，应该做的就是让汗液顺利排出，结果我们不但阻碍了排汗，还让雨水顺着毛孔渗入我们的皮肤，这就相当于"引狼入室"。所以我们不要觉得在雨中漫步很浪漫，不要粗心到下雨天不带伞，不要为了一场球赛的输赢

第三章 守四时之序，借天地之力
——《黄帝内经》中的四季养生

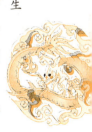

而在雨中呐喊助威，也不要为了看明星的演唱会在冒雨等候，更不要用冷水浇头和冲身……去除湿邪的根本方式，是改变不良的生活习惯，如果这些生活习惯不改，那么湿邪虽然可以通过其他方式暂时祛除，但是马上就会复来，唯有良好的生活习惯，对我们来说才是特别重要的。

在饮食上，哪些食物可以健脾、祛湿邪呢？一般来说，豆类食物普遍具有健脾利湿的作用，长夏时节可以适当吃一些，如绿豆、白扁豆、四季豆、赤小豆、荷兰豆、青豆、黑豆等食物；还可以适当喝些凉茶以清心火、利小便，带走体内的湿热，防止湿邪侵袭。在我国南方一些地区，不少人有食辣椒的习惯，这是因为吃辣可以促使人体排汗，在闷热的环境里增添凉爽舒适感。另外，通过吃辣，还可以帮助消化，增加食欲，增加体内发热量，从而有助于防止在高温、高湿的时候，人们常有的消化液分泌减少、胃肠蠕动减弱现象。

如果你体内的水湿特别严重，也可以借助药物进行调理，中医里面有很多祛湿的方子，比如医圣张仲景在《伤寒论》里面就列出了苓桂术甘汤、真武汤、五苓散等，在湿邪停留在身体不同部位的时候，可以用到这些方子。当然，中医讲究辨证施治，人和人的病证是不同的，具体使用哪种药物，还要咨询身边的医生。

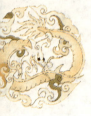

秋季养"收"，处处收敛不外泄

初秋暑气未消，秋阳余炎，气温仍然较高，加之时有阴雨，湿度偏高，感觉更加闷热，故有"秋老虎"之说。但白露以后，雨水渐少，天气干燥，昼热夜凉，人们尤易患病，所以又有"多事之秋"的讲法。因此，秋令养生，都应遵循"养收"的原则，以保养内守之阴气。

从夏至开始，自然界的阴阳之气就开始进入阳气逐渐衰退、阴气逐渐生长的季节。这种变化的外在表现就是气温由热逐渐转寒，农作物也成熟了。因此，秋季是生物的生化活动中"收"的阶段。注意这一个"收"字，不仅代表着农作物应进行秋收，更深刻的含义是自然界的阳气也处于"收敛"的状态。

《黄帝内经》中记载："秋三月，此谓容平，天气以急，地气以明，早卧早起，与鸡俱兴，使志安宁，以缓秋刑，收敛神气，使秋气平，无外其志，使肺气清，此秋气之应，养收之道也；逆之则伤肺，冬为飧泄，奉藏者少。"这便是秋季养生的重要原则。

先来看看"秋三月，此谓容平"。什么叫容平？"容"有从容不迫、不紧不慢的意思。"平"有平和的意思，就是说春天我们好好养了"生"，夏天我们好好养了"长"，秋天我们就可以从容平和地等待收获了。健康的人在秋天是从容平和、不急不躁的。如果一个人春天不养"生"，夏天不养"长"，不遵照自然法则行事会有什么结果呢？那么到了秋天，这个人就很难"容平"了。别人都有收获了，他没收获，春夏没养好，秋天就没得收成。我们工作也一样，上半年没发展好，下半年就愁了，因为马上要过年了，播种子得等来年了。

立秋一过，人都有什么感觉？《黄帝内经》指出了"天气以急，地气以明"。什么叫"天气以急"？大家可以想象一下秋风扫落叶的情形，秋天充满着肃杀之气。这时候的天气不再是升了，是在往下降，这就是"天气以急"的含义。而"地气以明"说的就是地上有了雾气，往后就会出现白露或者叫白霜了。大家都读过李白的诗，"床前明月光，疑是地上霜"，笔者觉得李白写这首诗的时候应该是在秋季，否则月光不会如此皎洁，地上也不会如此清冷凄凉。

秋天天气已凉，秋风劲疾，地气清朗，为了适应这种气候特点，人应该怎样做呢？《黄帝内经》告诉我们，要"早卧早起，与鸡俱兴"，

第三章 守四时之序，借天地之力——《黄帝内经》中的四季养生

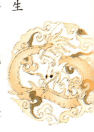

说白了就是像鸡一样休息。早卧，是为了顺应秋季阴精的收藏之象，以养"收"气；早起，是顺应秋季阳气的舒展，使肺气得以宣发、速降。这样就能与秋季自然界的规律相呼应，实现秋季养"收"的目的。

"使志安宁，以缓秋刑"是什么意思呢？"使志安宁"就是使自己的精神志向收敛回归。人在春、夏的时候，是一个不安分的感觉，常不满足于现状，内心有很多愿望等待实现。而到了秋天，就应该慢慢收敛心志，好好歇一歇，不要再盘算、心驰神往想做些什么事了。那么，"使志安宁"的目的是什么？就是"以缓秋刑"，适应减缓秋天肃杀之气对人体的危害。

什么是"收敛神气，使秋气平"呢？中医认为，秋令主收，秋季天气肃杀，人的心神也往回收。"使秋气平"就是使自己的心神与秋季自然的肃杀之气相顺应以取得平调。所以，到了秋天，我们要维持心性的平稳，注意身、心、息的调整。不要总盯着电脑，玩着游戏，或者看一些悲情的电视剧，那些都会使人伤神、劳神。当你精神散乱的时候，心神不定的时候，不妨闭上眼睛，静静地待一会儿，这是收敛神气最佳的方法。

"无外其志，使肺气清"，就是说不要去表达自己的心意和志向了，以使肺气清静，这才是秋季养"收"之道。如果秋天里不注意调节自己的情志，那你肺里面的气就不够调和了，身体就会变得不好，所以你要开始调节自己的种种行为，让内心保持平静。这就要求我们要收敛自己的思绪，控制自己的心情，遇事做到不急不躁、平静自然，使肺气保持通利调畅。

"此秋气之应，养收之道也"，这就是秋天养收的方法。做人做事同样要收敛，相当于我们说的急流勇退。秋天不是我们说的消极退让，磨刀不误砍柴功，以退为进，秋天的收和冬天的藏，都是为了春夏能更好地生长。拳手收回来之后，打出去会更猛，这是古人的智慧。

最后一句，"逆之则伤肺，冬为飧泄，奉藏者少"是什么意思呢？是说秋天里伤害了肺气，到了冬季就会发生完谷不化的飧泄，供给冬天的潜藏之气就会不足。很多人不明白这个道理，中医认为，肺与大肠相表里，如果肺气出现问题，那么大便成形能力就会很差，最后的结果就是导致消化不良。这样到了冬天不但会发生不易消化等泄泻病。而且还会使人体适应冬季潜藏之气的能力降低。到了冬天，想藏也藏不住，人会拉肚子，吃什么身体都吸收不了，肾精肾气就会漏掉，那样是非常可怕的。

 ## 秋季滋阴润燥，多吃白色食物

> 秋季以燥邪为主，所以我们在生活上也应该注意防止燥邪。燥最容易伤肺，肺失津润，宣发与肃降的功能就会受到影响，从而出现干咳、少痰、气急、鼻燥、唇干、口渴等"肺燥"的证候。"肺外合皮毛"，如果肺失去了滋润，它能影响的外部器官是"皮毛"，使其出现干燥症状，最典型的就是皮肤干涩、毛发枯燥、大便干结等。因此，秋季养生的重点，就是保持一定的湿度。

秋天来了，人们在享受秋高气爽的同时，可别忘了它带来了时令的主气——燥。燥为"六邪"之一，是重要的外感致病因素。中医认为，燥易伤肺，因而"肺燥"是秋季就医时患者听到最多的名词。

秋天为什么会燥呢？大家可以体会一下，夏天天气正热，我们身体的孔窍开泄，汗液蒸发。而到了秋天，凉风来了，大家会有体会，虽然秋天的太阳也很热，但是，只要到了树荫下面，立刻会感到凉爽。这样，凉风来袭，我们的身体立刻就知道了，于是汗液收敛，津液不再外泄。可是，如果收敛得太厉害，就令体表感觉干燥，人体由此产生诸多

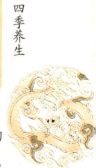

的干燥症。

比如，肺脏受伤，多有咳嗽的症状。秋天人的咳嗽，常为干咳无痰或黏痰难咳出，也就是中医常说的"燥咳"。传统医学认为，鼻乃肺之窍，所以鼻干燥和鼻出血在立秋之后尤为常见，前者几乎无人可免。喉、咽也分别是肺之门户和肺气之通道，秋燥来袭，往往会导致咽干、口燥、音哑等不适。肺又外合皮毛，秋季出现的皮肤干涩、皲裂甚至毛发不荣，都和秋燥有关。另外，中医理论中，肺与大肠还有密切联系，认为"肺与大肠相表里"。秋燥伤肺，进而也会伤大肠，肺气不宣直接影响大肠蠕动，就容易引起便秘。只有滋阴润肺，才能预防和缓解秋燥引起的便秘。

尽管秋燥对人体的影响涉及方方面面，但防治之法却非常简单。正所谓"木之为舟，无水不行；治燥之法，以润为贵"。中医认为，平时多吃一些清补柔润之品，就可以起到滋阴、润肺、养血的作用。同时要避免摄入辛辣、油炸、烈性酒及干燥的膨化食品，因为此类食品易生燥化热，多食对身体无益。

我们日常生活中的白色食物，一般都有润肺的功效，对缓解秋燥引发的咳嗽很有效果。在《红楼梦》中，曾记载薛宝钗吃过一种"冷香丸"，制作原料是白牡丹花、白荷花、白芙蓉花、白梅花，薛宝钗吃完后，咳嗽症状消失。这种全部采用白色花朵制作的"冷香丸"，很符合"白色润肺"的中医治疗原则。

冷香丸究竟如何制作，现在无从知晓，但我们可以经常吃白色食品来润肺，尤其是平日容易感冒，或是肺与支气管常不舒服、易咳嗽，平时肠胃虚弱且容易胖，以及肤色不佳的人，要多吃一些白色的食物，如白萝卜、白菜、白木耳、白梨、牛奶、蜂蜜、甘蔗等，中药材有杏仁、山药、茯苓、白芝麻、百合、白芍等。

这里为大家推荐一道简单的食疗：百合雪梨饮。取雪梨1个，百合

200克。先将雪梨榨汁备用,再把百合洗净,入锅,加入500毫升水煮沸后改小火煮30分钟,关火加入雪梨汁拌匀,放入冰箱冷藏。喝的时候根据个人口味,加蜂蜜或冰糖调味,分2次服完。该食疗方滋阴润肺,阴虚喘咳患者、糖尿病患者、慢性胃炎患者、便秘患者食用皆有较好的疗效。其他如木耳芝麻汤、荸荠豆浆汤、雪梨炖猪肺等,也可防治秋燥。

秋季滋阴还要多喝水。秋天主燥,燥邪的特点是干,而水属阴,为阴中的至阴,所以要多喝水以对抗天干物燥。研究表明,地下水对养阴有好处。如果这方面的条件便利,你可以每天饮用一些地下水、矿泉水、井水等以滋养津液。

需要注意的是,除了饮食调养外,我们还要注意精神方面的调养。阴虚的人,秋季肝火非常旺,他们动不动就喜欢发脾气。因此,预防秋燥应以平和的心态对待一切事物,以理智的眼光看待自然界的变化。

冬天养"藏",干什么都得慢一点

> 冬天养生讲究"养藏",现代人快节奏的生活会耗散阳气,因此冬天除了注重保暖外,生活上可以适当慢一点,采取静养生、慢养生的方法来强身。慢下来,才能静得下来;静下来,心跳、呼吸才能缓下来;心跳、呼吸缓下来,生命活动才能节约能量。所以冬季慢养生,是为了减少消耗,达到保护阳气和阴精、延缓衰老的目的。

到了冬天,草木已经凋零,动物开始冬眠,这都说明自然界到了万物闭藏的季节,人生活在自然之中,也要跟随其步伐,将自身的阳气潜

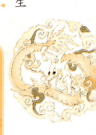

藏于体内。因此，冬季养生的基本原则就是"藏"。

《素问·四气调神大论》一篇，把每一个季节我们该如何养生都介绍得很清楚。关于冬季养生，里面是这样描述的："冬三月，此谓闭藏，水冰地坼，无扰乎阳，早卧晚起，必待日光。使志若伏若匿，若有私意，若已有得。去寒就温，无泄皮肤，使气亟夺，此冬气之应，养藏之道也。逆之则伤肾，春为痿厥，奉生者少。"

此段话是什么意思呢？下面我们就分别来说一说。

"冬三月，此为闭藏"，就是说冬天是万物"闭藏"的季节。什么叫"闭藏"呢？就是把自己包裹起来，精华的东西都被深深隐藏，养精蓄锐，以待来年。在日常生活上，我们做事可以适当慢一点，采取静养生、慢养生的方法来强身。慢下来，才能静得下来；静下来，心跳、呼吸才能缓下来；心跳、呼吸缓下来，生命活动才能节约能量，真正做到"藏"，所以冬季慢养生，是为了减少消耗，达到保护阳气和阴精、延缓衰老的目的。

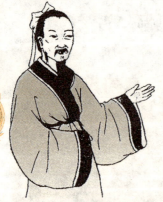

再来看"水冰地坼，无扰乎阳"。"水冰地坼"中的"坼"，发音同彻底的"彻"，是干裂的意思。"水冰地坼"的意思就是水也结冰了，地也冻裂了。这时候应做到"无扰乎阳"，将阳气收敛到身体内部。这究竟说的是什么意思呢？简单来说，就是冬天万物应该闭藏，以养天地的阳气，不可"打扰"它。大家都知道，春天常常"春雷滚滚"，而冬天却很少有雷声轰鸣。如果哪一年的冬天某个地方突然有很多电闪雷鸣，来年的春天多半就会有瘟疫横行。这是因为本来"冬三月"是应该"无扰乎阳"的，雷电一来就把天地的一点真阳给"扰"了，万物自然就要遭殃的。大家不妨多留意一下，禽流感、猪流感等瘟疫的前一年冬天是不是常会听见雷声？

言归正传，"无扰乎阳"还要做到每天"早卧晚起，必待日光"，就是应该早睡晚起，到太阳升起时再起。为什么非要"必待日光"呢？因为天地的阳气在太阳升起来之前是闭藏的，如果你起太早，那就是"扰乎阳"，违反了"无扰于阳"的原则。谁在这时候"冬练三九"，早起锻炼，谁就是在透支阳气。但年轻人这样做，可以激发潜能。中老年人这么做，就是折寿。

什么是"使志若伏若匿，若有私意，若己有得"？就是使自己的志向完全不暴露，也不显露，一种若有若无的感觉，好像心里藏有一个小秘密，然后"若己有得"，这个小秘密只能藏在心里，心里处于喜悦的状态，但不要表现出来。做到含而不露，秘而不宣，使心神安静自如，让自己的内心世界充满乐观和喜悦。

再来看看"去寒就温"，其大概意思就是应当躲避寒气，注意保暖。还有一层引申意思，就是保住肾精。中医认为，四季中的冬季与五脏中的肾相对应，因此，冬季养生很重要的一点就是保养肾精。如果不加养护，那么到了来年的春天，势必会引起痿厥一类的疾病，使人体适应春天升发之气的能力降低。

那么什么是"无泄皮肤，使气亟夺"呢？就是不要轻易使皮肤开泄而出汗，以免散失阳气。阳气有着护卫人体的特性，当寒气侵袭人体的时候，阳气会在体内从潜藏状态转为散发状态以抵御寒冷，因此冬天我们要穿得厚些，这就是养藏之道。我曾接触过几个南方的女患者，她们中不是患有痛经，就是患不孕，要么就是关节痛，为什么呢？因为她们爱漂亮，喜欢在冬天穿裙子。南方的冬天又冷又湿，衣着过于单薄会伤到体内的阳气。露得越多，人的病就越重。

"此冬气之应，养藏之道也"，这就是冬天的自然规则，到了冬天，我们要跟着节奏走，把自己"藏"起来。人们常说的"猫冬"便是

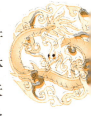

第三章 守四时之序，借天地之力——《黄帝内经》中的四季养生

"养藏之道"。

"逆之则伤肾，春为痿厥，奉生者少。"就是说如果你冬天不收藏的话，"逆之则伤肾"，就会丧失精气。丧失精气，人就会"春为痿厥"。这里的"痿"是指肌肉萎缩，厥是什么？手脚冰凉，肝气淤滞，或者是肝气有寒的人，你跟他一握手，就发现他们的手冰冷，这在中医中就叫"厥"。"春为痿厥"就是第二年春天，人容易手脚抽筋、四肢冰冷，对春生之气的适应能力减弱。什么是"奉生者少"呢？就是人悖逆了冬季养生的规则，到了第二年春天，人想要去生长和发育，但已经没有动力，没有养分了。因此，我们一定要在冬天养好"藏"，为来年的健康打下坚实的基础。

入"九"补一补，来年无病苦

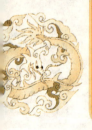

> 对于冬季养生，民间早有俗语：入"九"补一补，来年无病苦。人体在冬季新陈代谢速度减慢，此时适当进补，可调节和改善人体器官的生理功能，增强抵抗力，达到防病和治病的作用。因此，一些慢性疾病患者、体弱多病者以及亚健康人群，不妨借助"三九天"给自己疲惫的身体充充电，为明年开春乃至全年的健康打下基础。

可能大家都听过这句话："入九补一补，来年无病苦"，但你知道这是什么意思吗？"入九"就是进入冬天了。从冬至的次日开始数九，这就是人们所说的"提冬数九"。数上九天是一九，再数九天是二九，一直数到"九九"就算"九"尽了，"九尽杨花开"，那时天就暖了，冬天就结束了。这句话的意思就是说，冬季是四季之中人体进补的最好时节，人们应该利用这个好时节来补益身体。而在冬季利用饮食养生的方法，是进补的最佳选择。

冬至进补最主要的是"给身体加油"，是趁严冬时节，服用具有温补作用的食物或中药，以弥补其他节气因气温不合适而不能服用补药的遗憾。在我国，很多地方都有"补冬"的风俗。不过，中医养生历来讲究阴阳平衡，补泻合宜。冬天虽然适合进补，但是什么时候补，补什么，补多少，那都是因人而异，因地而异的，绝对不能乱补。

很多人一入冬就开始忙着服补品、喝药酒。其实，按照中医的理论，进补首先要分清自身体质，中医的治疗原则是虚者进补，如果你的身体本来就很棒，哪里也不虚，还补什么呢？再也没有比正常饮食更好的补药了。无虚进补，轻则是浪费补药，重则还可能造成种种问题。比如笔者身边就经常有人因为滥吃人参、鹿茸而引起内热阳亢，过度兴奋，或出现烦热、鼻衄等症状。

那么，冬季进补，怎么补才好呢？从中医的角度来说，冬天是匿藏精气的时节，补肾是最根本也是最重要的。中医认为，人体的五脏，即肝、心、脾、肺、肾，分别对应着五行中的木、火、土、金、水，而与五行相对应的五季是春、夏、长夏、秋、冬。因此，冬季人体会表现出肾的功能属性。众所周知，肾为先天之本，肾气的盛衰与人体的生长发育及衰老有着密切的联系。倘若寒冬到来时，我们没有养好肾，那么很容易出现肾的病变，继而引发其他疾病。因此，我们若想增强体质，提高免疫能力，在冬季必须把补肾放在首位。肾气足了，我们的元气也足了，身体自然强壮。

冬季补肾以立冬后至立春前这段期间最为适宜。由于肾喜温，所以中医主张冬季多吃一些温补阳气的食物，比如板栗、核桃、枸杞子、蛋类、黑芝麻、桂圆、芝麻、龙眼等温性食物，可以暖中御寒，温补元阳，使人精力充沛，这些食物煮粥食用最为补养。另外，由于肾在五行

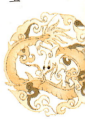

属水，其色为黑，所以黑色的食品入肾，有益肾抗衰老的作用。在冬季我们吃桑葚、黑芝麻、黑米、黑豆、何首乌、熟地等黑色食品，对肾脏是很有好处的。

对于一些平日就肾虚的患者而言，更要加倍珍惜冬季这个补肾的大好时机。当然，肾虚也是分好多种的，在冬补前，大家一定要根据自身的类型，分型而补。有句话说得好，"甲之蜜糖，乙之砒霜"，正是此意。

一些人常常出现头晕、心慌、气短、腰膝酸软、乏力、小便失禁或尿闭等症状，这是肾阳虚发出的警告，这类人平时可适当吃一些鹿茸、鹿角胶、红参等偏温补的药物，可起到温补肾阳的作用；有些人身体消瘦，常常眩晕耳鸣、口燥咽干、盗汗、腰膝酸软、小便短黄等，此为肾阴虚，平时可吃些海参、熟地黄、燕窝，这些食物性偏寒，起补肾养阴的作用；很多人出现早衰、生殖功能减退的现象，这是肾精不足引起的，这种人平时可用海参、鱼皮调理；有些孩子长大了还尿床，这是肾气不固的表现，冬季里可服用芡实、枸杞子、山药，它们都有固肾的功效；还有的人早晨醒来脸部浮肿，这是肾虚水泛，可以用茯苓，外加一些温补肾阳或温补肾气的中药进行调理。

除了食疗外，还要向大家推荐一种"补肾操"：两手对搓，发热后，紧按腰眼处，稍停片刻，然后用力向下搓到尾闾部位。早、晚各做一次，每次做50～100遍。中医认为，"腰为肾之府"，特别是脊椎两旁的后腰是肾脏所在位置，重要性可见一斑。肾喜温恶寒，双手搓腰有助于疏通带脉、强壮腰脊、固肾益精，从而温煦肾阳、畅达气血，其作用不亚于食补，大家在冬季来到之时，不妨一试。

第四章

养生不养心，等于扔黄金
——《黄帝内经》中的情志养生

人人都有七情六欲，项项事关健康。如果我们的情绪稳定，则五脏六腑也会安详。相反，心情不好的时候，就会像《灵枢·口问》中所说："悲哀忧愁则心动，心动则五脏六腑皆摇"。当强烈的精神刺激超过了人体生理所能调节的底线时，便可使身体健康的基础发生动摇，从而产生一系列的身体上的病痛。因此，我们应学会调和自己的情绪。

万病皆可心药医，调好情志能长命

> 不良情绪对人体的影响也不仅仅表现在心灵上，还会牵连到其对应的脏腑器官上，促使很多疾病的发生。正因如此，我们每个人在知道了养生的重要性之后，都应该把身体和情志一起调养好。只要做到"身神同补"，我们身体的毛病就会自然而然消失了。

提到情志养生，咱们就开门见山地说道说道。其实，"情"、"志"两个字和"心"有着密切的关系。这话还得从这两个字的本义说起。

情和志两个字都是形声字。情，从心，青声。本义为感情之情，《说文解字》中说，情，人之阴气有欲者也；志，形声字，从心，士声。从心之《说文解字》说其为"志意也"。可见，二者都跟"心"有关系，而《黄帝内经》说"心主神明"，这样我们就不难看出情志养生在很大程度上就是在"养心"。

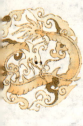

再从医学的角度来看，"情志"本身并非一个东西，而是"七情"和"五志"的合称。"七情"大家都知道，指的是喜、怒、忧、思、悲、恐、惊七种情绪变化；而"五志"则指的是喜、怒、忧、思、恐五种志意。这二者有什么关系呢？看上去不是大同小异如出一辙吗？二者确实有些渊源，因为"七情"和"五志"皆由五脏功能化生而成，但二者表现形式不一样。"七情"相对"五志"而言，是在外来刺激作用下表现在外的情绪，而"五志"则是在外来刺激作用下隐藏于内的志意。这些话听起来有些专业，用一句话概括，即"七情"以喜、怒、思、悲、恐为代表，分属心、肝、脾、肺、肾五脏，来表现人之常情的变化。

既然是"人之常情"，为什么还要大惊小怪的呢？为什么被称为医学圣经的《黄帝内经》，还要浓墨重彩地去阐述它呢？这就涉及到一个"度"的问题。也正是从"度"的角度出发，很多人将情志看作是一把双刃剑，情志疏泄不畅就会压抑，而如果情志升发太过又会使人体元气耗散，二者都会对身体造成伤害。度的问题，说简单就简单，说复杂就真的非常高深了。

举例来说，一个对烹饪没什么兴趣的人，如果硬要他去做一名大厨，他可能总是心不在焉的。烹饪是要把握好火候的，或者是猛火快炒才能让菜与料相互融通，或者是需要小火慢炖才能将食物的营养和本身的味道煲出来，或者是咸可以助味，或者是淡才能还原本性。如果把握不好这个度，火该大时小了，火该小时大了，或是菜肴该淡时咸了，该咸时淡了。菜的色香味型就会在不同程度上受到损伤。而情志就像是我们做饭时的火候，火候太过就像我们吃的糊焦饭一样，而火候不足则好像夹生饭一样。而常吃这种糊焦饭或夹生饭，无疑对身体是一种损伤，至少也是为健康埋下了隐患。

因为情志调养不好而伤身的例子在历史小说中比比皆是。大家都知道《红楼梦》里的王熙凤，她为什么得病？机关算尽太聪明，反误了卿卿性命，她对谁都精明地算计着，最后她的心计重得把自己的健康也算计没了。而林黛玉经常哭，哭着哭着她那肺结核的毛病就来了。大家也都看过《三国演义》，你看周瑜，那么年轻，就是因为他嫉贤妒能，心态太不平衡了，总是觉得诸葛亮比他聪明，老不服这口气。与其说是诸葛亮把他气死了，不如说是他自己把自己气死了。

现在，相信你已经明白了，不良情绪对人体的影响也不仅仅表现在心灵上，还会牵连到其对应的脏腑器官上，促使很多疾病的发生。正因如此，我们每个人在知道了养生的重要性之后，都应该把身体和情志一起调养好。只要做到"身神同补"，我们身体的毛病就会自然而然消失了。总而言之，我们日后要多注意情绪与疾病的关系，做到及早预防，及早发现，及早治疗。

第四章 养生不养心，等于扔黄金
——《黄帝内经》中的情志养生

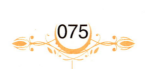

喜过伤心，猝死往往由于乐极生悲

> 人们遇事不该大悲，也不应该大喜。为了健康长寿，任何情绪的过分激动都是不可取的，应采取"冷处理"的方法，对于喜事与悲事、兴奋与气愤、顺境与逆境、快乐与痛苦等，都应一视同仁，善于自我调节情感，保持稳定的心理状态，一定注意不要超过正常的生理限度。

先来说说喜。中医认为，心主喜，喜就是高兴，我们说"心花怒放"，没有说脾花怒放、肝发怒放的，证明人一高兴的时候，就会精神焕发，甚至忘乎所以。

《黄帝内经》上说，喜则伤心。要说起来七种情绪里面"喜"是一种好的情绪，怎么会伤心呢？这里的喜其实说的是大喜，过分的高兴、兴奋，而大喜过望就会影响到我们的心，损伤心气。因为"喜则气缓"，大喜之后这个气就缓，缓的意思是涣，表示水一下子涣散开来。太高兴、太兴奋了，往往气就散掉了，而产生嘻笑不休、心悸、失眠等症，严重的甚至发疯。

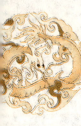

医学研究也证实，人在过喜的时候，就会心气涣散、神不守舍，表现出来的症状就是精神无法集中、心神恍惚、嘻笑癫狂。有时候，很多人感觉自己心跳得很快、心脏不舒服、睡不着觉、容易忘事儿等，很可能就是你摊上了高兴事儿，过度喜悦而伤到了心脏。

《儒林外史》里面有一个故事叫《范进中举》。范进考举人老考不取，到五十多岁还考不取，屡考屡败。最后一次在他自己都不抱任何希望的时候，却突然接到通知考中举人了，这时候他是大喜过望，结果没想到，大喜之后就疯了。为什么疯了呢？就是伤心了。因为心藏神，心主神明，心是管思维意识、神志活动的。正常的喜乐，使精神愉快，心气舒畅。可是狂喜极乐，会使心气弛缓，精神涣散，人也就丧失神志了，所以人千万不要大喜过望。

这样的"悲惨喜剧"在当代也屡有发生。加拿大一位贫穷的鞋匠，在确知自己中了百万元的巨彩后，竟"因乐暴亡"，直到入殓之时，仍面带笑容。这两个事例提醒人们，大喜、狂喜不利于健康，甚至会威胁生命。

因过度兴奋造成的猝死，时常发生在中老年人中间。每当过年过节、家人团聚的时候，很多心脏不好的老年人很容易犯病，甚至有的老年人会突然离开人世。这是为什么？就是因为老年人看自己的孩子都回家了，高兴过了头。过喜的时候，人的精神就无法集中，心气也就耗散了。如若心脏剧烈地跳动，必然增加能耗，心肌将会发生相对的供血不足，从而出现心绞痛甚至心肌梗死，或心搏骤停。这是"乐极生悲"的一个原因，需要引起广大老年朋友的重视。

此外"乐极生悲"还可致血压骤然升高，健康的人尚可代偿，若已患高血压病，过度兴奋就会导致"高血压危象"，表现为突然头晕目眩、恶心呕吐、视力模糊、烦躁不安。高血压危象尽管可能持续几个小时，却可由此引起脑血管破裂发生猝死。

中医的精神养生，强调的是恬淡虚无，这是一种减弱自我意识、无特别目的、无欲无求、安然乐观的状态，简单讲就是无我、忘我。在这种状态下，人的生命活动才是最自然、最健康的。只有在这种状态下，精神才能内守。古人云"不以物喜，不以己悲"，人生在天地大化中，不过呼吸之间，多么渺小，多么短暂，何必为自己的事一会儿大喜，一会儿大悲呢？所以，能放下的就尽量放下吧！千万不要等到失去健康时才追悔莫及。

第四章 养生不养心，等于扔黄金
——《黄帝内经》中的情志养生

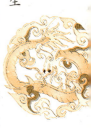

怒过伤肝，有了火气一定要发泄出来

> 怒为肝志，能表达人的愤怒之情。过怒伤肝，表现为肝失疏泄、肝气郁积、肝血淤阻、肝阳上亢，出现胸胁胀痛、烦躁不安、头昏目眩、面红目赤，有的则会出现闷闷不乐、喜叹息、嗳气、呃逆等症状。现代医学也证实，当人发怒时，可引起唾液减少、食欲下降、胃肠痉挛、心跳加快、呼吸急促、血压上升等，长此以往，会患上高血压等心脑血管疾病。

很多朋友都知道，当女性在来月经的时候情绪会变得很差，有很多的无名火，说不定什么时候就会发脾气。这到底是为什么呢？因为女性身体是以血为主，而当女性在要来月经或正在经历月经的时候，其身体内的血脉就会下行，气会上浮，这就造成了一种气血不平衡的身体状况。气有余便是火，所以，这就是很多女性朋友在月经之前或期间脾气会比平时大的原因。

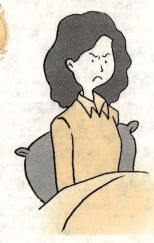

怒气太大不好，会伤到肝脏。不妨仔细观察身边那些爱生气的人，是不是或多或少在肝脏方面都有些问题？这又是为什么呢？中医认为，从气机的升降运行来看，肝气宜条达舒畅，柔则血和，郁则气逆。我们知道，一个人生气的时候，总会感到血往上涌，进而出现面红耳赤、吃不下饭、胸闷腹痛等症状。这是因为"怒则气上"，肝气升发太过。肝藏血，血随气行上冲到头部，就会产生眩晕、面红脖子粗等状况。对此，《素问·生气通天论》中说："大怒则形气绝，而血菀于上，使人薄厥。"

生气所导致的后果可不止这些。肝失疏泄，肝气就会像匹野马一样在体内横冲直撞。肝气横逆犯脾，脾失运化，我们就会感到腹胀；横逆犯胃，就会出现呃逆、吃不下东西，严重时甚至还会导致吐血。这里不得不再次提到"三气周瑜"的故事，这就是一个很好的例证。周瑜是吴国一位才华横溢的大将军，但因为气度狭小，所以在与足智多谋的蜀国将相诸葛亮相对后，经常生气，其愤怒的慨叹莫过于那句名言："既生瑜，何生亮？"意思是既然生了我周瑜，何必再生诸葛亮？久而久之周瑜就积劳成疾，终于在第三次生气的时候吐血而亡。可见，怒伤肝必致气血损伤。所以，想要保护肝脏，我们一定要做到少生气。

可是反观现在的人，几乎无一例外地憋着一肚子气：学生和创业者在"争气"，当官处处检点，需要一身"正气"，碰到烦心事人常常一肚子"怨气"，一方面对听不得、见不惯的要"生气"，一方面又要想办法活下去，所以还不得不让自己生活得"顺气"……俗话说，"生气是百病之源"、"万病气中生"，而我们被这么多的"气"包围，身体又怎能不出问题呢？

有关专家曾做过试验：用盛有冰水的容器收集人们在不同情绪状态下呼出的气体。结果发现：心平气和时，人们呼出的气体变成水溶液后是澄清透明的；而在悲痛时，人们呼出的气体变成的水溶液中出现白色沉淀。另据研究，将含人生气时呼出气体的水溶液注射到大白鼠体内，几分钟后这只大白鼠就死去了！科学家对这种现象做了进一步的研究与分析后得出了以下结论：人生气10分钟就会大量消耗"人体精力"，其消耗的精力不亚于参加一次3000米赛跑所消耗的精力。更为可怕的是，人生气时体内分泌物的化学成分变得非常复杂，并且有较强的毒性。显然，愤怒等不良情绪有损于人体健康。

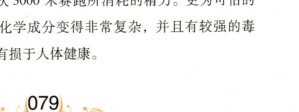

因此，我们每个人都要学会"制怒"，生活中要尽量少生气，掌握自我心理调节的本领。我们在生气时，首先要问问自己，这气该不该生？其实，人们在日常生活中所生的气，大多是些不应该生的，如在公共汽车上被别人踩了一下；在食堂用餐时，炊事员给少打了一点菜等，这些往往是他人无意或不得已的情况下"冒犯"你的。一些因微不足道、鸡毛蒜皮的琐事、传言而生的气就更没必要。

当然，如果你做不到不生气，那就要想办法尽快消气。笔者建议你，最好找个方式把火气一股脑发泄出来。如果不会消气，不良情绪持续的时间长，对健康势必造成损害。那么，心里有火如何发泄呢？笔者为大家介绍三个小方法：

假如你与人发生争执，被对方"气个半死"，你应该做的就是立即离开生气的现场，离开激惹你生气的人，到附近的公园遛遛，或打开电脑，放几首自己喜爱的歌曲，把注意力转移到其他事物上去，心里的气自然会渐渐地消除。这种方法被称为"转移法"，属于发泄怒气方法的一种；你也可以找个知心朋友倾诉，求得他人的安慰、疏导与调节，这样就会缩短消气的过程。此谓"宣泄法"；或者，你干脆从事自己心爱的技艺，挥洒一幅书画，拉一支曲子，此谓"升华法"。这三个方法可以使我们迅速赶跑心中的火气。

当然，与其使用这三个小方法"泄愤"，还不如从源头上避免发怒。一般来说，一个善于体谅他人、平心静气的人都是宽容大度、涵养很深的人，所谓"宰相腹中能撑船"，这肚量是平日注意提高涵养的结果。因此，我们日常生活中，首先应该努力加强自身修养，提高心理承受能力，才能使自己成为少生气和快消气的乐天派。

恐过伤肾，人为什么会被吓得屁滚尿流

> 恐（惊）为肾志，肾是人们表达惊恐之志的主要脏器。惊恐是人对外界突发刺激的应激反应。人在剧烈惊恐时，会出现大小便失禁，这与肾主前后二阴、主二便的功能相符。肾藏精，生髓充脑，受到惊吓后，会突然昏厥、不省人事。过恐伤肾，使得肾气下陷、二便失禁、遗精滑泄等。

《黄帝内经》认为，恐跟肾有着直接的关系，并且提出了"恐伤肾"的理论，就是说人在极度恐惧的时候，会对肾这个"先天之本"造成损害。为什么这么说呢？在笔者讲解之前，先给大家说一则前阵子我看到过的一篇报道：美国佛罗里达州发生龙卷风，把一群猪崽卷到了空中。这些猪崽被卷到了几千米之外的地方，风过后，人们把幸存的小猪送回猪场。可是从此以后，一件奇怪的事情发生了：这些猪崽没有一只继续长个子，也没有一只发情生小猪。为什么呢？大家想，猪世世代代在陆地上行走，在它们的遗传基因里，从来就没有过在空中飞舞的感觉，龙卷风把它们卷到了空中，它们都吓坏了，所以都伤到了肾，肾是主生长的，所以这些猪自然没法长个子，继续发育。

提到恐，我们并不陌生，先来看看影视剧作品。最为典型的就是那些被我们称为狗汉奸的遇上了八路军。这个时候，就会以为要被砍头去顶，吓得屁滚尿流，中医上的说法是小便失禁。且不细究当时是一个什么样的情况，但就这一现象来看，确有其一定的理论依据，在中医学上看来，此为"恐过则气下"所致。

恐，通常又称惊恐。确切地说，惊与恐有一定区别。惊是指受到突

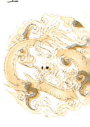

第四章 养生不养心，等于扔黄金——《黄帝内经》中的情志养生

然的、意外的、较强烈的刺激，常为自己所不知之事。恐则是指恐惧过度，常为自己已知之事。但因惊后每可致恐，恐者亦每遇事易惊。所以常将二者相提并论。

恐是人体的一种正常应答反应，不会对机体构成危害。相反，正是因为有了惊恐反应，人们在遇到生命危险时才能及时逃避，避免机体及生命受到伤害。但是，倘若惊恐发生过于激烈，或者恐惧持续时间过长，超过了人体所能调节的程度，恐就成为一种致病因素，对机体构成危害，严重者可因惊恐过度而丧命。

肾在志为恐。过恐易伤肾，可致肾气耗损，精气下陷，升降失调，出现大小便失禁、遗精、滑泄、堕胎早产等。《灵枢·本神》说："恐惧不解则伤精，精伤而骨酸痿软，精时自下。"心为五脏六腑所主，为君主之官，故惊恐亦可损心，出现心悸怔忡，甚则精神错乱、惊厥等。正如《素问·举痛论》中所说："惊则心无所倚，神无所归，虑无所定。故气乱矣。"

中医认为，恐为肾志，思为脾志，因土能克水。而肾属水，脾属土，所以可用脾之志"思"来治疗各种由肾之志——"恐"引起的疾患。因为肾控制二便，所以人过度恐惧，肾的固摄功能就差了，而恐惧对应六腑的膀胱，加之膀胱又没有气化的能力，所以，就会出现二便失禁的情况，当然，一般小便表现得更为明显。正常人若耳闻巨响，目睹怪物，夜做噩梦等都会受惊，但是很快就能恢复。心气虚的人受惊后可表现为颜面失色，惊吓之后出现了脸色苍白的情况，为什么会这样呢？因为气血结伴而行，气下去了，血自然会紧随，所以，脸上就会少了血色。成人如此，儿童更甚，他们受到过度惊吓可能导致抽搐。经常受惊，会损伤人的胆气，使人的胆子越来越小，即使受到外界的一点刺激都会让人心惊胆战，成语所说的"惊弓之鸟"就是属于这样的一种情况。

那么，被恐惧所伤时该怎么办呢？我们都听过"天塌下来当被盖"、"船到桥头自然直",就是告诉我们遇事先不用着急、害怕,很多问题总可以找到解决的办法。在多难而漫长的人生路上,只要能保持一颗淡泊宁静的心,拥有一种凡事都往好处想的"阿Q精神",那么即使你面前的情况再棘手、再可怕,你也能够从容应对。

人生在世,所谓的忧喜、荣辱、劳苦、得失只不过是过眼烟云。真正高明的养生者,万事只求安心。唯有精神内守,脏腑百脉才能安泰,人才能长寿无疾。

思过伤脾,思虑过度等于慢性自杀

> 思为脾志,当人在思考或焦虑时,往往会出现饮食无味、食欲下降,有的女性因工作紧张,思想高度集中,导致月经量少、经期紊乱等,这与脾统血的功能相一致。过思伤脾,表现为气血不足所致的乏力,出现头昏、心慌、贫血等症状,有的还可出现嗳气、恶心、呕吐、腹胀、腹泻等消化道症状。

《黄帝内经》中有"思伤脾"的记载,从中医角度讲,每一种情绪都可以影响内脏器官,导致人体气血运行方面出现问题。忧、思、恼、怒均伤脾,但是其中"思"对脾的影响最大。如果一个人长期被思虑困扰,想不开,参不透,那么就等同于慢性自杀。

中医认为,"思则气结。"思虑过度,容易使神经系统功能失调,消化液分泌减少,随即出现食欲不振、形容憔悴、气短、神疲力乏、郁闷不舒等。思虑过度不但伤脾,还会导致睡眠不佳、四肢乏力等症状,形成气郁,并进一步发展为血瘀、痰瘀。还会引起女性月经提前、延后,甚至闭经。

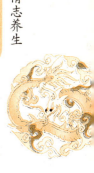

第四章 养生不养心,等于扔黄金——《黄帝内经》中的情志养生

笔者就曾经接待过一个小患者，这个孩子只有15岁，他从初一开始，由于学习压力大，成绩一度下降，以至于害怕到学校，只要一进学校他的肚子就开始疼，严重时在床上打滚，有时还会呕吐。起初，孩子的家长以为是孩子装病，后来看见孩子真的面露痛苦，才带孩子找到了笔者。笔者根据孩子的具体情况，认为是思虑过度，伤及脾胃，导致腹痛、呕吐，经一个暑假的中药调理，孩子恢复得较好，个子也蹿了不少。

这类事例在现实生活中有很多。不信你可以留神身边那些心事比较重的人，他们是不是都有一个共同特点，就是脾胃功能很差？比如那些经常用脑的朋友，他们的脾胃功能可能都比较差，这是为什么呢？因为我们都知道，人类每天都要吃饭，而少有人知道，吃完饭的时候，人的气血都往胃上走，去帮助你消化食物去了。如果这时候你仍旧在电脑旁用脑，那么你的气血就不会往胃上走，长此以往，气血往脑子上走，脾胃的功能自然就要受到影响了。

再比如，有很多司机朋友们，特别是很多开长途车的司机都有胃病，这是为什么呢？就是因为他的职业特征。由于他们要经常在座位上久坐的关系，导致血液自然地往脑袋上走，久而久之，体内的病自然而然就出来了，最典型的就是胃溃疡、胃下垂之类的疾病。所以中医说忧思和脾胃之间的关系，就是忧思伤脾胃，思则气结，说的就是这个道理。

既然大家都了解了思虑对脾胃的影响，那么日后在生活中就要及时消除不良情绪。倘若遇到"百思不得其解"的事情，最好就不要去"解"它了，因为越"解"越不顺，最终可能导致"气结"。

人的一生，不可能事事顺心，无半点烦恼，就看你以怎样的心境来对待了。当你遇到忧思难解、不能自拔，比如失恋、单相思等情况时，不要憋在心里，否则会增加心理负担。你不妨找一两位知己好友聊聊，将心中的苦闷说出来，也同时听取他人的意见。也许这些意见没有实质性的帮助，但是在你倾吐的过程中，很多忧愁和顾虑也随之排出了，你会觉得身体轻松了好多。

你还可以做一些自己感兴趣的活动。如玩游戏、打球、下棋、听音乐、看电影、读报纸等，从而消除思虑，调动愉快的情绪。中医认为，唱歌对调养心情以及保养脾胃非常有好处。按照中医理论，唱歌的声音属于脾脏，呻吟的声音属于肾脏，哭的声音属于肺脏，而笑的声音属于心。所以，你可以在没事儿的时候跟朋友去唱唱卡拉 OK，试着放声高歌，有助于舒缓情绪，对那些脾胃受伤的人来说有益无害。

我们经常说，养生要先养心，这里的"心"多半指的就是心情。如果你能淡然地生活，不强求，不渴求，那么，你一定能够发现颐养天年的秘密。

悲过伤肺，山川载不动太多悲哀

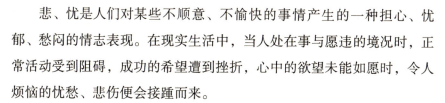

忧（悲）为肺志，肺是表达人的忧愁、悲伤的主要器官。肺开窍于鼻，主气，为声音之总司。忧愁、悲伤太过会导致声音嘶哑、呼吸急促等。肺主皮毛，故忧愁会使人的面部皱纹增多。人在悲伤、忧愁时，可使肺气抑郁，耗散气阴，出现感冒、咳嗽等症状，还可表现在某些精神因素所致的皮肤病上，如荨麻疹、牛皮癣等。

悲、忧是人们对某些不顺意、不愉快的事情产生的一种担心、忧郁、愁闷的情志表现。在现实生活中，当人处在事与愿违的境况时，正常活动受到阻碍，成功的希望遭到挫折，心中的欲望未能如愿时，令人烦恼的忧愁、悲伤便会接踵而来。

一般来说，悲、忧作为一种情志活动，是人体对外界事物的一种正

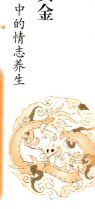

常反应，不会对身体构成危害。相反，暂时而轻度的忧伤，有助于对所遭挫折的重新认识，有助于人们在思想上获得正确的认识，对身心健康有一定益处。如若一个人在父母突然死亡时，一点忧伤也没有，或者当国家沦陷，受到外族侵略时，一点忧国忧民的心情都没有，那才是不正常的。但是，当一个人的忧愁悲伤太过，或者持续时间过长，超过了人体自身所能调节的限度和承受的负荷，而在思想认识上，又不能主动或被动地转移这种不良情绪，就成为一种致病因素，对机体构成危害，严重者可因忧虑过度而丧命。

我国古典名著《红楼梦》里的林黛玉，性情孤僻，多愁善感，稍有不适，就暗自哭泣流泪，最后终于忧伤而死；宋代著名爱国诗人陆游"死去元知万事空，但悲不见九州同。王师北定中原日，家祭无忘告乃翁"的诗句更是鲜明地告诉我们，忧国忧民是一种大爱，是一种值得颂扬的精神，同时，也说明了忧郁过度能危害生命的道理。

有一首歌唱的好，"山川载不动太多悲哀"，我们的身体也是如此。如果一个人长期处于悲伤和忧郁的状态，就会对健康造成损害。《黄帝内经》中有"悲伤肺"的记载，意思是人过分地忧伤、悲哀就会严重损伤人体肺脏的功能。那么，肺伤有何表现呢？

中医学认为肺的主要功能是"主气"。这里的气，有两个概念，一是肺主呼吸之气，即吸入大自然的空气，呼出人体内的废气；二是肺主全身之气，即肺将吸入的新鲜空气供应给全身各个脏腑器官，从而保持全身功能充沛有力。当肺为悲的情绪所伤，就会出现呼吸之气与全身之气两个方面的变化。例如，当一个人因悲伤而哭泣不停，这个人的呼吸往往会加快，我们常说一个小孩子哭得"上气不接下气"，这就是因为悲伤而伤肺，肺气损伤则需要更多空气的补充，故表现为呼吸加快，也就是摄气过程的加快。我们还常见到，有时一个人悲哭过度、过久，全身软得像面条一般，旁边人拉都拉不起来，这就是全身之气都因为肺气损伤而变得虚损。从症状来看，悲伤肺的主要症状是气短、咳嗽，有痰或无痰，全身乏力，皮肤怕冷，容易感冒，中医称之为"肺气虚"。

《灵枢·本神》有言："忧愁者，气闭塞而不行。"可见，过忧还会导致人体气机运行不畅，随之而来的就是抑郁症、消化性溃疡、月经不调、不孕症、阳痿、癌症、消渴、脱发、须发早白、失眠、神经衰弱、精神病、神经官能症等多种疾患。从中医养生的角度来看，肺在志为忧，情志活动是以五脏精气为基础的，不同的情志变化必将影响与其相应的脏腑。因忧为肺志，故过忧最易伤肺，而致肺气郁结、肃降失常、气机闭塞等证。

那么，如何消除悲伤的情绪呢？根据中医情志相胜理论，喜胜忧，快乐开心的情绪能使人走出忧伤。建议大家可以看看喜剧，听听相声，心胸一定要开阔，遇到什么不顺心的事情要看开点。另外，可以多做些运动，多参加集体活动，唱唱歌，打打球，转移注意力。多交朋友，让悲伤的情绪有倾诉和抒发的渠道。

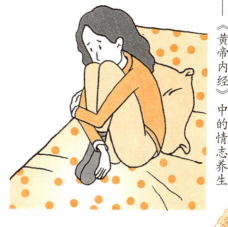

天空没有过不去的阴霾，人生也是一样。倒霉的事情迟早会过去的，只要天有放晴的那一天，你还有什么好悲伤的呢？每一个人都要学会跟自己说这句话：没关系的，会过去的。即使到了山穷水尽处，仍能眺见柳暗花明，这就是一个人应该有的健康心态。

奉劝所有健康的和正在走向不健康的人，不要在疾病跟你过不去之前，自己先跟自己过不去。其实，大多数疾病都是自己招惹来的。若想生命之树长青，就不要忘记两个字：乐观。

第四章 养生不养心，等于扔黄金
——《黄帝内经》中的情志养生

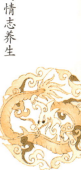

一物降一物，试试五情相克法

人每天都会面对各种刺激，人又是感情动物，对外界刺激不可能没有情绪反应，如果处理不好，就可能致病，造成身体的种种损害和病证。善于修身养性的古人，发挥了自己的聪明才智，也找到了对付情绪致病的方法，这就是巧妙的五情相克法。

一旦七情失调引起疾病，将会有损寿命。那么，如何调理我们的情志呢？俗话说，心病还须心药医。接下来就为大家介绍一种从古代一直流传下来的心理方法，叫"五情相克法"。我们可以借助它来保持精神情志的稳定与健康。

什么是五情相克？我们都知道，五脏生五志，当我们发生突发、强烈或持久的情志失调时，便会损伤到相关的脏腑。对此，中医巧妙地运用五行的相生相克法则，提出了一种以情志去纠正相应所胜的情志，达到调节由这种不良情志所引起的疾病的独特治疗方法，这就是以情胜情法，也被称为"情志相胜法"或"五志相胜法"。下面，我们就来详细地说一说。

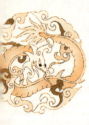

恐胜喜

清代《冷庐医话》中记载了这样一个例子，说一个江南书生在京考中中了状元，因为过于高兴而发狂，大笑不止。一位名医看了之后，对他说："你的病治不好了，你过不了十天就会死掉，赶快回家吧！你回家路过镇江时，记得找一位何医生再给你看看。"同时，这个名医给姓何的医生写了一封信。书生很害怕，连忙按照名医的指点跑到了镇江，找到何医生。结果，何医生没有给书生治，就告诉他病已经好了。

到底这是怎么回事？原来名医在信中写了这样一句话："这位书生因喜极而狂，喜则心窍开张，不可复合，非药石之所能治，故以危言惧之以死，令其惊恐，则心窍闭，到镇江当已愈矣。"

这是以恐胜喜的典型例子，因为喜为心志，在五行中，心属于火，肾属于水，水能够灭火，所以，名医用肾之志恐来吓惧书生，进而治好了他因心之志喜导致的疾病。

怒胜思

有这样一个故事：在元代，有一个贵妇人患有严重的失眠症，治疗了两年也不见好，很多医生看了都没有办法。后来请擅长心理治疗的名医张子和来治，他让病人的丈夫"以怒而激之"，整天花很多的钱，只顾着喝酒，自得自乐，故意对病人不闻不问。这样还不算，张子和还让其丈夫不给夫人治病买药的钱，结果这位妇人在一气之下，出了一身大汗，当天夜里便感到疲惫不堪，早早睡去了，此后睡眠渐渐恢复正常。

这是一则以怒胜思的病案。张子和正是运用了此法，治好了妇人的失眠症。因为思是脾之志，怒为肝之志，在五行中，脾属土，肝属木，因为木能克土，所以可以用肝之志怒，来治疗脾之志思导致的疾病。

喜胜悲

有一个人的父亲去世了，这个人知道后悲痛不已，之后便觉得心痛难忍，这感觉一天比一天严重，无论吃什么药都不见效。又是名医张子和为他诊治，当时正好有一个巫婆在场，张子和便学着巫婆的样子，取笑戏弄巫婆。这个病人看了，觉得很有意思，便大笑不已，结果，仅仅用了两天，他的悲痛便消失了。

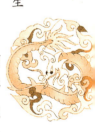

这是一则以喜胜悲的病例，因为悲为肺之志，喜为心之志，在五行之中，肺属金，心属火，因为火能克金，所以可以用心之志喜来治疗肺之志悲。张子和也正是用自己幽默的行为来逗引病人，使他大笑，从而治疗了他的心痛。

🌥 思胜恐

《续名医类案·惊悸》中，记载了一个名叫沈君鱼的病人，他整天都害怕死亡，常常感觉死亡会降临在自己的身上。后来，他找到了当时的名医卢不远诊治。卢不远先与病人交谈了一次，病人心中的恐惧感减轻了许多，但依旧存在。第二天，这个病人又找到了卢不远，说自己在十天之内就要死了，现在十分紧张。卢不远把病人留在自己的家里，病人觉得有医生在自己身旁，心安了许多，就这样过了十天，一切都好好的。接着，卢不远介绍病人去向和尚练习坐禅，经过一百余天的闭目沉思之后，病人的恐死心理终于彻底消失了。

这是一则以思胜恐的病案。因为恐为肾志，思为脾志，在五行之中，肾属水，脾属土，土能够克水，所以我们可以用脾之志思来治疗肾之志恐。卢不远通过使病人深思，来认识、分析恐死的症结，终于以思而治愈了他的"恐"病。

🌥 悲胜怒

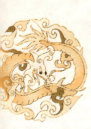

明代名医张景岳一次诊治了一位因一时口角发怒，佯装昏厥的妇人。张景岳在确定对方是装病后，便在其耳边故意说其病情已经非常危险，必须用艾条在面部熏灸才能治愈。病人因害怕火会灼伤自己的面部，而面露出悲伤之色，张景岳接着又提出，可以先服药汤试一试，如果药到了喉咙就醒过来，则也可以不用艾条。后来这位妇人在服药时，药尚未到喉咙时，她便"醒"了过来。

这是以悲胜怒的病例。因为怒为肝之志，悲为肺之志，在五行之中，肝属木，肺属金，金能够克木，所以可以用肺之志悲来治疗肝之志怒。

以上就是"五情相克法"。如果我们能洞悉、领悟其中的含义，而有意识地去调节自己的情绪，对于日后的情志养生来说至关重要。当然，运用这种方法时，我们一定要掌握好尺度，不要太过，否则会导致另一种情志伤害，使得病情加重。

第五章 不必求参汤，食物是仙方

——《黄帝内经》中的饮食养生

为什么有的人常年精力旺盛，即使再繁忙也不会疲劳，几乎从不生病？而为什么有的人却经常小病不断，药不离口？因为健康是吃出来的，多病的身体也是吃出来的。当我们把合适的食物送到口中的时候，就奠定了健康的基础。因此，当我们再生病的时候，应在第一时间检视自己的饮食是否科学，及时剔除坏的饮食习惯，为身体补给健康的食物能源，这才是消灭疾病、获得幸福的秘密。

民以食为天，善治药者不如善治食

营养来源于饮食，营养是维持生命的基本物质，为人体生长发育、组织修复和维持生理功能提供必需的营养素和热能，营养状况的优劣直接影响人的健康和寿命。只有食物才能保证人体每日所需营养的全面供给，而药物所含的营养成分远远不及食物充分而且全面。单从这一点来说，药物就已经输给食物了。

中国有句俗话："民以食为天"，这句话充分说明了中国人的包含思想。《黄帝内经》是中国现存最早的中医理论专著，约成书于战国时代。书中有关饮食的理论不下40余篇，透析出中医学和饮食文化之间源远流长、紧密相关的联系。中医自古以来就非常重视"食养"和"食疗"的作用。《养老寿亲书》指出："善治病者，不如善慎疾；善治药者，不如善治食。"人们很早就认识到除了运用药物来防治疾病外，谷、肉、果、蔬等食物也是应当充分利用的。它们可以营养身体、补益精气、增强抗病能力，确保健康。因此可以说，我们健康的根本就在于生活中的一食一饮。

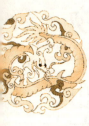

我曾经拜访过一位长寿老人，他已是百岁高龄，但老人神采奕奕，除了走路需要拐杖外，看报纸连眼镜都不用戴，且思路异常清晰，说起自己和家人生活中的点点滴滴，他都记忆犹新，使他的孙子们都自叹不如。老人透露自己的养生之道，其实非常简单，不外乎就是规律的生活，少吃多餐，多菜少肉，讲究卫生等等。他每天7：00起床，做简单的体操后，喝一碗白米粥；看过报纸后，10：00左右喝一杯牛奶；写一个半小时的毛笔字后，12：00吃顿清淡的午饭；下午15：00，他喝中国的功夫茶，吃点小点心；傍晚17：30，他会吃简单的晚餐，来一小杯白兰地；晚上22：00点左右，他会喝一碗稀粥，然后上床睡觉。可见，只要保持规律、科学的饮食，不需要大补特补，不需要灵丹妙药，每个人都能颐养天年。

现在，很多中老年人担心自己的健康，总是时不时把一些药品、补养品请回家。我有一位邻居，身体很健康，可他退休后几乎每天去一次药店，不时拎回一些药。有一次我遇见他，问他为什么去药店，身体哪里不舒服。他告诉我，身体没任何不适，就是想去药店转转，看看里面是否引进了特效药，或是有什么最新的保健品，买一些回来以备不适。我听后哭笑不得："你没病为什么吃药呢？如果你担心自己和家人的健康，不妨从饮食上入手。我们生活中大部分的常见疾病和病态体质，都可以通过食物有效改善的。可能你不相信，但这就是事实。"

中医常讲，是药三分毒。早在几千年前，《黄帝内经》就警示我们"凡药皆是毒"，即所谓："大毒治病，十去其六；常毒治病，十去其七；小毒治病，十去其八；无毒治病，十去其九；谷肉果菜，食养尽之，无使过之，伤其正也。"这段话是什么意思呢？就是说毒药只可以用来以毒攻毒驱除疾病，但是不可以用它来培养正气，因为正气是没有偏性的。所以，首先用大毒治病，将病邪去掉六分就应该停止，其次用常毒将第七分的病邪去掉，再次用小毒将第八分的病邪去掉，然后用无毒平缓的药物将第九分的病邪去掉，最后食用谷肉果菜等营养物质恢复精气，千万不要随意服用补药，以免使得人体内的寒热有所偏盛而损伤正气。

举个最简单的例子，一个有食欲不振、倦怠乏力、气短懒言等症状的气虚体质者，就可以通过食补来达到补气的效果，适量食用羊肉、牛肉、猪肉、蛋类、奶制品、花生、核桃、松子等具有补气效果的食物，就能有效改善气虚体质。只要不是非常严重或长期存在的气虚证，在经过"食补"之后，气虚症状就可以很快得到缓解。此时如果盲目地服

第五章 不必求参汤，食物是仙方 ——《黄帝内经》中的饮食养生

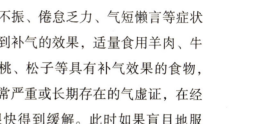

用药物进行补益，则很可能导致副作用的产生，对人体并无益处。如果是年纪较年轻或实热证者，盲目服用人参、冬虫夏草等助热生火的补气药物，反而会加重其体内的功能失调状况，造成血热妄行，内火上炎，从而引发心神不宁、头晕、目痛等症状。即便是年老体弱的老人，如果不适当地进补药物，也会因为"虚不受补"而导致不适反应的出现。

所以，建议你不要自作主张服用中药，更不要听从非从业中药人士的好心劝导而随意服用中药，以免危及你的健康，甚至生命。

司岁备物，不时不食，随着时令来吃饭

> 从中国传统的养生之道来看，饮食应遵循自然的规律。食物是由气味组成的，而它的气味只有在当令时，即生长成熟符合节气的时候，才能得天地之精华。《黄帝内经》中有一句名言叫"司岁备物"，就是说要遵循大自然的阴阳气化采备药物、食物，这样的药物、食物得天地之精气，气味淳厚，营养价值高。

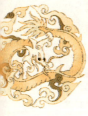

吃时令菜是中华民族食养生的一大瑰宝，这就是我们强调的饮食上应追求天人合一的理念。自古《黄帝内经》就提出"司岁备物"，孔子在《论语》中也说"不时不食"，就是要求我们每个季节里应遵循大自然的规律采备食物，这样的食物营养价值高，吃了之后才有益于润养五脏。反季节食物违背了自然规律，如果想达到养生的目的，反季节食物应该不吃或少吃。

关于"司岁备物"，还有一个有趣的小故事：众所周知，子路、颜回是孔子的两个学生，有一年冬天，这两个学生都来看望老师。子路背了一袋春笋，孔子只看了一眼，没有表现出特别高兴的样子。而颜回是

挑了一担萝卜和白菜来，孔子却喜笑颜开地迎了过去。

子路说，老师你偏心眼，我好不容易挨家挨户地给你找了一袋春笋，结果你不满意，颜回不就是挑了一担萝卜白菜，你那么高兴。孔子说，子路呀，寒冬是主收藏的，你让我寒冬时候吃春笋，把我的阳气都散发出去了，还让老师过冬吗？颜回给我挑来的是冬天的萝卜、白菜，这都是冬季的时令菜，我当然高兴。子路说，原来这么回事呀！那么是我冤枉老师了。

食物是由气味组成的，气味只有在当令时节，即生长成熟符合节气的时候，才能得天地之精气，气味淳厚，营养价值高。相反，一些反季节的蔬果，违背了"春生、夏长、秋收、冬藏"的寒热消长规律，从而致食品寒热不调，气味混乱，没有节令的气质，是徒有其形而无其质。

比如，目前的反季节蔬菜多以大棚栽培为主，由于受到光照不足、通风不好等因素的影响，造成蔬菜的品质下降。以番茄举例，长在冬天的大棚里的番茄，其维生素C的含量只有夏天露地种植产品的一半。同时，大棚通风不好，导致蔬菜中叶片表面水分蒸发减少，相应地从土壤中吸收的矿物元素也随之减少，使蔬菜的矿物质营养含量不足。另一方面，由于大棚的生长环境使有害物质不易散发，蔬菜中的有害物质常常超标。而且，为了缩短蔬菜的生产周期或保鲜，一些菜农往往给反季节蔬菜施加过多农药、化肥，对人体伤害更为严重。所以，为了自己的健康就要管住嘴，选择应季的食物，防止"病从口入"。

有的朋友会问，我怎么知道什么是应季的食物呢？很简单，你到市场上去看，卖得最便宜的，卖得最多的食物，就是这个季节、这个时令的食物，那才是我们需要的。

至于什么是应地食物，我们以吃五谷杂粮来讲，你一般选择什么？北方的五谷杂粮就非常丰富，比南方要多，除了糙米之外，还有燕麦、荞麦、大麦、小麦，可是南方人就不适合吃这些，南方适合吃的是小

第五章 不必求参汤，食物是仙方 ——《黄帝内经》中的饮食养生

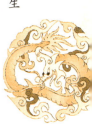

米、玉米。所以你在哪一个地方生存，你就吃哪一个地方、哪个气候带生产的食物，这样才会越吃越健康。这个原则就这么简单，而且很省钱。

四季的时令果蔬

四季		时令果蔬
春季 （农历1~3月）	蔬菜	青椒、彩椒、洋葱、花椰菜、甜豆、豌豆、荠菜、莴苣、油菜、菠菜、香椿、春笋、韭菜
	水果	番石榴、青枣、枇杷、桑葚、樱桃
夏季 （农历4~6月）	蔬菜	辣椒、丝瓜、苦瓜、冬瓜、菜豆、芦笋、茭白、黄瓜、佛手瓜、南瓜、苋菜、空心菜、龙须菜、甘薯叶、竹笋、生菜、番茄、茄子
	水果	草莓、桃、李、西瓜、菠萝、芒果、柠檬、百香果、杏、荔枝、猕猴桃、香蕉、椰子
秋季 （农历7~9月）	蔬菜	菱角、莲藕、辣椒、栗子、秋葵、四季豆（芸豆）、豆角、山药、扁豆
	水果	柚子、梨、柿子、木瓜、苹果、莲子、甘蔗、葡萄、火龙果、杨桃、橘子、红枣、山楂、核桃
冬季 （农历10~12月）	蔬菜	卷心菜、白菜、胡萝卜、白萝卜
	水果	橙、柑桔、柚子、释迦

你想吃什么，就是身体需要什么

> 中国人常说，"三岁定胃口"，其实，除了地理环境、自幼养成的饮食习惯、遗传基因等常规原因外，偏好某一种口味也可能是你营养失衡或健康异常的信号。可能医生都不知道你体内缺什么，但身体已经用口味偏好的方式告诉你了。而你所要做的，除了想吃什么就吃什么之外，更要注意自己的健康状况，一旦有什么不适，应及时就医。

第五章 不必求参汤，食物是仙方——《黄帝内经》中的饮食养生

有的人喜欢吃辣，一边辣得眼泪、鼻涕直流，筷子依旧忍不住往红彤彤的菜盆里伸；有的人喜欢吃甜，甜得发腻的巧克力、冰淇淋、奶油蛋糕统统来者不拒；居然还有人喜欢吃臭，只要一闻到臭豆腐的气味就不禁垂涎三尺……口味仅仅是个人对某种味道的偏好吗？并非完全如此。中医认为，食物都有自己的性味，某段时间你特别想吃什么，很可能就是身体需要什么。

《黄帝内经》中有记载：酸味的食物入肝经，具有收敛、固涩、安蛔等作用；苦味的食物入心经，可清热去火、安神养心；甘味的食物可养肺，具有调养滋补、缓解痉挛等作用；辛味的食物归肺经，具有发散风寒、行气止痛等作用；咸味的食物入肾经，具有软坚散结、滋阴潜降等作用。五味入五脏，当身体哪个脏腑虚弱时，反映到身体上就是想吃某种食物。所以说，饮食偏好也可能是身体发出的信号。

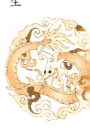

美国的研究也证实了这一观点，口味偏好与营养缺乏确实存在着一定的关系。有些人总想吃巧克力，可能是由于体内缺乏B族维生素，尤其是维生素B_6和B_{12}；有些人爱吃甜食，说明体内缺乏能量；爱吃肉

类，说明体内缺乏氨基酸或铁等矿物质；想吃咸的，不是因为体内缺钠，而是因为压力太大；想吃坚果、豆类，可能是因为体内缺少硫化色氨酸等。

举一个常见的例子，为什么女性怀孕后就特别爱吃酸味的食物呢？因为女性怀孕后，胎盘会分泌绒毛膜促性腺激素，这种激素会抑制胃酸分泌，使消化酶活性降低，直接影响胃的消化和吸收功能，因此很多孕妇会产生恶心、呕吐、食欲下降、乏力、嗜睡等反应。由于酸味能刺激胃酸分泌，提高消化酶的活性，促进胃肠蠕动，增加食欲，因此，多数女性喜欢吃酸味食物。这就说明了，口味的改变是身体所需，听从身体的指引，对健康是有益的。

又如，很多朋友平时不喜欢吃辣椒，但当他们出差去了四川、湖南、湖北、云贵等地，却变得特别爱吃辣，甚至到了无辣不欢的程度。这是因为那些地方的环境暑湿很重。身体一旦被暑湿困扰，就会发出想吃辣食的信号，人们就会借助辣椒和花椒等浓香的东西，来驱逐体内的暑湿，帮助自己的元气上调，帮助脾胃运化。可是，对于生活在北方的人来说，生活环境较为干燥、寒冷，没有暑湿可除，所以大部分北方人一到了冬天就喜欢吃肉，以应对寒冷的气候，为身体补足能量。这就是不同的饮食嗜好透露出不同的身体秘密。

需要说明的是，并不是所有的口味偏好都是正确的。我接触过一位患者，他70多岁高龄，患有糖尿病。他没察觉出自己有糖尿病的时候，不是特别喜欢吃甜食，不到过年过节，根本不碰水果和糖果。但当他确诊后，医生与家人都警告他不要吃甜食，他反而越想吃甜食。特别是糖分非常高的食物，如月饼、蜜枣等，他几乎全都想吃。每当有人劝他不要这么吃时，他要么说"这也不能吃，那也不能吃，活着还有什么意思？"要么就说"我吃了治疗糖尿病的药后，血糖已经偏低了，体内提醒我该吃甜食了，我当然要吃了。"

现实中有很多人和这位患者一样，患病后需要禁忌某种饮食，结果他们反而对这种不能吃的饮食非常渴望。其实这是种心理作用，患者听从的是心灵上的需要，而不是身体的需要。他们常常暗示自己这个不能吃，内心的潜意识就会发出想吃这种食物的信号。当出现这种信号时，我们是不该听从的，否则不仅无法吃什么补什么，甚至还会危害身体健康。吃得过咸会增加肾脏负担，引发高血压；吃得过甜会使体重超标，加重高血脂、糖尿病的病情。

如果偏好的口味对健康有害，建议通过更丰富、更新鲜的食物来加以纠正。比如，有些人缺乏B族维生素，经常会感到疲劳、情绪低落，于是他们选择吃巧克力，释放血清素，让自己感觉快乐。其实，当你发现自己这种口味偏好时，不一定非要吃巧克力，选择富含B族维生素的新鲜蔬菜水果，如番茄、橘子、菠菜、葡萄等，也有一样的作用。

总而言之，如果你的口味突然发生了变化，这是身体内部的反应，也是身体的智慧，可能医生都不知道你体内缺什么，但身体已经用口味偏好的方式告诉你了。而你所要做的，除了想吃什么就吃什么之外，更要时刻留心自己的健康状况，一旦有什么不适，应及时寻找营养医生。在医生的帮助下确定自己的饮食方案，是最合理的方式。

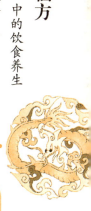

热无灼灼，寒无沧沧，饮食中的冷热之道

> 我们日常生活中，有的人喜欢吃热食，有的人喜欢吃冷食，这些都会对身体造成损伤。人体的阴阳是相对动态平衡的，如果吃的食物温度过凉或过热，则会打乱阴阳和谐，引发疾病。饮食养生不但要做到节五味、节饥饱、调和五味，而且还要调寒热。《灵枢·师传》中指出："食饮者，热无灼灼，寒无沧沧。"说明饮食寒温要适中，这样才有益于机体健康。

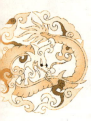

《黄帝内经》阐述了饮食寒热对人体脏腑、气血的影响以及与疾病的关系。《素问·阴阳应象大论》中说:"水谷之寒热,感则害于六腑。"饮食过寒过热,易于损伤脾胃。《灵枢·师传》又说:"食饮者,热无灼灼,寒无沧沧。"都是在告诫人们饮食的温度宜温凉适中。

可以说,"热无灼灼,寒无沧沧"是祖国医学食忌理论中关于食物温度适中的具体论述。那么这八个字是什么意思呢?下面,我们分别来说一说。

🌀 热无灼灼,食物最好别"趁热吃"

"热无灼灼"指的是食物不要像沸腾的开水那样灼热伤人。在我们日常生活中,有的人非常喜欢吃热食、喝热茶,用他们的话说就是,没有烫烫的感觉,怎么知道是在吃饭呢?

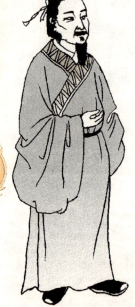

显然,这种做法是错误的。我们的口腔和食道表面都覆盖着柔软的黏膜。正常情况下,口腔和食道的温度在36.5~37.2℃,所以适宜的进食的温度是10~40℃,能耐受的高温也只有50~60℃。而经常吃热食,我们的口腔、食道黏膜接受着越来越严重的灼伤刺激,就会逐渐引发口腔溃疡、食道溃疡、食道炎,甚至是口腔癌、食道癌等疾患。

不仅如此,经常吃热食还会伤害我们的胃。大家都有不小心吃了烫食的经历,不想吐出来时通常会让食物在口腔中快速倒几下,囫囵吞枣地咽下去。而热爱烫食的人每顿饭都是如此。这会让食物在口腔中还没得到充分咀嚼并与唾液混合,就进胃了,不仅加重了胃的负担,还影响了食物的消化和吸收,使炎症在我们的身体内"安营扎寨"了。

在食物消化吸收的过程中，虽然多个脏腑都在发挥着作用，但最直接的还是胃肠，因此，食物寒热造成的损害首先也在这里。现代研究发现，长期进食过烫食物，是食管炎、胃溃疡，甚至是胃癌等消化系统疾病的重要诱因。

笔者有一个朋友就是如此，这位朋友在上大学的时候，经常去学校外面吃麻辣烫，将其当作正餐，而且整整吃了四年。但是，随着时间的推移，他的健康隐患日益增加，体内积存的热毒终于爆发了。果然，在他刚刚毕业时就患上严重的胃及十二指肠溃疡、胆囊炎，经常胃疼、胆疼、牙痛、扁桃腺脓肿、发热。之后，吃了四年中药才基本将体内的热毒清除，可是他的机体免疫力却下降了很多，真是得不偿失。

因此，我们在日常饮食中要注意清淡温凉，建议少吃麻辣烫、火锅，少喝热茶、热饮料。

寒无沧沧，嘴上贪凉不可取

"寒无沧沧"指的是食物也不要像寒冰那样沧沧凉凉。食品寒温适中才能起到调和阴阳的作用，有益于身体健康。

可是，要想真正做到不吃凉食还真不易。尤其是冰箱出现后，冷饮就占据了很多人的胃，夏天没有了冷饮一些人会觉得浑身不舒服。尤其是夏季酷暑难耐的时候，一瓶结了冰的饮料，一个冰激凌，一块冰镇西瓜，似乎会让你爽快无比，但是大量低于体温的冷饮，会使胃部受到强冷的刺激而造成胃部急剧冷缩，胃肠道血管壁就会突然紧闭收缩，造成一胀一缩的刺激。如果是吃热食的同时，喝冰镇的饮料、啤酒更会加剧这种情况，久而久之，就造成了脾胃受损，出现了脾胃虚弱症状。

不仅如此，经常吃凉食、喝冷饮还会伤害肺脏。《灵枢·邪气藏府病形》中明确提出了"寒饮伤肺"的观点，即"愁忧恐惧则伤心，形寒寒饮则伤肺，以其两寒相感，中外皆伤，故气逆而上行。"有的朋友不解了，寒饮首先入胃，为什么会影响到肺呢？《素问·咳论》从经络

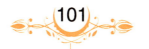

方面进行了解释，指出："其寒饮食入胃，从肺脉上至于肺则肺寒，肺寒则外内合，邪因而客之，则为肺咳。"说明寒饮入胃，可以通过肺的经脉上入于肺，造成肺寒而引发咳嗽。《灵枢·经脉》中又说："肺手太阴之脉，起于中焦，下络大肠，还循胃口，上膈属肺。"指出肺的经脉"循胃口"与胃相连，因此，生冷食物入胃后，其寒凉之气能够通过经络影响及肺。这种因饮食生冷而诱发咳嗽的现象在日常生活中非常多见，很多有慢性呼吸道疾病的患者，常因为食用生冷之物而诱发旧病或使病情加重。

那么，食物入口时衡量冷热的标准是什么呢？孙思邈的《千金方》中早有说明："热无灼唇，冷无冰齿。"意思是说，食物入口时应保持适当的温度，热的食物不能烫到嘴唇，冷的食物不要冻得牙齿酸疼。如果冷热食物都要吃，应该先吃热食，隔一会儿再吃冷食。

综上所述，饮食养生对饮食的温度一般是要寒温适宜，不能过寒过热，但在特殊情况下又需灵活掌握，阴盛阳虚喜进热食者可适当进食温热，阳盛阴虚喜进冷食者则宜适当进食寒凉。食物的冷热作为调整体内阴阳平衡的一种手段对于养生有一定意义。

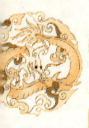

将粗粮搬上餐桌，富贵病就是吃得太精细

《黄帝内经》指出"五谷为养"，说明饮食习惯离不开五谷杂粮。"五谷"的品种有很多，如小米、大米、薏苡仁、玉米等，具体而言，可以将它们分为粗粮和细粮。细粮口感不错，但营养相对缺失，长期吃精细的东西，人容易患上富贵病。因此，我们最好将粗粮搬上餐桌，不要过分贪恋口腹，这样便可以充分摄取营养，防治富贵病。

第五章 不必求参汤，食物是仙方

——《黄帝内经》中的饮食养生

随着物质水平的提高，我们的生活越来越便利：房子更大了，出行更方便了，以往用于果腹的一日三餐也更丰富了。家庭餐桌上，简单的两菜一汤，已逐渐被花样繁多的加工、外带食品取代；餐馆里，一桌没有十来个菜，总觉得白出去吃一回……我们满足了口腹之欲，许多疾病却找上了门，人们还给这些疾病起了个形象的名字——富贵病，即伴随"富贵"而来的疾病。大家所熟知的糖尿病、高血脂、肥胖、痛风等疾病，都被戴上了"富贵"的帽子。

目前，我国糖尿病患者人数接近4000万，已成为世界糖尿病人口"第二大国"；血脂异常者接近1.6亿；高血压患者人数接近2亿。人们都知道"病从口入"，但大家在感慨疾病无常的同时却常常忽略了自身的饮食习惯。其实，要想从源头上杜绝这些富贵病，不仅需要高超的医疗水平来改善，还要求我们从每天的一口饭、一口菜做起。

虽说富贵病多种多样，但若简单归结起来，精细食物摄入过多才是最主要诱因。精白米、精白面在加工过程中由于机器的脱壳和研磨，损失了许多矿物质和膳食纤维。粗粮虽然在口感上不如精白米、精白面那样光滑，但其所含的碳水化合物比之要低，所含的膳食纤维、B族维生素、镁等微量元素则比之更高。因此，适当吃点粗粮能够增加胃肠蠕动，延缓餐后血糖的升高，还有助于预防便秘、调节血脂。

粗粮包括多层含义。一是指玉米、小米、高粱、燕麦、大麦、荞麦等稻麦以外的谷类，在北方也被称为"粗杂粮"。因为各种原因，如小米谷粒实在太小，燕麦和荞麦的谷粒又太黏，它们都不适合精细研磨；二是指没有经过精加工的稻谷或小麦，即糙米和全麦。它们和杂粮一样，属于完整的谷粒，在西方叫做"全谷"，只经过去壳处理，保留了谷粒较硬的外层和胚部，像粗杂粮一样富含膳食纤维、维生素和矿物质；三是指绿豆、红豆、扁豆、蚕豆、芸豆、干豌豆等杂豆类（大豆除外）。它们虽不属于谷类，但营养特点与谷类十分接近，且通常未经碾磨，甚至带皮食用，所以可归入粗粮的范畴。

粗粮和全谷食物的一个突出特点是含有较多的膳食纤维。膳食纤维

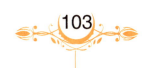

能吸收肠内存在的有毒物质，并使之迅速随粪便排出体外，从而减少了肠壁对毒物的吸收。大量研究还证明，膳食纤维具有降血压、降血脂、防癌抗癌、防治便秘等保健功效。

不过，一说到粗粮，好多人的情绪便降了下来。比如一些老年人，会情不自禁地回忆起曾经风餐露宿、茹毛饮血的年代，那时挖野菜，吃米糠，日子过得十分艰苦。他们好不容易盼来了今天的幸福生活，实在不想重回过去的生活了。其实，我们在食用粗粮的同时，也可以顾及到口感。粗粮与细粮搭配着吃，可以改善口感的问题，即在精细的主食中引入一定数量的粗粮。

建议大家每天吃一餐粗粮（单独吃），或全天主食的1/3是粗粮（与细粮一起吃）。粗粮保留了谷粒较硬的外层，所以整粒的粗粮（如糙米、小米、玉米、高粱米等）难以像大米那样做成可口的米饭，一般适合用来煮成粥；碾成粉状的粗粮（如全麦粉、玉米粉、荞麦粉）等如果直接做成馒头、花卷、面条、饼子等，口感普遍较差，一般可以与精白面粉按一定比例混合后再烹制食用；杂豆类可以与成粒的粮食混合做成饭或煮成粥，也可以做成馅（如豆包）与面粉搭配食用。每天换着花样轮换着吃，不仅可以防治富贵病，口感还会大大改善，可谓一举多得。

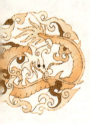

所谓的"食物相克"，其实是不靠谱的

> 很多时候，所谓的"食物相克"，仅仅是有一些食物成分之间能够发生反应，生成的产物不能被人体吸收而已。这些不能吸收的东西随着肠道排出去，可能会影响了某些营养成分的吸收，但是，并不会像传说中说的那样，成分的重新组合会导致"有毒物质出现"。广为流传的"食物相克"中，还没有发现一种是真能产生"毒性"的。

只要看看报刊，或者翻翻网页，总会发现很多有关食物相克的文章。它们不厌其烦地告诉读者，食品 A 和食品 B 放在一起吃，会导致什么恶劣后果，就连家常菜"小葱拌豆腐"也被列为"相克"一类，这些搭配宜忌少则几十条，多则几百条。相信每位看过的人都充满了惊讶和茫然，同时也会发出这样的疑问——我们的父辈们就是这样吃的，也没听说有人吃出病来，难道这些吃法是错误的吗？以后我该怎么吃饭？记不住这些搭配规则怎么办？……

到底什么是食物相克？从字面上来看，"食物相克"应该是我国古代中医流传下来的说法。中医认为，每种天然食物都有属于自己的性与味："四性"就是寒、热、温、凉；"五味"指的是辛、甘、酸、苦、咸。不同性味的食物搭配在一起，效果就会不同。有些食物放在一起吃会削弱彼此的食疗功效，这便是所谓的"食物相克"。但是，偏偏到了现代，这些"相克"就变了味道，连很多中医专家都开始奇怪——明明没有用中医的机理解释食物的"性"与"味"，怎么开口闭口就是"食物相克"呢？

第五章　不必求参汤，食物是仙方

——《黄帝内经》中的饮食养生

我们先来分析一下这些所谓"食物相克"的来源，无非是以下几个理论支撑：用现代的营养学理论，解释两种食物同吃会产生沉淀、营养无法吸收等，以证明相克有理；或用西医深奥的理论谈生化反应、器官细胞等。又或者根本不讲任何道理，只是草草地说，两种食物同吃，身体会产生不适。

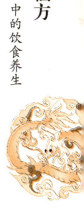

甚至，有些言论根本就是无稽之谈，比如豆浆与鸡蛋不能同食，否则影响鸡蛋中蛋白质的消化吸收；牛奶不能与果汁同食，易影响牛奶的营养价值；虾与维生素 C 同食，等于吃砒霜；洋葱与蜂蜜同食，会导致失明；羊肝与红豆同食会引起中毒，可以用鸡屎白（家鸡粪便上的白色部分）解毒；马肉和驴肉不能同食，否则会得伤寒……这些理论根本经不起推敲，违背了我们老百姓习以为常的膳食习惯。若大

家一味照搬过来，很可能对食物产生恐惧感，那样对我们的健康饮食是非常不利的。

我们举一些生活中比较常见的食物，先说鸡蛋与豆浆。食物相克的理论为：鸡蛋的蛋清里含有黏性蛋白，可以同豆浆中的胰蛋白酶抑制剂结合，使蛋白质的分解受到阻碍，从而降低人体对蛋白质的吸收率。这个解释听起来很有道理，因为黄豆中确实存在胰蛋白酶抑制剂，不仅能影响蛋白质的消化吸收，还会造成腹胀、腹痛与腹泻。但是，黄豆中的胰蛋白酶抑制剂不耐热，通过加热可使其失去活性。在日常生活中，人们所喝的豆浆几乎都是经高温煮熟的，而失去活性的胰蛋白酶抑制剂，并不会影响人体对蛋白质的吸收。相反，严格按照营养学的理论来看，将不同来源的蛋白质混合食用，有助于蛋白质的互补作用。所以，鸡蛋与豆浆共同食用，不仅能提高蛋白质的营养价值，还可减少蛋白质被分解代谢的量，减少含氮物质的产生，降低肾脏的负担，对机体反而有利。

再说牛奶与果汁相克。按照食物相克解释，果汁属于酸性饮料，能使牛奶中的蛋白质凝结成块，进而影响人体对其的吸收，降低牛奶的营养。实际上，凝块是食物内部膨胀的结果，食物膨胀后会产生很多细微的孔洞，这些孔洞能够使分解蛋白质的酶进入其内部，从而增加了酶与蛋白质的作用面积，反而使食物变得更容易消化与吸收。

最后来谈谈虾与维生素C。在"食物相克"中，虾与维生素C同食等于吃砒霜的传言甚为典型，被称为"杀人食谱"。电影《双食记》里，一位绝望主妇利用这一"相克食物"杀人，让很多人吃完虾后不敢再吃水果。按照食物相克之说，鱼类、贝类等海产品食物中的砷含量较高，一般为无毒的五价砷，在维生素C的作用下，即可转变为三价砷（俗称砒霜），人口服5～50毫克即可中毒，致死量为60～200毫克。

但是，这种相克说法忽略了两个重要前提：第一方面，20斤的海

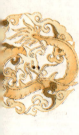

黄帝内经养生说明书

鲜才含有1毫克的砷，而且使之发生反应的维生素C的量，必须大到一次性摄入600～1000毫克。这是一个什么概念呢？也就是说，想要满足600毫克的维生素C摄入量，需要至少一次性吃60斤苹果或吃20斤梨。另一方面，化学反应需要一定条件，比如温度和催化剂，而人体的温度很难达到生成三价砷的条件。

综上所述，食物相克并不会导致"中毒、死亡"等严重后果，特别是对于体质正常、身体健康的人来说，吃东西应该是没有禁忌的。

我国某营养学研究者曾对"香蕉与芋头"、"花生与黄瓜"、"蟹与柿子"等14种传说相克的食物进行实验，他首先用动物实验，最后自己亲自食用，结果证明这些食物均无"相克"现象。中国营养学也曾与一些大学合作，对"食物相克"进行了动物和人体实验。所邀请的100余名志愿者，分别对"猪肉与百合"、"鸡肉与芝麻"、"牛肉与土豆"、"土豆与西红柿"、"韭菜与菠菜"、"海带与豆腐"、"羊肉与茶"等所谓的"相克"食物进行实验。志愿者连续吃了几天，并未发现哪一组食物会引起胃肠紊乱、呕吐、中毒等现象。

因此，在日常生活中，我们不要把简单的吃饭搞得复杂化，也不要因为食物相克就拒绝吃某种食物，养成均衡的膳食习惯才是最重要的。《黄帝内经·素问》中说："毒药攻邪，五谷为养，五果为助，五畜为益，五菜为充，气味合而服之，以补精益气。"就是告诫大家要达到平衡膳食，促进健康，就要保持食物的多样性。如果我们被"食物相克"误导和束缚，吃了这个不敢吃那个，饮食搭配上畏手畏脚，那么日子久

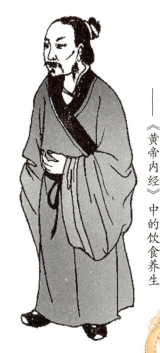

第五章 不必求参汤，食物是仙方
——《黄帝内经》中的饮食养生

了，身体就会出问题，这样造成的危害比"食物相克"更严重。

当然，同时摄取不同的食物，其不同的营养成分在人体消化、吸收和代谢过程中确实存在相互影响，导致某些营养物质不能被充分吸收与利用，这是正常现象，一些体弱、易过敏人群应多加注意。不过，这一点不应该成为所有人吃东西的依据。

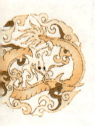

第六章 五脏一家亲，和睦是根本
——《黄帝内经》中的脏腑养生

五脏是中医学的概念。五脏是指心、肝、脾、肺和肾，其共同特点是能贮藏人体生命活动所必需的各种精微物质。人体的五脏之间利用相互滋生和相互制约的关系，来维持协调平衡，只有保持五脏之间的平衡协调，才能维持人体健康长寿。任何一个脏器的过亢（过盛）或过虚（不及），都会连累到相关脏器生理功能的正常发挥。

一个脏器生病了，就会连累另一个

> 世界是一个大宇宙，人体是一个小宇宙。人体是以五脏为中心的，构成和谐统一的整体，人的生命活动、健康状况与五脏功能有着密切不可分的联系。因此，如何呵护好五脏，在养生中可谓举足轻重，各种养生理论也都以此为出发点。五脏之间和谐程度越高，人体就越健康；五脏之间一旦失去平衡，人体就会百病丛生。

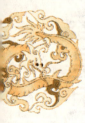

有时候去医院，医生会说你是脾肾阳虚、肝肾阴虚、脾肺虚等。很多人会很奇怪，为什么会同时出现两个脏器都虚呢？

我打个比方吧，比如一些"上班族"，晚饭吃得既晚又多，他们晚上最容易出现的症状就是失眠。可能你会有疑问，晚饭吃太多，对脾胃造成影响倒情有可原，怎么反而会有失眠的毛病呢？《黄帝内经》里有句话叫"胃不和则卧不安"，就是说脾胃不和会降低睡眠质量。因为按照中医的理论，脾胃不和，就会影响到心的功能，进而扰动人的神明，造成消化不良、失眠等"心脾两虚"的症状。这就说明五脏之间有着密切的联系。

五脏是中医学的概念。五脏是指心、肝、脾、肺和肾，其共同特点是能贮藏人体生命活动所必需的各种精微物质。人体的五脏之间利用相互滋生和相互制约的关系，来维持协调平衡，只有保持五脏之间的平衡协调，才能维持人体健康长寿。任何一个脏器的过亢（过盛）或过虚（不及），都会连累到相关脏器生理功能的正常发挥。所以，一个脏器生病了，就会连累另一个脏器。

那么，人体内部的这种和谐存在是靠什么来维持的呢？中医把这一切归结到脏器之间存在着相生相克的密切关系上。古代的中医学家将五行理论整理后，再依照各个脏器的特性对应到五行之中就得出了：心属火、肝属木、脾属土、肺属金、肾属水的结论。

在五行学说中，金、木、水、火、土存在着相生的关系，即木生火，火生土，土生金，金生水，水生木，反映到五脏上，我们就可以这样理解：肝好心就好，心好脾就好，脾好肺就好，肺好肾就好，肾好肝更好。同样，金、木、水、火、土也存在着相克的关系，即木克土，土克水，水克火，火克金，金克木，联系到五脏，我们就可以理解为，肺气清肃下降，可以抑制肝阳上亢；肝气通达，可以疏泄脾土的郁滞；脾的运化，可以避免肾水的泛滥；肾水的滋润，能够防止心火的亢盛；而心火的阳热，可以约束肺金清肃的太过。找到这个失衡点，我们要趁只有一个脏器出问题的时候，赶紧把它补一补，要不然就会影响到另外一个脏器了。

记得有一次，一个朋友请我给他的妻子看病。我为他妻子号了号脉，发现她有点肾阴虚，于是笔者就给她开了一付药，让她去药店照方抓药调理一下。结果他们适逢搬家，忙忙活活一通，这两口子就把抓药给忘了。直到过了两个星期，他们才想起来这件事。可是这时，朋友妻子的病情严重了，她又出现了视力模糊、胸口发闷、手脚心热、两胁部隐隐作痛等新症状，不仅仅是肾阴虚这么简单了。显然，是因为肾上的病没调理好，结果影响到肝脏了。我告诉朋友，从五行来看，肾对应的是水，肝对应的是木。想一下，水不够的时候，树木缺少水的浇灌，怎么能长得旺盛呢？所以，我又给开了一个滋补肝肾的方子，朋友的妻子吃了半个月，那些症状就减轻了。

这就是中医上说的"一脏有病，脏脏相连"。有句成语叫"肝胆相照"，形容两个人能真心坦诚，齐心合力，非常讲义气。其实我们的脏

第六章 五脏一家亲，和睦是根本
——《黄帝内经》中的脏腑养生

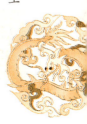

器也是很讲义气的，如果你身体里的一个脏器出了问题，你不去管它，很快就会有另外一个脏器站出来抗议你了。因此，当一个脏器虚时，我们千万不要怠慢，要有针对性地进行调理，使其归于平衡，这样也保证了其他脏腑的健康。

心为君主之官，君安才能体健

《黄帝内经》把人体的五脏六腑命名为十二官，其中，心为君主之官。书中这样描述心："心者，君主之官，神明出焉。故主明则下安，主不明，则一十二官危。"君主，是古代国家元首的称谓，有统帅、高于一切的意思，是一个国家的最高统治者，是全体国民的主宰者。把心称为君主，就是肯定了心在五脏六腑中的重要性，心是脏腑中最重要的器官。

"心"在人身体中起着统率的作用，不管身体上的五脏六腑、筋骨皮肉，还是精神上的七情六欲都由"心"统管。

在《素问·灵兰秘典论》中，曾记载过心的重要性。当黄帝向岐伯问及十二脏器之间的功能及相互关系时，精通医术脉理的岐伯首先就提到了心："心者，君主之官也，神明出焉。"意思就是说，"五脏"之一的心，就像一国的君主一样，可以主宰全身，还可以支配人的精神意识和思维活动。这样的比喻非常贴切，一语道破了心的重要性——有心才有生命，无心则无生命可言。

心主要有两大职能，第一大职能是主神明。"神明"指精神、思维、意识活动及这些活动所产生的聪明智慧，它们都是由心所主持的。

心主神明的功能正常，则人的精神健旺，神志清楚；反之，则神志异常，人易出现惊悸、健忘、失眠、癫狂等证候，甚至引起其他脏腑的功能紊乱。另外，心主神明还有一层意思，说明心是人的生命活动的主宰，统率各个脏器，使之相互协调，共同完成各种复杂的生理活动，以维持人的生命活动。如果心发生病变，则其他脏腑的生理活动也会出现紊乱而产生各种疾病。因此，以"君主之官"比喻心脏的重要作用与地位一点儿也不为过。

心的第二大职能是主血脉，即心推动血液运行和促使脉管跳动。心功能正常，则脉搏正常跳动，血液不断环流，人体各部得到血液的濡养，才能进行正常的生理活动。若心跳停止，脉跳亦停，血液不流，人体各组织器官就"断炊"而死亡。

心脏很重要，遗憾的是，它却有不少"天敌"。例如，不健康的作息，无节制的饮食，忽来忽去的不良情绪……都是我们的心腹之"患"。疾病就会在这样的过程中不知不觉地入侵我们的心脏。因此，我们平常要加强对心脏的养护。中医认为，"心开窍于舌"，"舌为心之苗"，也就是说心与舌的关系密切，心脏的情况可以从舌头的色泽及形体表现出来。心的功能正常，舌红润柔软，运动灵活，味觉灵敏，语言流利；心脏气血不足，则舌质淡白，舌体胖嫩；心有瘀血，则舌质呈暗紫色，重者有瘀斑；心火上炎，则舌尖红或生疮。我们日常应多注意观察舌头是否有变化，以便尽早发现心脏疾病。

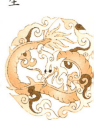

除此之外，在我们的日常生活中，也有很多便捷的"护心大法"，心脏没毛病的时候也可以利用这些方法来养生，有病的时候可以利用它们来调养，加速心脏功能的恢复，只要掌握好了，人人都可以简单便捷地捍卫自己的"心"。

这里教大家一个方法：早晨是调节心和肺的最佳时机，早上洗漱完毕之后可以出去散散步，经过这一溜达就能起到调节心和肺的作用，不过你在走路时可以做一些小动作——搓手。这可不是随便搓,你的手心上有一个心包经上的大穴——劳宫穴,搓手就是在对双手上的劳宫穴进行按摩,通过对劳宫穴的按摩就可以使心脏处于兴奋状态,心脏也就得到了锻炼。当你搓一会儿后,双手会发热,千万不要浪费这样的热量,这时可以用双手在脸上做一下"洗脸运动",这样既可促进面部神经及血液循环,还可以预防鼻病、眼睛疾病等。

另外,我们也可以借助食物来养护心脏。在五色食物中,红色对应心,所以说,红色食物就是补心养心的好食物,如番茄、胡萝卜、枸杞子、红枣、红豆、樱桃、葡萄、苹果等;从食物的五味上讲,苦味食物适宜用来预防心火(任何一种火气都适合用苦味食物来预防,因为五行中火对应五味中的苦味),而在我们日常的食物中,只要是苦味的食物基本上都去心火,如苦瓜、杏仁、柚子、莲子心等苦味食物就有很好的降火作用。需要提醒大家的是,因为心脏在中午代谢最旺,此时吃一些养心的食物效果最佳。

一生健康在养肝,让生命之树常青

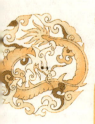

《黄帝内经》称"肝者,将军之官,谋虑出焉"。肝在体内是将军之官,是武将之首。作为将军之官,肝脏是专门为身体打仗的。任何不属于人体内的外来敌人,肝脏马上会去对付它。所以,人体有那么多的状况需要肝脏应付,肝当然就容易受到伤害。肝脏统领健康全局,肝脏出了问题,其他器官就会跟着"倒霉",所以我们必须要加强对肝脏的护养。

《黄帝内经》说："肝者，将军之官，谋虑出焉。"古人把肝比喻为人体中的将军。一个国家的将军能够深谋远虑，指挥千军万马，与外敌抗争，运筹帷幄，保家卫国。而人体中的将军，一样也能抵御邪气的干扰，保卫我们的机体，不让病邪入侵。当人体遭受外敌侵略时，这个将军就会指挥千军万马奔赴边疆，保卫身体这个国家。他不仅可以攘外，还会安内，要是国家内部有了叛军，它就会调动兵马，将叛军驱除，维持国家内部的安宁。如果天下太平，内忧外患都不存在，肝将军又在干什么呢？他会把兵马收编起来，养精蓄锐，防备下一次战争，根据国家的需要来做出合理的调遣。

说了这么多，肝这个大将军到底有什么能耐呢？《黄帝内经》说"肝藏血，主疏泄，在志为怒"。肝脏有贮藏、调节全身血量的作用。当人体活动的时候，机体的血流量增加，肝脏就排出贮藏的血液，以供机体活动的需要；当人体在休息和睡眠时，机体需要血液量减少，多余的血液则贮藏于肝脏。故《黄帝内经》有"人卧血归肝"之说。

肝藏血还表现在调整月经方面，血液除了供应机体营养的需要外，其余部分，对于女性来说则下注血海成为月经，女性月经正常与否，与肝藏血、司血海的功能密切相关。因此，肝有血海之称，妇科有女子以肝为先天之说。若肝血不足，血液不溶筋则肢体麻木；血虚生风则头摇震颤；若藏血障碍，人还会出现鼻出血、呕血、月经量过多等症。

肝还有疏泄功能。这里的"疏泄"指的是传输、疏通、发泄。肝脏属木，主生发。它把人体内部的气机生发、疏泄出来，使气息畅通无阻。气机如果得不到疏泄，就是"气闭"，气闭就会引起很多的病理变化，例如出现水肿、瘀血、女性闭经等。肝就是起到疏泄气机的功能。如果肝气郁结，就要疏肝理气。

人体主要的精神活动与肝的疏泄功能有很大关系，《黄帝内经》中就说"怒伤肝"。心里有什么心事，肝就是第一接受者，心里有火，想

第六章　五脏一家亲，和睦是根本——《黄帝内经》中的脏腑养生

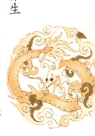

发怒，就会伤害到肝。肝一旦受伤，人体的气血就会紊乱，会发生血压上升、中风、脑溢血等可怕的疾病。如果肝的升发功能长期被抑制，就会影响其他脏腑的生长和营运功能，哪个脏腑虚弱，瘀堵的垃圾就不能及时排除，这些垃圾积累起来，就会在那个脏腑出现肿块甚至生癌。

现代人中有很多患有肝病，先有乙肝，然后为肝硬化，接着是肝腹水，最后就是肝癌，这是很可怕的事情。所以笔者还要向大家说一说在日常生活中如何养护我们的肝脏，顺应它的疏泄特性。养护肝脏有几个基本的准则：

首先，就是注意饮食。中医认为，肝属木，而水生木，平时多吃一些含水分比较多的食物，才能更好地呵护我们这棵生命之树。大家想想，哪些食物含水分最多？很显然，是绿色食物，比如各种青菜，这种食物最容易灭肝火，所以吃绿色食物很养肝。什么时间进补最适宜呢？从五行来看，春对应着"木"，这就是顺应自然界的特征。因此，我们在春天就应多吃青菜，如青笋、青豆、菠菜、卷心菜、芹菜、白菜、韭菜等，常吃不仅可以补肝明目，排毒养颜，促进肝脏解毒，还能够防止便秘，清理肠胃。

保肝护肝，除了注意饮食外，还要注意养成良好的生活习惯。肝脏在五行中属木，而"喜伤心、怒伤肝"，也就是说如果你经常心情暴怒、郁郁寡欢，对肝脏也是一大伤害。现实生活中很多朋友小心眼，爱钻牛角尖，所以总是生闷气，这样就使得肝脏也跟着"憋屈"，久而久之，就会肝气郁结，形成一系列疾病，如胃痛、腹痛、头痛、胸闷、月经不调、乳腺增生、高血压、高血脂等。所以若想肝好，一定不要生闷气。

再次，要想肝脏健康，我们千万不要乱吃药。生活中有一些老年人很关注自己的健康状况，所以身体稍微有一点不适就开始大把吃药，结果呢，把肝功能搞得越来越差。要知道"是药三分毒"，肝脏就是负责解毒、代谢的，过度吃药就等于让肝脏不停干活，时刻也得不到休息，肝就会渐渐出现"疲劳、罢工"的现象。

最后一点，要提醒大家，尤其是各位男性朋友，千万不要过度饮酒，否则会乱肝性。肝脏每天要疏通血脉、帮助消化、舒缓情绪，它是非常繁忙的，如果你还要让它常年为你解毒、解酒，时间长了，再健康的肝脏也受不了。

照顾好脾胃，活到70岁也不老

> 在人体中，脾胃属于中焦，上通下达，是消化食物的第一步，摄入的营养物质只有在胃腐熟，脾气主升，让清者上升，滋润心肺，胃气主降，使浊者下降，排出废物。脾胃是供应人体气血的"总仓库"，因此被称为"后天之本"，也就是说只有脾胃的功能正常，人体才能气血充足，阴平阳秘而保持健康。

《黄帝内经》认为，脾胃是"后天之本"、"气血生化之源"，具有受纳食物、消化和运输水谷、化生精微，以濡养全身和统摄血液等功效。人出生后，有赖于脾胃功能的强弱，因为它直接关系到人体生命的盛衰。脾胃功能好，则人体营养充足，气血旺盛，体格健壮；脾胃功能差，受纳、运输水谷失职，则人体所需营养不足，身体羸弱，进而影响到健康和寿命。

但现实生活中，很多人往往忽略对脾胃的保养，有人说"养生先养肾"，有人说"心好身体才健康"。其实，在各脏腑中，脾最容易受伤，其他脏腑出现问题都会直接伤害脾脏。比如当人们的心态不正常，第一个受到影响的是肝，但肝会把问题"转嫁"给脾，当脾承受不了的时候，要么吃不下饭，要么狂吃不已，反过来对脾造成更大伤害，形成一种恶性循环。

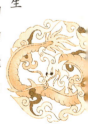

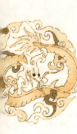

那么，脾胃具体有哪些功能呢？脾胃主要具有消化、吸收食物并将营养输送至各脏器的功能。生命活动的继续和气血的充实及运转，均依赖于脾胃的正常运行。所以脾胃被形象地称为"后天之本"。若想其他脏腑健康无事，必须先补养人的后天之本——脾胃，方可将食物营养能量源源不断地输送到各脏腑，身体元气才能得以补充。如果脾失去健康的运转，则胃纳不振，如果胃不平和，那么脾就会运行失常，二者最终均可以导致腹胀、腹泻等脾胃纳运失调、营养吸收不良等症状，女性担忧的体虚肥胖、瘦弱、衰老等问题就会出现。

很多朋友认为气从肺来，血从心脏里来，这只是片面的了解，心脏负责管理血脉而非血的源头。黄帝内经讲的很清楚，胃经主血，就是说胃才是气血生化的源头，是我们的后天之本。人活着所需要的一切营养物质都要依靠胃腐熟，然后经过脾来将全部精华上输给心肺等脏器。所以脾在《黄帝内经》中被称为"谏议之官，知周出焉"。这句话是什么意思呢？就是脾需要了解四方的情况，知道各个脏腑对气血的需要来保障供应。脾胃又被称为"仓廪之官"，说明脾是五脏六腑的后勤部长，胃是气血原料的制造者，脾胃合起来就是气血的来源。因此，要想气血充沛、长命百岁，我们必须先把脾胃调养好。

那么，如何改善脾胃的功能呢？面对这些日积月累下来的问题，我们可以从日常生活中的细节处着手解决。

首先，就是尊重脾胃的生物钟。脾胃病之所以成为职业高发病，饮食不规律是罪魁祸首。脾胃有自己的作息时间，一日三餐之时，脾胃会自动分泌出胃酸及蛋白酶等，等待食物的到来。可是很多上班族由于工作繁忙，往往不能按时用餐，造成脾胃机能紊乱。所以，要想保持良好的脾胃功能，首先要尊重脾胃的生物钟，注意用餐的规律性。

其次，就是要多喝粥。粥是保养脾胃最好的载体，也是天下第一补品。《本草纲目》中说："每晨起，食粥一大碗。空腹胃虚，谷气便作，所补不细，又极柔腻，与肠胃相得，最为饮食之良。"因此，一些先天体质差的人应该每天早餐喝上一大碗粥，不仅对身体有很好的滋补作用，还有利于其他补品的吸收。例如赤小豆薏苡仁粥、黑豆薏苡仁粥、百合红枣莲子粥、山药红枣粥、核桃粥、黑芝麻粥、海参粥等，对强健脾胃都有很好的疗效。

另外，还要常摩腹。现代生活节奏紧张，很多人每天除了工作，就只剩下睡觉的时间了。这些都使我们没有时间去健身房，也没有时间做户外运动。其实针对脾胃问题所需要做的运动并不需要太复杂，闲下来时多摩腹就可以了。中医认为，腹部有人体最重要的九条经络，按摩腹部时就等于把九条经全照顾到了，真是一个一举多得的健康良方。所以，当你被胃胀、消化不良等症状困扰时，不妨在腹部左右上下轻轻按摩，不舒服的症状会随之减轻。

中医说"命悬于天"，就是命悬于肺

> 《素问·宝命全形论篇》中说："夫人生于地，悬命于天，天地合气，命之曰人。""悬命于天"不是封建迷信，不是说命运由上帝决定。大家可以想一想，人不吃食物，可以活上十天半月，但是不呼吸空气连几分钟都活不了，这不就是命悬于天的含义吗？人体与空气相连的是肺，所以，命悬于天，就是命悬于肺。

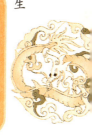

《黄帝内经》提出过"命悬于天"一词，《素问·宝命全形论篇》中说："夫人生于地，悬命于天，天地合气，命之曰人。"很多人看到这里，可能就觉得太过迷信。他们认为，命运是由自己主宰在手中的，和上天有什么关系呢？其实，这不是迷信，若仔细分析一下，反而是很有道理的。

一个人生活在天地之间，和自然界有着密切的联系。天地之气造就了人，人能适应四时变迁，天地就是人的父母，则自然界的一切，都成为人的生命源泉。试想一下，人不吃食物可以活上几天，但是不呼吸空气，连几分钟都活不了，这不就是"命悬于天"的含义吗？再引申一点，人体与空气相连的是肺，人的一呼一吸都离不开肺，所以，"命悬于天"就等于"命悬于肺"。

肺具体有什么功能呢？肺为华盖，其位置在五脏六腑的最高处，负责气的宣发肃降。人体气机的运行与大自然气的运行一样。喜马拉雅山上为什么终年积雪？就是因为它海拔很高，地气上升后在这里凝聚成了雨雪。高山流水，有多高的山就有多长的河流，喜马拉雅山是世界上最高的山，它孕育了中国最长的两条河——长江和黄河。肺就相当于人体内的喜马拉雅山，它居于五脏六腑的最高位，它具有宣发肃降的功能，会使气不断地转化，通达全身。所以，中医有"肺为水之上源"一说。一旦肺热或肺寒，肺的宣发肃降功能失调，人的气机就会受阻，人就会生病。其中，最典型的症状就是咳嗽。

《黄帝内经》中说："肺者，相傅之官，治节出焉"，也就是说，肺相当于一个王朝的宰相，一人之下，万人之上。宰相的职责是什么呢？他了解百官，协调百官，事无巨细都要管。肺是人体内的宰相，它必须了解五脏六腑的情况，所以《黄帝内经》又说"肺朝百脉"，即全身各部的血脉都直接或间接地汇聚于肺，然后敷布全身。

这也正是为什么很多中医一为病人号脉，察一察肺经，就能知道他五脏六腑情况的原因。中医想了解人体的情况，首先就要问一问肺经，问一问"寸口"。听到这里，可能有些朋友又不明白了，什么是"寸口"呢？寸口在两手桡骨内侧，手太阴肺经的经渠穴、太渊穴正在这个位置，它们是桡动脉的搏动处。人体各脏腑的盛衰情况，必然会在肺经上有所反映，而寸口就是最好的一个观察点，通过这个点可以了解全身的状况。

那么，在日常生活中如何养护我们的肺脏呢？中医认为，秋天肺气

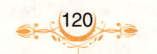

最旺盛，所以要多吃润肺食物。顺应季节来饮食总是没错的，大自然也很有趣，它就知道我们在秋天要润肺，所以梨、苹果等润肺水果就在秋季成熟；从五脏与五味上来说，辛味的食物养肺，但大家也不要过于吃辣，过辣则会伤肺；而从五色食物上来讲，肺主对应白色食物，对应到食物，白萝卜就是对肺极为有益的食物，还有山药、百合、梨、芸豆、银耳等白色食物都有滋阴润肺、生津止渴、清热止咳、生津养肺的功效。

从情志上讲，"忧"对应着肺。人在悲伤、忧愁时，可以使肺气抑郁，耗散气阴，最后出现感冒、咳嗽等症状。中医认为肺主皮毛，所以那些经常忧悲的人，常常会患有一些皮肤病，如荨麻疹、斑秃、牛皮癣等。我们要养护肺脏，就要收敛自己的性情，做到少发脾气。

对于"烟民"来说，抽烟多是严重伤肺的，有的人的肺长期受到烟的伤害，可能在很年轻的时候就变成了黑色，所以劝大家要少抽烟，最好戒烟。在戒烟的过程中，大家可以在晚饭时吃一些凉拌生白萝卜丝，脆甜可口，每周两次左右即可，这样就会逐渐养护你的肺。还要告诉大家的是，烟民们要多饮水，最起码每天早上起床要先喝水，两餐之间也要多喝水以清肺润肺。

百病从肾养，为生命提供原动力

中医学认为，肾是先天之本，也就是一个人生命的本钱。人体肾中精气是构成人体的基本物质，与人体生命过程有着密切的关系。人体每时每刻都在进行新陈代谢，肾脏将这些有害物质通过尿排出体外，以调节机体水、电解质和酸碱平衡，保持生命活动的正常进行。所以要想保持健康，延缓衰老，就应保护好肾脏功能。

肾作为人体一个重要的器官，是人体赖以调节有关神经、内分泌、免疫等系统的物质基础。肾是人体调节中心，人体的生命之源，主管着生长发育、衰老死亡的全过程。

《黄帝内经》说："肾者，作强之官，技巧出焉。"这就是在肯定肾的创造力。什么是"作强之官"呢？先来看看"强"这个字，左侧为"弓"，我们要想拉弓射箭，就需要很大的力气。"强"就是特别有力，也就是肾气足的表现。肾包含了多种功能，肾藏精，主生长、发育，主生殖，主水液，主纳气，在体为骨，主骨生髓，其华在发，开窍于耳及二阴等。可想而知，我们的力量都是从肾而来，肾必须是强大的、灵敏的。

大家看动物世界就知道，动物在发情季节里，雄性动物之间总会相互争斗，以力量决出胜者，因为只有胜者、强者才能取得与雌性动物的交配权。在自然界中，强者才能生存和延续，这是自然界优胜劣汰的法则，所以叫"作强之官"。

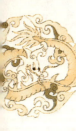

"技巧出焉"是什么意思呢？技巧，是精巧灵敏的意思，引申的意思是父精母血运化胎儿。生儿育女本身是很有"技巧"的一件事，是由父精母血来决定的，是天地造化而来的。这个技巧是你无法想象的，所以叫"技巧出焉"。

前面我们讲过，肾包括了多种功能，现在我们就针对几个重要的功能说一说。

肾的第一大功能是藏精。精是什么？精是维持生命的最基本的物质。精分为先天之精和后天之精，肾主要是藏先天的精气。人皆生于父母，父母的精血结合，然后在母亲胞宫内形成胎儿，要妊娠十个月。这是一个生命的开始，中医讲先天精气，从此开始他的生长便依赖先天精气，还有母亲提供给他的营养。直到他的脏腑肢体全部成形，形成一个完整的小人儿了，这才会给母亲一个信号，要求出生。但是当婴儿出生之后，此前所依赖的先天精气，是不会丢失的，而是存储在体内，继续支撑他日后的生命活动。因为肾有藏精的功能，所以中医称之为"先天之本"。

肾的第二大功能就是主管人体水液的代谢。《素问·逆调论》中说："肾者水脏，主津液。"这里的津液主要指水液。中医学认为，人体水液代谢主要与肺、脾、肾有关，其中肾最为关键。肾虚，气化作用失常，可发生遗尿、小便失禁、夜尿增多、尿少、水肿等。尤其是慢性肾脏病的发生、发展与肾的水液代谢功能密切相关。

肾的第三大功能是主纳气。纳就是接收的意思。《医碥》中记载："气根于肾，亦归于肾，故曰肾纳气，其息深深。"《类证治裁·喘证》中说："肺为气之主，肾为气之根。肺主出气，肾主纳气，阴阳相交，呼吸乃和。若出纳升降失常，斯喘作矣。"气是从口鼻吸入到肺的，所以肺主气。肺主的是呼气，肾主的是纳气，肺所接收的气最后都要下达到肾。临床上出现呼吸浅表，或呼多吸少、动则气短等病理表现时，称为"肾不纳气"。

肾还有一个功能，就是主骨生髓。《素问·痿论》说："肾主身之骨髓"。这里髓包括骨髓、脊髓、脑髓。老年人常发生骨质疏松，就与肾虚、骨骼失养有关。中医认为血液的生成，其物质基础是"精"和"气"，精包括水谷精微和肾精，气是指自然之清气。慢性肾衰患者常出现肾性贫血，就与肾虚密切相关。

和人一样，权力越大，能力越强，需要担负的责任就越多。肾的功能这么多，每种功能出现问题，当然都会责之于肾，而肾若出现了障碍，也会牵连各个脏腑。所以，很多问题的出现都和肾有关。比如肾气虚，往往不仅涉及肾，还会波及脾气、肺气、肝气、心气，所以在病证表现方面，气短、咳嗽、胸闷、自汗、倦怠无力、纳差、尿频、水肿等症状都可能出现。这样的情况，因为咳嗽就单纯考虑是肺气的问题，或者因为纳差就单纯认为是脾气的问题，就难以收到好的治疗效果。其根本是肾气虚导致的其他脏腑气机病变。所以，治疗时就要考虑从肾入

第六章 五脏一家亲，和睦是根本

——《黄帝内经》中的脏腑养生

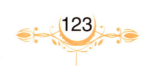

手，注意培补肾气。

平日里我们该如何养肾、护肾呢？饮食调理是最重要的一点。因为"后天之精"得益于"水谷之精"，我们在平时一定要格外注重后天的"水谷"养生，即饮食养生。一般来说，我们可以借助自然界中的五谷把肾精补足。吃五谷补肾精有什么说道吗？自然有，五谷"二月始生，八月而熟"，说明二月到八月是一年中阳气最足的季节，这叫做"得时之中"，这期间自然界的阳气最足，五谷吸收的阳气也最足，所以二月到八月是食五谷的最佳时间段。

关于补肾，这里给大家介绍一种食物——栗子。我国自古就有"象形"补养的说法，也就是说以形补形。比如核桃长得很像人的左右脑，所以它就是补脑的佳品；大枣长得很像"心"，因此大枣就有补心、养心的功效。那么，哪种食物长得像肾呢？栗子，见过肾脏的人就会发现它和栗子的形状很相像，因此栗子就有很好的补肾功效。大家可以把栗子剥皮，与大米一起煮成栗子粥，也可以在做汤时加入适量的栗子，常吃对我们的肾脏很有益。

如果大家有时间，还可以艾灸关元穴以增补先天肾气。关元穴在哪儿？它位于我们的肚脐往下四指处。你在找穴时最好躺下，然后将手四指并拢，放在脐下横量，在小指的下方就是这个穴位。如何艾灸呢？先取一片如硬币大小厚薄的姜片，并用针扎上若干眼，然后把姜片放在肚脐上面，再把艾条点燃，对准关元穴熏烤，每次灸2～3柱，10天灸1次。在四季中，冬季是养肾的好时节。每天艾灸关元穴，尤为适宜那些先天禀赋不足、肾精亏虚的人，既可以温补肾阳、预防疾病、延缓衰老，还可以治疗慢性结肠炎、妇科病、糖尿病、高血脂等疾病，可谓好处多多。

第七章 体质分九种，养生各不同

——《黄帝内经》中的体质养生

为什么有的人可以吃人参、红参，而有的人吃了则会身体发热，甚至流鼻血？原因其实很简单，一句话，体质使然！物以类聚、人以群分，人也分为九种体质。所谓体质养生，即指在中医药学理论指导下，根据不同的体质，采用不同的养生方法和措施，纠正其体质之偏，达到防病延寿的目的。当我们更加了解自己的体质的时候，才能更好地加以保养。

易患何种病，先看自己属哪种体质

《黄帝内经》将体质分为五种，在此基础上，近代医家又把人的体质详细化，分成了九种，即平和质、气虚质、阳虚质、阴虚质、痰湿质、湿热质、血瘀质、气郁质和特禀质。人体质的形成是父母赋予的，环境塑造的，依靠个人修为的。体质既可以向健康的方面转化，又可以向疾病的方面转化。如何转化很大程度上取决于个人保养。

养生是现代人的一种健康投资，但是在选择养生方法时，很多人都存在着一些误区。笔者身边就有这样的例子。有位亲戚经常腰膝酸痛，他在网上看到，腰膝酸痛可能是肾虚引起的，而六味地黄丸是补肾的良药，于是便去药店一次买回十盒六味地黄丸。可是他服用了两个月后，非旦没有效果，腰痛情况还加重了。

那么，问题在哪儿呢？错就错在这位亲戚没找到病因就盲目用药。肾虚有肾阴虚、肾阳虚之分，治疗方法各不相同。若是肾阴虚，吃六味地黄丸可以起到补养的作用，因为六味地黄丸的滋阴效果非常强。但若是肾阳虚，吃六味地黄丸只会南辕北辙、加重病情，应该吃补肾阳的药，如右归丸、金贵肾气丸等。

古代医家有一句话，"药证相符，大黄亦补；药证不符，参茸亦毒"，说明治病不可以一概而论，再好的东西，如果不适合你，也会变成毒药。我们要想获得健康，一定要辨证进补，根据自己的体质，选择适宜的养生方法。

那么，什么是体质呢？体质就是在人的生命过程中，在先天禀赋和后天获得的基础上，逐渐形成的在形态结构、生理功能、物质代谢和性格心理方面，综合的、固有的一些特质。

给大家举几个例子就明白了。生活中，有人急脾气，有人慢性子；有人不耐寒，有人不耐热；有人总是面色红润，有人怎么养都是脸色发暗……为什么会不同呢？这就是因为人与人之间存在体质差异。不同的遗传背景和不同生活环境，造就了每个人不同的体质，也就造就了不同的身体反应状态。

再比如高血压、糖尿病、精神病等，很多人都知道这些疾病有"家族史"，在一个家族里面，可以有多个患同样疾病的患者。为什么呢？是这些病遗传吗？不是的，这些病本身不会遗传，但是因为这个家族的先天禀赋有共性，他们的体质是遗传的，才使得他们对这些疾病具有非常高的易感性。

因此，我们可以看出，体质和健康的关系非常密切。我们的健康出现问题，通常就是体质出现了明显的偏颇，所以养生也不要忘记从体质入手。

体质直接关系到人的生命体验、生存质量，中医很早就认识到了这一点，因此自古以来就非常重视体质。大家知道中医治病的精华是辨证施治，重视个体差异，而精华中的精华就是辨体识病、治疗和养生，也就是观察、把握患者的体质，在此基础上分析疾病、制定治则、因人养生。《黄帝内经》的《灵枢·通天》就认为"太阴之人，少阴之人，太阳之人，少阳之人，阴阳平和之人。凡五人者，其态不同，其筋骨气血各不等"。又如《灵枢·寿夭刚柔》中讲："人之生也，有刚有柔，有弱有强，有短有长，有阴有阳……"这句话的意思是说，有人强壮，有人瘦弱，有人高，有人矮，有人体质偏阳，有人体质偏阴，明确地点明了人的体质差异与生俱来，反映在性情、脏腑、形体和寒热偏性上。

《黄帝内经》关于体质的分类颇为严谨，即使现代体质养生专家重新划分中医体质的不同类别时，也是脱胎于此，应该说《黄帝内经》中这

第七章 体质分九种，养生各不同
——《黄帝内经》中的体质养生

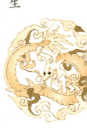

段有关体质的论述是中医体质分类的鼻祖和源头。到了近代,我们把所有人的体质分为九种:平和质、气虚质、阳虚质、阴虚质、痰湿质、湿热质、血瘀质、气郁质和特禀质。其中,平和质为健康体质,其他八种为偏颇体质。本章就会为大家陆续讲到这八种偏颇体质以及具体的保养方法,大家只需要对号入座,测试一下自己到底属于哪一种类型,就可以根据自己的体质类型来养生,这对健康长寿将会有很大的帮助。

阴虚体质易上火,多吃滋阴清热的食物

> 身体阴阳水火是相互依存、制约的。阴虚体质是指相对阴液不足(水亏),因此阴虚体质者常见不润燥涩、内热上火之象。阴虚体质主要表现为"干"、"燥"。阴虚体质,通俗地说,就是体内少水,阴分不足。进行体质调理时,不仅要多吃一些滋阴的食物,还要减少熬夜次数,合理安排自己的起居。

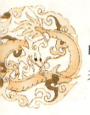

很多人皮肤总是干巴巴的,缺乏光泽和水分。不仅如此,有时他们的眼睛、鼻腔也是干干的,干到什么程度呢?就好像随时都能喷出火来。其实,这是阴液不足所致。

中医里讲的阴液,就是机体内一切富有营养的液体,或指脏腑里的阴精,它是以精、血、津液为物质基础的。如果将人体看作一个自然界的话,津液就像河流。河流里面的水少了,那么船舶就不能够正常地行驶,周围的树木也得不到滋养,会枯萎;水少了,土地会干裂,草木无法生长。同样的道理,我们体内的精血津液少了,对五脏六腑的滋养也就少了,就会影响五脏六腑,各个地方都可能会出现相应的疾病。

《素问·阴阳应象大论》中记载:"年四十而阴气自半也,起居衰

矣。"意思是人一到了四十岁以后，肾中的阴精已经衰减了一半，所以一般老年人都有阴虚证。另外，高血压、糖尿病、中风、习惯性便秘、失眠、卵巢功能衰退等疾病也可能是阴虚引起的。因为人体阴液匮乏、阴阳失调，必将导致全身气血紊乱，经络出现淤阻，日子久了，便会引发上述病证。所以说，充足的阴液就是消灭病邪的"卫兵"。

阴虚的表现主要是有一些虚火，比如前面我们谈到的周身干燥症。由于阴津不能濡养官窍，阴虚者常常出现耳、眼、口、鼻、皮肤干燥的症状。同时，由于阴虚不能制约阳气，所以又会经常出现面色潮红的征象。当人体热气充足时，这种偏盛的阳热还会扰动心神，影响人的情绪。如果你身边的人无端端地心情烦躁、易怒、焦虑不安，不必再为此疑惑，这都是阴虚惹的祸！

了解了阴虚的形成及症状，我们就可以有的放矢，食用一些滋阴的食物了。通常来说，长在水中或者阴暗潮湿地方的食物大多数具有补阴的功效，比如海鲜、水产，大多是滋阴佳品。水产类、鱼类大多数都属于寒凉性质，对补阴大有好处，尤其是海产品，不仅有补阴的效果，还具有高蛋白、不饱和脂肪酸、各种健脑补益的营养元素，尤其适合阴虚健忘的中老年人。

海鲜中，贝类滋阴的效果最好，且有平肝潜阳的功效。平时我们吃的蛤蜊，就是滋阴的佳品。古代医学家认为"蛤蜊功同蚌蚬，滋阴明目"。蛤蜊性寒味咸，具有滋阴、利尿、化痰、软坚散寒的功效，阴虚体质的人可以适当喝点蛤蜊汤。煮汤时，尽量将蛤蜊熬得久一些，这样能使之充分发挥滋阴的功效。超市里有各种各样的蛤蜊，我们最好选择表面光滑的花蛤或青蛤，这两种容易收拾干净，非常适合做汤。

需要大家注意的是，做蛤蜊汤时一定要带壳煮，很多人把蛤蜊壳直接扔掉，这样做，至少浪费了一大半的滋阴功效。因为肝肾是阴血之源，补阴应以补养肝肾为主，而蛤蜊的肉入肝，壳入肾，所以阴虚的人吃蛤蜊应该带壳煮汤。另外还需注意，在选购蛤蜊时我们应细心分辨它

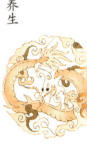

的壳是闭着的还是打开的。如果发现蛤蜊几乎全是打开的，说明已经死掉，不宜再吃，否则会引起食物中毒。

阴虚者还应多吃一些白色食物。《黄帝内经》曾提到："黄赤为热，白为寒"，这是对人体病证寒热的诊断方法，同时适合于食物。一般来说，大多数黄色、红色的食物都具有温阳的作用，而白色的食物具有滋阴的效果。因此，阴虚者平时可以选择银耳、麦冬、山药、粳米、牛奶、鸭肉、荸荠、莲子、冬瓜等白色食物以改善自身体质。向大家推荐一道食膳，叫银耳百合莲子羹，滋阴润燥的效果很好。取银耳、莲子、百合、麦冬各6克，将这些材料加适量水和冰糖，小火煨1个小时，每天早晚各服用1次，连续服用2~3周。

在日常起居方面，阴虚者必须改掉不良的习惯。比如熬夜，就是伤阴的第一大杀手。我们正常的睡眠时间，是一天中阴气最盛的时候，睡眠最滋养阴气。如果你每天都很晚才睡，那么身体会消耗比平时多几倍的精血。这时，即使吃再好的中药，再多的滋阴食物也是无济于事的。所以，我们应该顺应自然，合理安排自己的起居。这是中医和道家都提倡的养生原则，也是永恒不变的长寿真谛。

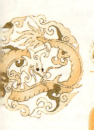

怕冷属阳虚体质，扶阳固本是关键

阳虚是病证名，指阳气不足或功能衰退的证候。《素问·调经论篇》中说："阳虚则外寒。"所以阳虚者都有怕冷的症状。阳虚体质的人，适应寒暑变化的能力较差，在严寒时节，应避寒就温，采取相应的一些保健措施。同时，还要注意从饮食、药物、按摩等方面入手，培补自身的阳气。

如何判断一个人是否阳虚？很简单，看他是否怕冷，四肢是否发凉。怕冷是阳虚者最明显的一个症状，因为阳虚者都是阳气不足，通俗地讲就是没有"火力"了，机体减退或衰弱，反应低下，代谢热量就不足，所以总比别人多穿一个季节的衣服，更有甚者，到了炎热的夏天入睡时依旧要盖棉被。

除了畏寒怕冷的症状之外，阳虚体质的人还有一些特点，在精神方面，常常萎靡不振，注意力不集中；在睡眠方面表现为嗜睡。别人睡7个小时就精神了，而阳虚者通常要睡10个小时才能满足身体恢复之需，否则就会出现疲劳、头痛、头晕等不适现象。

在饮食方面，阳虚者喜欢吃热的东西，他们不喜欢西瓜、梨、冰镇可乐、海鲜等寒冷食物。一旦吃下，就会腹泻，大便中常常夹杂着未消化的食物。这是为什么呢？古人对此有一个形象的比喻，食物的消化就好像要把生米煮成熟饭，胃就好像是煮饭的锅子，而阳气就好像是煮饭用的火，没有"火"，米就无法煮成"饭"。所以当阳气不足时，进入胃中的食物也就无法很好地"腐熟"，而直接从肠道排出去了。另外，在生殖机能方面，如果是男性，会有遗精的现象。若是女性，则有白带清稀、腹泻、排尿频繁、性欲衰退等症状。

很多朋友会问，阳虚是如何引起的？阳虚多由病程日久，或久居寒凉之处，阳热之气逐渐耗伤，或因气虚而进一步发展，或因年高而命门之火不足，或因过服苦寒清凉之品等，以致脏腑机能减退，机体失却阳气的温煦，不能抵御阴寒之气，而寒从内生，于是形成畏寒肢冷等一派病性属虚、属寒的证候。

那么，阳虚体质的养生原则是什么呢？根据中医"寒者热之，虚者补之"的理论，阳虚就要用热药。比如锁阳、杜仲、鹿茸、韭菜子、肉桂、冬虫夏草、防风、附子等中草药，都属于性味温热的药，可以起到温阳的作用。

至于具体选择什么，还要依照个人情况而定。比如有些阳虚者非常

第七章　体质分九种，养生各不同　——《黄帝内经》中的体质养生

怕风，一被风吹头就会痛，这种情况属于上焦虚寒，可以吃玉屏风散，由防风、黄芪和白术组成，其益气固表的效果很好；有的阳虚者肚子怕凉，一吃凉东西就胃痛、腹泻，此种情况属于中焦虚寒，这时，我们可以吃理中丸。理中丸含有人参、干姜、白术、甘草，不仅能够温中祛寒，还可以补气健脾；还有一些阳虚者，表现为腰部、膝盖怕冷，女性大多月经紊乱，或月经延期，或经血发黑。男性者多数性功能减退、阳痿、早泄，这些都属于下焦虚寒。怎么解决呢？我们可以服用金匮肾气丸，它由炮附子、熟地黄、山茱萸、泽泻、肉桂、丹皮、山药、茯苓八味药组成。此方最开始源自于汉代张仲景所著的《金匮要略》一书。长期以来，金匮肾气丸主要用于治疗因肾阳不足所致的咳嗽、哮喘、阳痿、早泄、慢性肾炎等疾病。

当然，如果疾病能够通过饮食来改变，《黄帝内经》是不主张人吃药的，哪怕是副作用较小的中草药。这里，笔者为大家推荐一道食疗良方，它就是当归生姜羊肉汤。这款食疗方是汉代名医张仲景的名方，能够温中、补血、祛寒。具体做法为：取当归20克、生姜30克，将它们冲洗干净，用清水浸软，然后切片备用；再准备500克羊肉，剔去其筋膜，然后将其放入开水锅中焯烫一下，除去血水后捞出，切片备用；接下来，将当归、生姜、羊肉以及适量清水共同放入砂锅中，盖上盖子慢慢炖煮2个小时。煮好之后加入适量的盐，这道当归生姜羊肉汤就可以食用了。

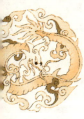

这道药膳非常适合那些怕冷不怕热、手脚冰凉的人吃。这道汤里面，当归是中医常用的补血药，性质偏温，有活血、养血、补血的功效；生姜是厨房不可缺少的调料，也是作用广泛的中药，可以温中散寒、发汗解表；羊肉则是老少皆宜的美味食物，性质温热，能够温中补虚。当然，这道食疗方不是万能的，它不适合所有人服用。如果你平时爱上火，或者患有皮肤病、有过敏性哮喘就不适合吃，还有一些肿瘤患者，也不适合吃。

除了当归羊肉生姜汤外，阳虚体质的人还可以揉一揉气海穴。气海穴就在我们的腹部，肚脐下1.5寸，大约二指宽的地方，和肚脐相对的这个点，这就是气海穴。它是一个非常重要的保健穴位，古代医家有"气海一穴暖全身"之说，中医认为此穴为大气所过，是气出入丹田的根本所在，犹如百川之纳海，所以称之为"气海"。

如何按摩呢？对这个穴位的按摩比较特别，要这样做：用拇指或中指的指端来揉，揉的力量要适中，每天揉1次，每次3~5分钟，就可以调整身体的虚弱状态，提高机体免疫力和防卫功能。即便你不是阳虚体质，经常按摩气海穴，也可以起到强身的效果。

还要提醒大家的是，阳虚患者要注意各关节、腰腹、颈背部、脚部的保暖。我们经常能够见到一些女孩特别爱美，爱美到什么程度？她们在大冷的天可以只穿一条丝袜出门。在中医看来，人的膝盖是足三阴三阳经脉经过的要道，一般针灸膝关节以下的穴位时，针感很难通过膝关节向上传，说明关节是经脉气血流注的节点，本身就不那么畅通，因此非常怕受寒。如果不注意保暖，那么寒邪就会入侵体内，引发阳虚。所以，我们要保护好自己的阳气，尽量不要穿露肩、露膝、露脐、露腰的衣服。

调理湿热体质，还需"嘴下留情"

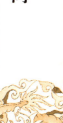

> 湿热体质的人，湿热内蕴，以面垢油光、口苦、苔黄腻等湿热表现为主要特征，易生痤疮，口苦口干，身重困倦，大便黏滞不畅或燥结，小便短黄，男性易阴囊潮湿，女性易带下增多，舌质偏红，苔黄腻，脉滑数。性格方面，容易心烦急躁。针对这种体质，在调理方面，应当注意分消湿浊，清泄伏火。宜食用清热化湿的食物。

看中医时，我们常会听医生说"湿热"。那么，什么是湿热，湿热有哪些表现，应注意什么问题呢？要明白湿热，先应了解什么叫湿，什么叫热。

所谓湿，即通常所说的水湿，它有外湿和内湿的区分。外湿是由于气候潮湿或涉水淋雨或居室潮湿，使外来水湿入侵人体而引起；内湿是一种病理产物，常与消化功能有关。中医认为脾有"运化水湿"的功能，若体虚消化不良或暴饮暴食，吃过多油腻、甜食，则脾就不能正常运化而使"水湿内停"；且脾虚的人也易招来外湿的入侵，外湿也常因阻脾胃使湿从内生，所以二者是既独立又关联的。

所谓热，则是一种热象。而湿热中的热是与湿同时存在的，或因夏秋季节天热湿重，湿与热合并入侵人体，或因湿久留不除而化热，或因体内阳热而使湿"从阳化热"，总之，湿与热同时存在是很常见的。

生活在南方湿热地区的朋友，对"湿热"并不难理解，即使生活在北方干燥气候里的朋友也能明白"桑拿天"的感觉。空气又湿又热，使人感觉非常不舒服。而湿热体质者体内也就像这"桑拿天"，内环境不清洁，湿热氤氲，排泄不畅，内外皆"浊"。

湿热的一般表现为肢体沉重，发热多在午后，并不因出汗而减轻；舌苔黄腻，脉濡数。具体表现因湿热所在不同的部位而有差别：在皮肉则为湿疹或疔疱；在关节筋脉则局部肿痛。但通常所说的湿热多指湿热深入脏腑，特别是脾胃的湿热，可见脘闷腹满、恶心厌食、便溏稀、尿短赤、脉濡数；其他如肝胆湿热表现为肝区胀痛、口苦、口臭、食欲差，或身目发黄，或发热怕冷交替、脉弦数；膀胱湿热见尿频、尿急，涩少而痛，色黄浊；大肠湿热见腹痛、腹泻，甚至里急后重、泻下脓血便，肛门灼热，口渴。

那么，湿热体质者应注意什么呢？笔者认为就是"嘴下留情"，积极改变不良的生活方式与饮食习惯。一日三餐，定点定时，并且不要过饱，八分饱即可。苏东坡有一句养生名言："已饥方食，未饱先止"。

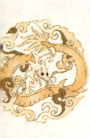

但今人的观念则是"未饥先食，未渴先饮"，这样就失去了天生的饥饿感。这其实是很多疾病的根源，也是导致脾胃功能失调，而使水湿滞留于体内，产生水湿导致气化、湿热体质的根源，长此以往，我们的身体便丧失了应有的免疫能力。尤其是现代人运动量少，过度饱食，对健康非常不利。

湿热体质者平时宜多服"薏苡仁红豆粥"。薏苡仁性味甘淡、微寒，有利水消肿、健脾去湿、清热排脓等功效，为常用的利水渗湿药；而红豆也是祛湿的"高手"，二者结合在一起，不仅是湿热体质的保健佳品，还兼具消除水肿、强健脾胃、美容养颜的功效。

我们都知道，薏苡仁很硬，红豆也很硬，如果放在锅里熬粥，很可能熬很久都不烂。所以煮前要先将它们浸泡一会儿。最省事的方法就是，头天晚上把薏苡仁和红豆洗净，然后倒入盛满沸水的保温瓶中，盖好盖子，闷一个晚上，到了第二天早晨，它们自动就变成粥了，开锅稍微加热一下就可以饮用，既简单方便，又节约了能源。

喜欢喝酒的人，饮酒一定要适量。酒，乃水中火，湿中热。明代医学家李时珍在《本草纲目》中这样描写酒："辛、甘、大热、有大毒。过饮败胃伤胆，丧心损寿，甚则黑肠腐胃而死。与姜、蒜同食，令人生痔。"酒是水做的，本身就是湿的。它又是通过发酵酿成，会产热，所以它是湿热共存。经常喝酒，就会改变或加重自己的体质，为疾病提供温床。临床中比较常见的酒精肝，就是因为酒毒湿热蕴积在中焦，最后伤及我们的脏腑所致。因此，平时很爱喝酒的人，即便你现在不是湿热体质，也要把酒瘾连根拔掉。

除以上养生方法外，中药对湿热体质者的调养也颇为有效。平时可常冲泡菊花茶、苦丁茶饮用，也可服用清胃散、六一散、甘露消毒丹等。如有便秘，可服麻子仁丸或润肠丸；口干舌燥，可服麦冬汤；心烦易怒，可服丹栀逍遥散、龙胆泻肝软胶囊。

第七章 体质分九种，养生各不同——《黄帝内经》中的体质养生

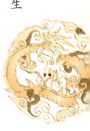

人活一口气，气虚体质重在益气健脾

> 气虚体质的人元气不足，容易疲乏、气短、自汗，平素语音低弱，气短懒言，容易疲乏，精神不振，易出汗，舌淡红，舌边有齿痕，肌肉表现为松软不实，易患感冒、内脏下垂等病，病后康复缓慢。气虚体质的人养生应以培补元气、补气健脾为主，选用具有健脾益气，营养丰富且易于消化的食品，不可食用过于黏腻或难以消化的食物。

什么是气虚体质？用几个通俗的词概括就是气短、出汗、疲倦。气虚的人老觉得头晕乏力，连说话都没精打采。音域特别低，他说话别人总要侧着耳朵听。平时，总喜欢猫在沙发上，不愿动弹，稍微活动一会儿，就上气不接下气，身上不停出汗，以上症状，便是气虚的表现。

气虚的人还经常头晕，总爱感冒，无论是季节转换、气温降低，或者流感袭来，他会无可避免地出现感冒的情况；严重者，还会出现脏器下垂的病证，如胃下垂、肾下垂、子宫下垂、肛门下坠等；女性朋友气虚到一定程度，还会出现崩漏症，即月经淋漓不止，一次月经会持续半个月或一个月，甚至常年不断。

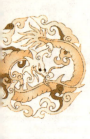

《黄帝内经》认为"气"是万物的本源。确实如此，"气"对于我们来说太重要了。比如呼吸、心跳、胃肠蠕动、正常血压的维持、脏器位置的固定、营养向上输送到头面五官等。另外，气还调节全身各个通外官窍的适度开闭，如五官、皮肤汗孔、前后二阴等，使分泌物、二便、月经、白带等正常排泄于体外，既不过多也不太少；使人体不受外邪侵袭，适应环境。正因人有了"气"，人才可以活着，人一旦"断了气",生命就终结了。所以,要想活出真正的健康,我们就不能气虚。

那么,气虚体质者如何调养呢?我们都知道,脾是气血生化之源,气主要就是靠脾不断地消化、吸收水谷精微,然后转化成气的。所以要想气充足,必须要先把脾胃调养好才行。在日常饮食中,气虚的人可以多吃一些黄豆、扁豆、香菇、大枣、桂圆、蜂蜜、粳米、鸡肉、牛肉、鳝鱼、花生、樱桃、葡萄等食物,对补气有很好的效果。

还要为大家推荐几种益气中草药。首先要提到的就是黄芪,它味甘性温,是中医极为常用的补气中药。《本草求真》认为:"黄芪为补气诸药之最,是以有耆之称。""耆"在古文字中有"寿"、"高"之意,就是说黄芪是一味久服令人长寿之品。中气不足的人,身体比较虚弱,一动就出汗,肺活量比较小,甚至内脏下垂,非常适宜用黄芪进补。因为黄芪是黄色的,在五行中对应着土,所以气虚体质,且偏于肺气虚的人最为合适。黄芪与党参、太子参或人参同服,补气的效果最佳。黄芪煨老母鸡也有温中、益气、养血的功效,可以提高人体免疫力,延年益寿。

人参,性温,味甘、苦,可以大补元气,补脾益肺,主治一切气血津液不足证。那么,人参怎么吃才最有营养?我们可以嚼食人参,以2片人参含于口中细嚼,这是最简单的服用方法。气虚的人还可以蒸服人参,把人参切成薄片,放入碗内,加满水,然后将碗口密封好,放置于蒸锅内,蒸3个小时就可以服用了。需要注意的是,人参不可滥用,作为补益药使用时用量宜小,要坚持少量常服的原则,每天1~2克,才能收益最好的效果。除非在医生的允许下,才可以加大药量。另外,服用人参后不宜喝茶,以免人参的作用受损。服用人参后也不宜吃萝卜,因为萝卜下气,而人参补气,二者正好抵消,所以忌同食。

不仅仅有黄芪和人参,山药还是常用的补气中药,其性平和,不热不燥,入脾、肺和肾经,食用后,不用担心气机壅滞的困扰,人称"神

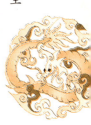

第七章 体质分九种,养生各不同 ——《黄帝内经》中的体质养生

仙之食"。据《神农本草经》记载，山药可以"补虚，除寒热邪，补中益气力，长肌肉"，所以气虚体质且偏于脾胃气虚的人平时可以适当地吃一些山药。在所有山药的做法中，炒山药是最有营养的。山药切成片或丝下锅爆炒，因加热时间短，所含营养成分丢失得最少。此外，清蒸山药、煲山药粥也是值得推荐的吃法。清蒸山药的制法为：将山药去皮，然后切段，放入锅中蒸熟，然后蘸点白糖食用。至于煮山药粥，方法则更加简单，即在煮粥时放入山药块或山药片，再加上几枚红枣，脾胃虚弱或消化不良的人最适合服用。

胖子多是痰湿体质，养生以健脾祛湿为主

痰湿体质的人，痰湿凝聚，以形体肥胖、腹部肥满、口黏苔腻等痰湿表现为主要特征。面部皮肤油脂较多，多汗且黏，胸闷，痰多，口黏腻或甜，喜食肥甘甜黏，苔腻，脉滑。痰湿体质如同梅雨缠绵，保健应以健脾利湿，化痰泄浊为主。饮食方面，应多食一些具有健脾利湿、化痰祛湿的食物，对肥甘厚味之品，则不应多食。

这一节我们来说一说痰湿体质。什么是痰湿体质呢？我们知道，一个河床中的水太多，就会引发水灾，河水四处泛滥。如果河流不够通畅，那么就会引起堵塞。痰湿体质就是由于我们身体里的水太多或者进出不畅、分布不匀引起的。

人体中70%左右是水分，在婴幼儿或者年轻女性身上这个比例可能会更高些。从某种意义上说，我们的脏腑器官、细胞组织是泡在水里的。这个水是活水，进进出现畅流不息，像一条河流。河流的上游归肺脏管理，中游归脾脏管理，下游归肾脏管理，三脏配合，使水液代谢畅

通无阻。其中最为关键的水利枢纽就是脾脏，中医谓之"脾主运化"。脾胃的职责，是把饮食中的精微之气通过上升的作用，运行到人体各个组织器官，使肌体组织得以充养。如果脾胃不能将精微之气及时运走，就会使食物聚集在中焦脾胃形成痰湿。

痰湿体质有什么特点呢？最典型的一个表象就是体形肥胖。仔细观察，会发现他们的肚子有很多又松又软的赘肉；他们面部皮肤油脂较多，眼泡也肿肿的；他们特别爱出汗，身上经常黏乎乎的；他们容易疲倦，平时很喜欢睡觉。

中医有一句话叫"顽痰生怪病"，说明痰湿不是个好东西，它会随着气到处流窜，一旦流窜到关键部位，就会产生许多疾病，所以中医又有"百病皆由痰作祟"的说法。从疾病来看，腰痛、脂肪瘤、眩晕、颈椎病、高血压、糖尿病、单纯性肥胖、带下症、不孕症、月经不调等疾病有一部分就属于痰湿作祟。

糖尿病是痰湿质最易出现的一种疾病。糖尿病的症状是"三多一少"，即多食、多饮、多尿，体重减轻。从中医的角度来分析，由于痰湿阻滞中焦脾胃这个部位，日久就会化热，这种热邪先是耗伤脾胃之阴，使人出现多食易饥的症状；继而这种热邪会进一步向上耗伤肺阴，使人出现口渴多饮的症状；最后还会伤及肾阴，使人出现多尿。这就是三多症状出现的机理。同时，由于内热不断地耗伤人体阴精，又会出现身体的消瘦。正如《素问·奇病论》所言："此人必数食甘美而多肥也，肥者令人内热，甘者令人中满，故其气上溢，转为消渴。"

就像一条河流，水中浮游生物过多就会出现水流缓慢，而过分细小的分流就会阻滞不通一样，人的血液中痰湿过多时，一方面会影响

第七章 体质分九种，养生各不同
——《黄帝内经》中的体质养生

血液的运行,使血流缓慢,某些小血管在天气寒冷、人处于睡眠等特殊状态下就易于出现血管阻塞的脑血栓症;另一方面,痰湿附着在血管壁,也会使血管弹性逐渐降低,变硬的血管在人受到意外刺激,如情绪激动、过度疲劳等时,便容易出现血管破裂,发生脑出血等脑中风症。

节制饮食对于痰湿体质者来说非常重要,有两类食物容易助湿生痰:一个是油腻的食物,一个是甜食。中医将这两样东西称为"肥甘之品",是最为影响脾胃运化功能的,吃它们也就最容易长脂肪了。所以,痰湿体质者要远离甘肥厚味之品,保持饮食清淡,营养均衡。不仅要控制糖类的摄入量,也要控制盐的摄入量。各种高糖饮料、醋、芝麻、核桃、百合、银耳、燕窝、黄瓜、苦瓜、菠菜、西瓜、板栗、番石榴、橘子、香蕉、枇杷、马蹄、甘蔗、猪肉、桂鱼、甲鱼、桃、杏、李、梨等均在禁忌之列。平时应多吃性质温燥及有去湿作用的食品,如淮山药、薏苡仁、扁豆、赤小豆、陈皮、辣椒、咖喱、白萝卜、葫芦、豆角、冬瓜、鲫鱼、鲤鱼、鲈鱼、羊肉等。

正所谓"流水不腐,户枢不蠹",这是自古以来的道理,所以运动也是痰湿体质的人最应该坚持的。不过运动要适度,强度不可太高。痰湿体质者易出汗、多气虚,运动过量很容易造成大汗亡阳、手足逆冷、心悸、眩晕等类似休克的症状,不仅不能调和人体阴阳,反而加剧了阴阳失调。建议大家以散步、打球为主,哪怕只是伸伸胳膊、松松筋骨也是有益的。

此外,痰湿体质的人平时还应定期检查血糖、血脂、血压;嗜睡者应逐渐减少睡眠时间,多进行户外活动,享受日光浴;洗澡应洗热水澡,程度以全身皮肤微微发红、通身汗出为宜;痰湿体质者易出汗,所以穿衣应尽量保持宽松,面料以棉、麻、丝等透气散湿的天然纤维为主,这样有利于汗液蒸发、祛除体内湿气。

血瘀易致疑难病，如何让血液动起来

> 瘀血体质者的总体特征是血行不畅，肤色晦暗，舌质紫黯，色素沉着，容易出现瘀斑，口唇黯淡，舌黯或有瘀点，舌下络脉紫黯或增粗，脉涩，易患症瘕及痛证、血证等。瘀血体质的人心情常不愉快，容易烦躁，容易生气、健忘。瘀血体质者日常调理应以活血化瘀、行气通络为主。

第七章 体质分九种，养生各不同
——《黄帝内经》中的体质养生

血液就像身体里的河流，一旦遇到阻碍，"流淌"不畅，会带来诸多问题。而瘀血体质的人就深受其扰。

那么，如何辨识自己是不是瘀血体质呢？瘀血体质者多见面色晦暗，眼周暗黑，肌肤易出血，口唇黯淡或紫，舌质紫黯有瘀点，或片状瘀斑，舌下静脉曲张，脉细涩或结代；女性多见痛经、闭经，或经色紫黑有血块，崩漏。有时出现头、胸、胁、少腹或四肢等处刺痛，痛处固定，甚至夜晚低热，口唇青紫或有出血倾向，吐血，有柏油样大便等，或腹内有症瘕积块，瘀血内阻，气血不畅；性格内郁，心情不快易烦躁健忘。如你有上述情况，就应该考虑自己是不是瘀血体质了。

我在临床接触过一些瘀血体质的人，他们除了有面部较晦暗，生痤疮，舌上有瘀点，舌下静脉曲张的表象外，手腕内侧还时不时会出现一大块青紫色。这种瘀青俗称"鬼拧青"，正如天空在下雨之前总是乌云密布、风起电闪一样，这种瘀青就是血瘀的信号，暗示着你身体里的河流不再纯净，不再通畅，它在不知不觉中被泥沙瘀塞，出现瘀、堵、栓、塞等情况了！

中医常讲"痛则不通，通则不痛"，因此瘀血体质很容易产生各种

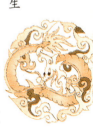

以疼痛为主要表现的疾病，而且疼痛较为持久，位置固定，是刺痛、憋痛，比如偏头痛、痛经、胃痛、胸痹、痹证等，而且疼痛聚集、瘀滞时间久了还会生肿瘤包块，比如全身各种良性及恶性肿瘤。

血瘀体质是如何形成的呢？临床上，半数的瘀血都是由于阳虚引起的。大家想象一下，河流在寒冷的冬天会冻结、凝滞，人体的血液也像河流一样，如果人体阴寒内盛、阳气虚弱，也会影响血液的运行，从而出现瘀血。

此外，气的病变比如气虚、气郁、气滞等，也会导致血液瘀滞。我们都知道，水往低处流，如何使水流向高处呢？需要一个水泵。我们的身体又何尝不是？由于血液是周身循环的，既要从高处流向低处，又要由低处流向高处，那么人体就需要一个类似泵的东西推动血液的运行，它是什么呢？就是我们一直在说的"气"，以它来使血液周身返流，上下运行。所以，当一个人的气出现问题时，也会影响血液的运行。

如果我们长期吃一些高脂肪、高能量的食物，抽烟喝酒，也会导致机体的内环境紊乱。血液本是个水环境，当营养成分出现富集或者过盛，血管内三酰甘油等脂类物质便会如同湖泊里的藻类植物一样大量"繁殖"，形成"脂潮"。血液黏稠度升高，血流速度减慢，氧的供应不足，形成一个不良环境，血瘀就离你很近了。

那么，血瘀体质的人如何改善身体的状况呢？这类人群要重视饮食调理。平时多选用一些行气活血、温散化瘀、健脾益气的食物，如陈皮、黑豆、黄豆、山楂、黑木耳、蘑菇、洋葱、韭菜、茴香、茄子、油菜、羊血、木瓜、芒果、黄鳝、海参、红糖、花椒、料酒、酒、玫瑰花等。忌食寒凉、涩敛、油腻之品，如乌梅、苦瓜、李子、杨梅、石榴、酸枣、柠檬等。

古代医学家在长期的医疗实践中积累了许多针对血瘀体质的验方。其中最有名的是清代大医学家王清任所著《医林改错》中的"血府逐瘀汤"。血府逐瘀汤主要由川芎、赤芍、当归、熟地、桃仁、红花、牛膝、桔梗、柴胡、甘草等中药组成。该处方设计合理，除了直接具有活血、养血、化瘀的疗效之外，还根据中医理论所讲只有"气行血行"才能达到更佳疗效的理论，加用了枳壳、柴胡等药物行气、理气、解郁；又合用桔梗入肺经，开胸理气；牛膝引血下行。纵观全方气血兼顾、活中寓养、升降同施，能促进气血运行，具有活血化瘀、行气止痛的功效，尤为适宜血瘀症状严重者服用。

中医认为，精神愉快则气血和畅，营卫流通，有利于血瘀体质的改善。反之，苦闷、忧郁则可加重血瘀倾向。如果长期心情抑郁、气血不畅也可以成为瘀血的病理基础。故瘀血体质的人调畅心情十分重要，平时要培养乐观的情绪。

血瘀体质的人想要健康还要多参加有益于心脏血脉的运动，促进气血运行，比如太极拳、太极剑、舞蹈、散步、八段锦、内养操等，总之就是要让全身都能活动，以助气血运行为原则。正如《黄帝内经·素问·六微旨大论》所载："成败倚伏生乎动，动而不已，则变作矣。"也就是我们平日所说的生命在于运动，运动不息才能让生命不止。最好坚持"快步走"运动，"快步走"时所吸入的氧气，是人体安静状态下的8倍，可以促进气血运行，有助于活血行瘀，进而大大改善血瘀体质。

无故叹气多气郁，打通郁滞有妙招

气郁体质就是由于长期情志不畅、气机郁滞而形成，以性格内向不稳定、忧郁脆弱、敏感多疑为主要表现的体质状态。其实每个人的生命过程中，不同阶段都会有不良的情绪产生过，或轻或重，更重要的是应该读懂自己，把握自己的身体走向。因为气郁更多地被归因于情志不遂。所以，少想、少钻牛角尖，控制各种情绪都不要太过才能防止生病。

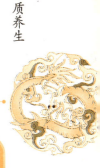

在说"气郁"之前，我们先来了解一下什么是"气"。前面我们解释过，气就是力量、动力，气必须要够力，同时它在发挥作用时还应保持畅通无阻，无障碍、无阻滞。在人体，气的基本运行形式是升降出入，就是清气上升，浊气下降，阳气发散，阴气收藏。这个过程一定要顺，人才能周身通泰。

如果气不顺，全部郁结在体内，人就会郁闷、叹息。大家试着体会一下，在"理不通，气不顺"、"这口气实在咽不下去"、"好憋屈啊"、"真郁闷"、"堵心"、"添堵"等状态下，身心是什么感觉？显然，如果这口气长期憋闷在身体里，那么气机的运行就会出现障碍，人就有可能形成气郁体质。所以气郁的人有一个特点，就是总郁闷、不高兴、生闷气，而且可能会这儿疼、那儿疼，这里胀、那里胀的，最常见的就是胃脘、胸腹、胁肋、乳房等部位的胀满疼痛。

气郁体质者以女性居多，十个气郁体质的人，几乎有八个是女性，为什么会如此？原因有几个：一是女性心思细腻，遇到问题容易钻牛角尖，导致性格和心理慢慢发生变化，不能承受某种刺激，一旦受到刺激，很容易出问题；再者，女人生育或者流产以后，容易得抑郁症、焦虑症；最后，女性进入更年期后，最容易出现气郁的表现，中医所说的"妇人脏燥"实际上就是气郁的一种。更年期正是天癸消失的年纪，精血内亏，五脏失养，所以易得脏燥之病。

气郁体质最重要的就是养肝。中医认为，气郁体质是肝脏的疏泄条达功能相对不足造成的。肝脏为将军之官，指挥全身的气畅通无阻，无拘无束，这叫"疏泄条达"。肝的疏泄功能正常，则气机调畅，气血和调，经络通利，脏腑器官等活动也就正常和调；如果肝的藏血失常，则肝失其养，难以维护肝的疏泄功能，而致气机郁结不畅。

肝气如同毒气一样，会把人弄得身体很差。有时，肝气上逆于咽喉，使咽中似有异物梗阻的感觉；肝气横逆，侵犯脾胃，胃失和降而脘

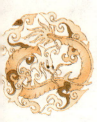

痛、呕逆、吐酸水、饮食不畅。肝气郁结而致气滞血瘀，有时胁部刺痛难受，或逐渐产生积聚不畅的感觉。

笔者接触过一个女孩，她隔三差五就会来找我，每次都愁眉不展，询问该吃什么药不该吃什么药。记得有一次，她说和家里人闹别扭了，吃不下饭，消化不好，总打嗝，问我是不是应该吃点健胃消食片。我告诉她："你的症状表现在脾胃，归根结底是肝的疏泄出了问题，侵犯到了脾胃，最后形成肝郁脾虚的症状。最佳的方法就是调整心态，不要为琐事随便生气，这样就可以从源头上避免生病。"我没有为这个女孩开药，只是教给她一些调节心态的方法。这个女孩回去照做，果然没再来找过我。

气郁体质的人性格往往都比较内向，他们不愿意与外界接触，情志不达时精神便处于抑郁状态。因此，增强体质应该从调节自己的心态入手。生活中要学会主动寻求快乐，多看喜剧和有激励作用的电影，多读积极的、向上的、富有乐趣的、展现美好生活前景的书籍，努力以《黄帝内经》所述的"恬淡虚无，精神内守"为目标进行调整。

从饮食上来说，气郁体质者可以多食一些芽类、绿叶类、行气类食物，以发散、疏理气机，如香椿芽、韭菜、佛手等。也可以将陈皮、玫瑰花等药食两用之品制作成陈皮粥、玫瑰花茶等药膳、药茶。尤其是在春三月，多食用以上所述食品更可以起到顺应春季温暖生发之特性，而起到事半功倍的效果。

这里为大家推荐一道食方，叫"甘麦大枣粥"。这是汉代名医张仲景所著的《金匮要略》中最常用的方子，具有养心养肝、消烦止汗的功效。具体做法是：取小麦50克，甘草15克，大枣8枚，用大火将这3种食物煮沸，之后调至文火，等到小麦熬成黏稠状就可以服用了。气郁体质的人，每天早、晚各食用1次，半个月左右就可以收到明显的疗效。

第七章 体质分九种，养生各不同
——《黄帝内经》中的体质养生

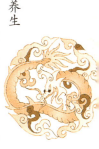

培本固表防过敏，彻底改善特禀体质

> 特禀体质是指由于先天禀赋不足或禀赋遗传等因素造成的一种特殊体质，包括先天性、遗传性的生理缺陷或者疾病，过敏反应等。特禀体质的人要知道自己的与众不同，一定要顺应气候，顺应四时，以适应天气寒热变化；更要避免接触致敏物质。只有小心呵护宠爱自己，免受外邪的侵害，才能让自己平安无虞。

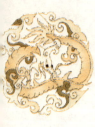

笔者身边有一个朋友，有一次吃桃子，不小心把桃毛沾到脸上，结果却引起了红肿、发炎，反反复复折腾了半个月，脸部才算恢复正常。还有个朋友，绝对不能闻到任何刺激的味道，香水、清新剂、84消毒剂，只要他一闻到，就会不停地打喷嚏……

生活中像他们一样的人不占少数，大家有没有想过过敏的原因是什么？商店里都是人，为什么只有你闻到香水味道就喷嚏不止？一桌人吃相同的饭菜，为什么你吃了这样那样的食物后会腹泻？同样是皮肤，为什么唯独你的一抓就红，一晒就痒？好多人打完青霉素没什么事，为什么唯独你会头晕？说来说去，依旧逃不开俩字——体质。这一切困扰都是由于你的特禀体质造成的。

什么是特禀体质呢？特禀体质又称为过敏体质，就是指由于遗传因素和先天因素所造成的特殊状态的体质。从中医角度来看，过敏的人主要是因为肺、脾、肾三脏功能失调。肺气不足，卫表不固，而较容易导致外邪内侵，形成风团、荨麻疹、咳喘等过敏症状；脾的运化功能失调会引发食物过敏；而肾调节体内水分代谢，一旦肾脏代谢失调，就会使过敏加重。也正如《素问·评热病论》中所言："邪之所凑，其气必虚"。也就是说他们之所以会发生过敏反应主要是因为元气不足才让外邪有可乘之机。

在肺、脾、肾三脏中，对特禀体质起主要影响的就是肾脏。《素问·评热病论》中曾说过这样一句话，即"邪之所凑，其气必虚"。这里的"气"是指人体的正气，这句的意思是说，邪气之所以能够侵袭人体，必定是其人的正气先有虚弱，而后才会受病。肾为气之根，只有保养好肾气，才能强正气，改善特禀体质。

如果我们能认识到自身是特禀体质，那么就可以从根本上改善过敏状态。最为关键一点，就是在饮食上多加注意。

食物属于诱发过敏的源头之一，我们所吃的食物中有一类叫作"光敏性食物"，比如香菜、芹菜、油菜、芥菜、无花果、柠檬等。吃了这类食物之后，皮肤对日光的敏感性就会大大增强。因此，特禀体质者要少吃或不吃光敏性食物，以免使本已非常敏感的皮肤再加强对日光刺激的敏感，而加重病情。另外，特禀体质者应该避免或尽量少吃荞麦、蚕豆、白扁豆、牛肉、鹅肉、鲤鱼、虾、蟹、茄子、酒、辣椒、浓茶、咖啡等食品。

一般来讲，特禀体质者的饮食宜清淡，最好选择具有补益肺脾、调理肺脾功能的食品，如核桃、杏仁、桑葚、番茄等。到了夏天，可以吃点大蒜、米醋和生姜、枸杞子，这些都有助于提高你的免疫能力，建议大家不妨一试。

这里为你推荐一款粥：葱白红枣鸡肉粥。准备100克粳米，10枚红枣，100克连骨鸡肉，50克粳米，以及适量的姜片、香菜末、葱末；将水煮沸，放入鸡肉和姜片以大火煮开，撇去上面浮沫，接着放入粳米和红枣，共同熬45分钟；最后加入葱白、香菜调味。

方中的红枣含有多种抗过敏物质；鸡肉则温中补脾，益气养血，补肾益精；粳米味甘、性平，可以滋养脾胃。所以常吃这道粥，对抵抗过敏症状、增强体质很有好处，尤其适合那些因过敏性鼻炎而常常鼻塞、

第七章 体质分九种，养生各不同 ——《黄帝内经》中的体质养生

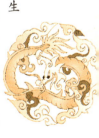

喷嚏、流清涕的人服用。

除此之外，特禀体质者还要防备花粉过敏。阳春三月是春暖花开的季节，此时是人们最易患花粉过敏症的季节，春季出游时要千万小心。若不慎接触到花粉，出现流鼻涕、打喷嚏、流眼泪、咳嗽、呕吐、皮疹等过敏现象，可以服用玉屏风散来缓解身体的不适。玉屏风散出自《丹溪心法》，由黄芪、白术、防风3味药物组成。其中，白术为补脾健中的君药，黄芪表里兼治，外能益气固表，内能增强机体免疫功能。再加上防风为固表的要药。3味同用，可益补脏腑，疏散外邪，培本固表。就像它的名字一样，如御风的屏障，而又珍贵如玉。

玉屏风散如何制作呢？取黄芪10克，白术10克，防风5克。将3味药物共碾为细末，混合均匀，均分成2份，每日早、晚各用温开水送服。当然，玉屏风散亦有成药（水丸），你也可以到药店直接买到。在花粉四伏的季节里适当服用一些，对改善特禀体质很有好处。

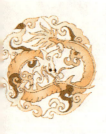

第八章 顺天道养生，应时辰治病
——《黄帝内经》中的时辰养生

节律性是一切事物的根本属性之一。人类的生理节律极其广泛。不但血压、体温有节律，人体中所有生理活动都存在着节律运动。顺应十二个时辰与人体十二条经脉的关系，了解人体生物钟兴衰活动规则，并养成良好的生活习惯，便可以延缓生命的衰老，并最终达到延年益寿的目的。

子时胆经当令，睡觉利于胆气升发

> 子时睡觉养生发之机，从脏腑的角度来讲也是养人的胆气。"凡十一脏取决于胆"，若胆气没有生发起来，就会影响到其他脏腑的功能。生机养不住，整个人就会昏昏欲睡。因此，睡好子时觉，从养生的角度来讲是非常重要的。

子时又称夜半，又名子夜、中夜，也就是23：00～1：00。《黄帝内经》认为，"夜半为阴陇，夜半后而为阴衰"。意思是说子时为阴气最重的时刻，之后阴气渐衰，阳气渐长。阴主静，阳主动，与之相适应，人体此刻最需安静，我们此时最宜安然入睡。

子时是胆值班，这个时候胆代谢最为旺盛，我们的身体以它为重头戏。在子时，胆气从人的外眼角开始，一直沿着人的头部两侧，然后顺着人体的侧面下来，一直走到脚的小趾、四趾。如果在这时胆气能生发起来，我们的身体就会变得很好。

也许你会问，胆对于我们来说有哪些重要的意义？《黄帝内经》中说"凡十一藏皆取于胆"，可见，只有胆气升发起来，全身气血才能随之而起，各脏腑之气才会生机勃勃，这也恰恰说明了胆经的重要性。

反之，《灵枢·经脉》中指出："是动则病，口苦，善太息，心胁痛不能转侧，甚则面微有尘，体无膏泽，足外反热……"如果你的胆气升发不起来，胆经出现问题，人就会出现口苦，时常叹气，胸胁部作痛以致身体不能转动等症状。病情严重时，人的面部就像有灰尘一样毫无光泽，全身皮肤干燥而失去润泽，以及足外侧感觉发热等症状。为了避免这些情况发生。我们在子时就要让胆气好好升发，我们需要做的事情很简单，就是好好睡觉。

事实证明，凡在子时前入睡的人，第二天醒来后，头脑都非常清晰，面色也非常红润。这是为什么呢？《黄帝内经》认为："气以壮胆，邪不能侵。胆气虚则怯，气短，谋虑而不能决断"。意思就是说，人的胆气壮，外邪便不能入侵，人的免疫力就会增强，从而身强体健；胆气不足，人则胆子小，做事情犹豫不决。人如果在子时前就寝，胆汁便可得到正常的代谢。胆的功能正常，大脑的决断力也就强了。正所谓"胆有多清，脑有多清。"这样早晨醒来后脑子就会很清醒，做起事来效率也会特别高。

而那些经常熬夜加班的人，在子时前还不睡觉，则气色青白，做事时也是胆怯乏力、没有精神。正是因为熬夜使人的胆汁无法及时代谢掉，就会变浓结晶，久而久之，易形成结石类的病证。最重要的是，胆气的升发也会受到影响，从而造成胆气虚，决断能力也会大打折扣，工作效率自然也就大大降低了。久而久之，就会使自己的事业和人际受阻。

因此我们说，熬夜加班损害的不仅仅是我们的身体，对工作也是不利的，真是得不偿失。因此，哪怕工作再忙，也一定得保证充足的睡眠。每晚最好22：00躺下，放弃所有杂乱的想法，使自己的身心得到充分的放松，这样到23：00时也就可以睡熟了。不仅可以让疲惫的身心得到调整，还可以给第二天的工作积聚能量。

要知道，生活不是百米赛跑，而是一场马拉松，需要的是长久的耐力和坚持，谁跑到最后，谁才是真正的赢家。只有事业、健康两兼顾的人，才是真正的智者。

第八章 顺天道养生，应时辰治病
——《黄帝内经》中的时辰养生

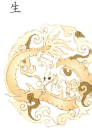

丑时肝经当令，睡得要像猪一样香

> 丑时，足厥阴肝经最旺，肝藏血，肝血推陈出新，是肝脏修复的时间，必须休息，以保障肝脏的正常功能。人的思维和行动要靠肝血的支持，废旧的血液需要淘汰，新鲜的血液需要产生，这种代谢通常在肝经最旺的丑时完成。中医理论认为："人卧则血归于肝。"如果丑时前未入睡者，面色青灰，情志倦怠而躁，易生肝病。

丑时又称鸡鸣，又名荒鸡，也就是凌晨1：00~3：00。此时是十二时辰的第二个时辰。丑时一到，胆经就下班了，开始轮到肝经为人体"值班"了。

肝干什么活呢？我们知道"肝主藏血"。中医认为，肝有负责贮藏血液及调节血量的作用。休息及睡眠时，机体处于静止状态，气血便会藏于肝脏。当我们的身体工作及运动时，肝脏便将事先贮藏的血液运送到全身，从而给机体提供能量，使人体可以正常工作。

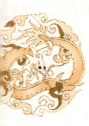

以中医的观点而言，丑时是气血流经肝脏的时段，此时废旧的血液被淘汰，新鲜的血液再生，肝脏的新陈代谢得以顺利进行。人累了身体要休息，然后体能才会恢复。肝脏也是如此，此刻也是肝脏自身功能得到修复的时候。

要想养肝，最好的办法就是"睡"。不仅要"睡着"，还得睡得像猪一样香。因为睡得越香，肝血回流的效果越好，运行、排毒的功效就越高。这也正与中医养生的观点相符合。《黄帝内经》认为，"人动血行于诸经，人卧则血归于肝"。也就是说，只有当人体静卧时，气血才能归于肝脏。如果丑时不入睡，肝还在输出能量以支持人的思维和行动，气血就会继续不停地"运行于诸经"，无法归肝养肝。这样"仓库"就没有办法存储下能量，而且还要接收一大堆的垃圾。众所周知，肝脏还有一个功能是排毒，它是我们人体最大的解毒器官。人体每天会产生许多的毒物、废物，有时食物中也包含一些有害的物质，这些都是我们体内的垃圾。如果睡不好觉，肝的排毒功能也会受到影响。

另外，熬夜伤肝，还表现在人易怒、眼目不好、脸色青、易疲劳。曾有一位中年患者对我说，在一段时间内，他总是会无缘无故发脾气，稍有一点不如意的事情就会大发雷霆，也不知道为什么。他妻子说他"更年期"到了，他也不确定男人是否有更年期，所以跑来问我他无故大发雷霆的原因。我询问他日常的工作情况。他说他工作很繁忙，在公司任务比较繁重，经常要加班到后半夜，有时忙起来每天只睡三四个小时。

我告诉他："更年期是现代医学的说法，传统中医不讲更年期，究其原因，主要是经常加班，不按时睡觉才让你变成这样的。"他非常不理解，难道加班还能让人的脾气变大吗？我解释说，肝主藏血，人在睡眠时血可养肝，而长期加班，习惯性熬夜，肝脏不仅得不到休息，人的造血功能就会出现闪失，导致肝气不舒、肝郁气滞，所以就有了好发脾气的念头。长期如此，就不仅仅是发脾气这么简单，身体还会引发一系列病证。

《素问·五脏生成论》中："肝受血而能视，足受血而能步，掌受血而能握，指受血而能摄。"意思是说，眼睛得到血的滋养就能看到东西，脚得到血的滋养就能行走，手掌得到血的滋养就能把握，手指得到血的滋养就能抓取。我们的四肢百骸、脏腑皮毛如何得到血呢？肝脏是造血的，只有人躺下休息时，血才能归于肝脏。因此，为了拥有一个好身体，我们到了晚上不能随意剥夺自己的睡眠。

有些朋友不是不想睡觉，而是压根睡不着，这时该怎么办呢？睡前

第八章 顺天道养生，应时辰治病
——《黄帝内经》中的时辰养生

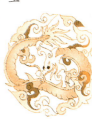

按摩可以有效改善这种情况。中医认为,睡眠质量低,是因为体内阳气过盛,阴气不足,如果我们经常按摩一下身体,按摩到那些重要的穴位和部位,调和好了阴阳就能够睡个踏实觉。

比如,睡觉前你可以多摩一下自己的额头,具体做法是:两只手弯曲成弓形,以食指第二个手指节贴着额头,然后反复推摩,约40次就可以了;摩完了额头,我们就要按摩一下面部,用掌心紧贴前额,用力向下摩擦直到下颚,连续做10次;接着揉一下你的脑后,两只手的拇指紧按颈后的风池穴位用力旋转,反复30次。这套保健操对提高睡眠质量很有帮助。

寅时肺经当令,分配全身气血精

《素问·灵兰秘典论》指出:"肺者,相傅之官,治节出焉。"如果把心比作一位君主,那肺就像一位辅佐君主的宰相,协助心脏治理全身,调节气血营卫,沟通和营养各个脏腑。在时辰养生中,寅时是肺值班。这时大地阴阳开始发生转化,由阴转阳,这时人们需要保持熟睡。寅时睡得好的人,第二天清晨就会显得面色红润,精神也充沛。

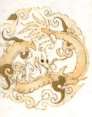

寅时又称平旦,又名黎明、早晨、日旦,即早上3:00~5:00。此时是十二时辰的第三个时辰,是老虎出没的时候,也是肺经"值班"的时刻。

《黄帝内经》把肺比作"相傅之官",这里的"相傅"在古代就相当于宰相,在现在相当于总理。可见,肺在五脏中的地位是十分重要的。

那么，在寅时，肺经都做些什么呢？寅时是阳气的开端，全身的气血在此时都要流注于肺经，肺的主要工作就是"均衡天下"，对全身的气血重新进行分配。心多少气血，肾多少气血，都是肺说了算。这时，我们不仅要睡，而且要熟睡，因为只有人体处于深度睡眠状态时，身体各个器官相对才是平衡的，肺才能公平地为我们分布气血。

相反，如果在寅时我们不睡，那就会影响肺经的工作。哪个器官活跃，为了维持它的正常功能，肺就会多分配给它一些气血，这样就会导致气血分布不均，对人体的危险也随之加大。我们都知道，很多心脏病患者常常死于凌晨三四点钟，为什么呢？这就跟其肺经在这个时候分配气血密切相关。因此，我们一定要在每天22：00～22：30之间上床睡觉。如果此时能够入睡，那么按照人体的规律，人在寅时就会进入深睡眠的最佳状态。而如果你再稍晚一点睡，比如子时或丑时才上床，则很难入睡。因为人体的阳气已经开始生发，人的头脑会过于兴奋。就算你勉强睡着了，睡得也不深，全身的器官达不到均衡的状态，肺在分配气血时依然会受到影响。

在我们的生活中，很多人往往在寅时突然从睡梦中醒来。一般来说，寅时突然醒来，难以入睡，是身体的气血不足了，需要补一补气血。因为在寅时，肺经当令，负责输出气血，如果气血不足的话，就会影响到某些器官气血的正常流通。我们知道，身体是有自愈功能的，为了使这个器官不至于因气血不足而受到损伤，人就会从睡梦中醒来。

有没有办法解决这个问题呢？当然，此时我们只要大口地咽几口唾液就能起到补气血的作用。有的人会问了，几口唾液就有这么大的功效吗？我们千万别小瞧了自己的唾液。

中医认为，唾液由人体精气上升而形成，它处在不断的运动变化之中——溢、聚、散、降。这就像自然界的风云一样，水由下而上，溢成气，聚成雾，散为云，降为雨露，滋润大地万物。唾液也像自然界的雨

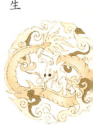

第八章　顺天道养生，应时辰治病——《黄帝内经》中的时辰养生

露一样，升降循环，滋润着人的五脏六腑。中医认为唾和液是两个不同的东西。《黄帝内经》中说："脾为涎，肾为唾。"脾液为涎，肾液为唾。肾是先天之本，脾是后天之本，唾液就来源于人的这两个根本。所以，当我们早早就醒来睡不着的时候，不妨咽几口唾液，这方法非常有效。

除此之外，我们还可以进行一个练气的小动作。道家认为，"天开于子，地辟于丑，人生于寅"。寅时乃肺经当令，肺朝百脉，主一身之气，所以寅时睡不着，可以练练气，坚持一段时间后就会有一个良好的睡眠。

具体如何来做呢？坐姿以自己感觉舒适的动作就行，或散盘或单盘或双盘均可。练功时，口眼微闭，舌尖轻抵上腭；心情放轻松，全身的肌肉放松，思绪宁静，意念轻微地集中在小腹下丹田穴；呼吸柔和自然。鼻吸鼻呼或鼻吸口呼均可，先呼后吸。呼吸时想象天上的日、月、星辰，随着自己的吸气动作，从头顶正中央处垂直下行经胸部至脐下的下丹田处，并缓慢充满整个下肢部。吸气的同时，柔和地收缩肛门，呼气时放松，其他不要做任何想象或意守。如此一呼一吸的练习，一般半小时后即可收功。

卯时大肠经当令，顺时排便清肠毒

卯时指早上5：00~7：00，大肠经当令，大肠精气开始旺盛，是喝水的最佳时机，能刺激胃肠蠕动，湿润肠道，软化大便，促进大便排泄，防便秘，稀释血液，预防心血管疾病。有便秘习惯的人起床后喝些清水，效果很明显。应养成在卯时多喝水、上厕所的习惯。

卯时又称日出，又名日始、破晓、旭日，是早上5：00～7：00。卯时太阳初升，阳气已多过阴气，是大肠经当令之时。

大肠经可是我们体内最任劳任怨的经脉了。《素问·灵兰秘典论》认为，"大肠者，传导之官，变化出焉。"与其他脏腑一样，中医也给大肠封了一个职位，叫传导之官。什么是"传导"呢？从字面上理解，即传化和疏导的意思。说明大肠是传导人体内的糟粕的通道，它就像清洁工一样，每天默默无闻地将人体内的垃圾转化为粪便，然后由肛门排出体外。

根据以上意思，我们也概括出了大肠的两大功能——主传化糟粕和主津。什么是主传化糟粕呢？大肠上接小肠，接受小肠食物残渣，吸收其中多余的水液，形成粪便，再将粪便传送至大肠末端，并经肛门有节制地排出体外。而大肠主津，意指大肠吸收水分，参与调节体内水液代谢的功能。大肠接受经过小肠泌别清浊作用后所剩下的食物。

大肠主传化糟粕和主津的功能，什么时候发挥得最好呢？那就是卯时。我们要想照顾好自己的大肠，就要注重卯时这一时间段的养生。在卯时怎么照顾大肠？按时排便是最简单的方式。

由于大肠是身体的末端，负责的又是消化后的食物残余，通常气味不佳，因此经常被人们忽略其对健康的重要性。也就是说，我们往往只顾享受口腹之欲，却让大肠承担痛苦。常有这样一些人，他们嗜食麻辣火锅等辛辣食物，排便时却如火烧般痛苦；又如现代人嗜食膏粱厚味、肥软精细之物，却因缺乏纤维质，致使残渣不易排出，积留在大肠中，成为致病因素。

为了避免此类事情的发生，我们每天早晨起床就要空腹喝一杯淡盐水，然后去卫生间把积攒下来的废物排出体外。现在很多人都在用这个经济方便的方法解决排便问题，其功效就是清肠排毒。废物排除了，人的精神自然充沛了，疾病也自然少了。

第八章 顺天道养生，应时辰治病——《黄帝内经》中的时辰养生

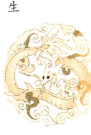

在排便时，我们通常要憋一口气，这是因为肺是主气的，没有如厕的感觉也要憋气，每天定时地用气可以让大肠养成在此时排便的习惯。需注意的是，心脏病患者解大便时一定要很小心，因为在排大便时，力量不足，就要调气，如果肺气不足就从心那儿调，这口气只要一下去，心脏就会跟着衰下去。所以心脏病患者解大便的时候不要过分地使力气，如果要太使力气的话，身边一定要有人，否则特别危险。

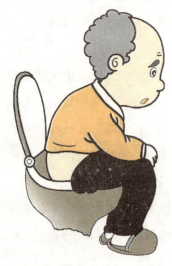

生活中，很多中老年人存在便秘现象。还有一些人每天5点～7点醒来，就会冲进厕所拉肚子，这就是中医常说的"五更泄"。这种泄是因为人体肾阳不足，导致了命门火衰引起的。那么，有没有什么简便的方法能改善便秘和腹泻的情况呢？一代宗师王培生先生介绍过一种小功法：两手外翻，使小臂外旋，就可以治疗便秘，而将小臂内旋，则可以治疗晨起腹泻，这个妙方效果很好，大家可以试一试。

对于上班族来说，每天卯时起床是一件很痛苦的事。很多人设置了三五通闹铃，铃声反复催促后才能起来，起床后还是头脑昏沉、浑身疲惫。身体到了该活跃的时候活跃不起来，那么我们体内的大肠久而久之也会憋出问题。这种情况怎么办呢？在卯时起来后用手搓搓脸，就可以帮助你睁开眼睛，神采奕奕地去迎接新的一天。

具体方法是先用双手中指同时揉搓两个鼻孔旁的迎香穴数次。然后上行搓到额头，再向两侧分开，沿着两颊下行搓到颏尖汇合。如此反复搓脸20次。这个动作能促进面部血液循环，增加面部肌肤抗风寒能力，有醒脑和预防感冒之功。

辰时胃经当令，早餐是重中之重

> 中医一向强调未病先防。如何防呢？就是顺应天时和人体的自然规律，在特定的时间里做特定的事。辰时是气血流注胃经的时候，按照人体的自然规律，这时就应该吃早餐，以让胃经"有活干"。所以，辰时又被称为"食时"。古人这样命名就是想提醒大家，一到这个点，你就该吃早饭了。

辰时也就是早上7：00~9：00，这个时候是胃经在值班。因为经过一晚的消耗，胃已经排空了。辰时气血正好流经此处，它必须"工作"，因此它迫切地需要食物。所以此时进食，就是配合胃的工作，有很好的养胃效果。

在卯时，人体内的阳气就已经完全生发起来了，辰时太阳出来后，天地间一片阳的气象。此时人体就需要补充一些阴，以调节阴阳平衡，而食物就是属阴的，此时吃早餐，就像春雨滋润万物一样。如果你不吃早餐，到了胃经值班时无事可做，就会过多地分泌胃酸，长此以往，胃病就会找上门来了。再者，没有食物，脾胃气血生化乏源，对各脏腑也会造成不利的影响。因此，按时吃早餐对于保持身体健康是很重要的。

那么，早餐吃什么才好呢？小米粥就是不错的选择。小米是什么？是种子，它虽然很小，但是播撒在地上就长了一大片，它是生发的东西，所以说刚刚生了孩子的母亲，一般都食用小米粥和鸡汤，这是几千年的文化，有一定的道理。所以早上喝小米粥，对胃是很好的照顾。

现在有不少人，为了控制体重而少吃一顿早饭，以为这样就可以如

第八章 顺天道养生，应时辰治病——《黄帝内经》中的时辰养生

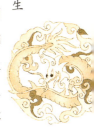

愿以偿。其实，不吃早饭的减肥方法有百害而无一利，也不会有好的减肥效果。

笔者有一位好朋友，有一次，大半夜给我打电话，说自己胃疼得受不了。我急忙赶了过去。一进屋，发现她已经蜷缩在床上，脸色苍白，浑身都是虚汗，真把我吓了一跳。我随身携带止痛药，连忙喂她服下。随后，我又为她做了经络按摩，朋友这才稍有好转。我询问她的近况，她告诉我最近几乎天天胃疼，但这一次疼得最厉害，实在没法忍受了，才打电话找到我。我问她三餐是否定时，她说自己新换了一个工作，离家比较远，所以早餐来不及吃就上班了，中午和晚上吃饭都很正常。我严肃地警告她，以后一定要按时吃早餐，否则她的胃病只会越来越严重。

后来，我无意中与另外一位朋友说起这件事，从她嘴里才知道，原来相当多的女性都有不吃早餐的习惯，她们有的是来不及吃，有的是故意不吃，还美其名曰"减肥"。这真让我哭笑不得。爱美重要，但健康更重要。避开健康而枉谈美丽，只能是镜中花，再鲜艳也会让人感觉毫无生气。

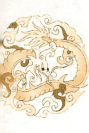

更何况，吃早餐不会使身体发胖。因为卯时我们体内的阳气就已经完全生发起来了，辰时人体阳气更加旺盛。阳气健旺，脾胃的运化能力就越强，所以此时吃下去的食物是最容易消化吸收的。到了9点钟就是脾经值班了，它会把吸收的食物变成精血输送到全身，以供养脏腑。所以此时就算摄入的热量再多也不怕，我们的脾胃完全有力气把它们统统消灭干净。

相反，如果你不吃早餐，不给胃填东西，胃"无事可做"就会一直分泌胃酸，时间久了我们就有患胃溃疡、胃炎、十二指肠炎的危险。另外，胃经不消化还容易导致胃经气血不足。到了9点钟，由于胃里没有食物传来，脾没有东西运化，人就会感到头晕乏力。脾胃为气血生化之源，脾胃功能不正常了，人体的气血就会不足，各脏腑也会因缺少气血的供养而使你百病缠身。可见，不吃早餐的"牺牲"可是很大的。

另外，不吃早餐还有一个危害，那就是容易导致糖尿病。目前糖尿病患者年轻化的趋势越来越明显，其中女性发病率也呈上升的趋势，这与某些女性为追求减肥而不吃早餐是有很大联系的。我以前就遇到过这样一位女性患者，为了减肥吃了大量的减肥药，连早餐也"省略"掉了。结果身材是瘦下来了，却经常会出现头晕、口干等症状，去医院一检查，原来是血糖偏高。她在一位朋友的介绍下找到了我，我告诉她想要控制病情，最好的办法就是科学饮食，而早餐则是重中之重。

巳时脾经当令，养脾健胃正当时

第八章 顺天道养生，应时辰治病——《黄帝内经》中的时辰养生

> 巳时阳气旺盛，是脾经当令的时段。中医认为，脾为后天之本，气血生化之源。它与胃一阴一阳，互为表里，共同参与饮食的消化吸收。胃主受纳水谷，脾主运化精微营养物质。胃以降为和，主降浊；脾以升为顺，主升清。二者皆居于中焦，是升降的枢纽，其升降影响着各脏腑的阴阳升降。因此，只有脾胃健运，脏腑才能和顺协调，元气才能充沛。

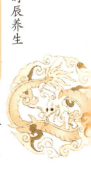

巳时又称隅中，又名日禺，即上午 9：00～11：00。此时是十二个时辰的第六个时辰，也是脾经当令的时段。我们说过辰时应该吃早饭，而食物在经过胃的消化之后，还要运输到全身各处，以供养身体，这时，脾就起主要作用了。

脾为后天之本，气血生化之源。脾脏位于中焦，在左膈以下，形如刀镰，是人体消化系统的主要脏器。说起脾，还要带上胃，脾胃，我们平时都把这两个脏器连在一起说，中医学中也是如此，讲胃离不开脾，讲脾离不开胃，证明它们是不分家的。中医认为，脾与胃一阴一阳，互

为表里，共同参与饮食的消化吸收。《素问·灵兰秘典论》中提到："脾胃者，仓廪之官，五味出焉。"这里将脾胃的功能比作仓廪，即摄入食物，并输出精微等物质以供养全身。胃主受纳水谷，脾主运化精微营养物质。胃以降为和，主降浊；脾以升为顺，主升清。二者皆居于中焦，是升降的枢纽，其升降影响着各脏腑的阴阳升降。因此，只有脾胃健运，脏腑才能和顺协调，元气才能充沛。所以，在调理机体时，尤其要注意调理脾胃气机。

如何看出一个人的脾功能正常呢？从一个人的身材上就可以看出来，因为脾主肉，我们身上的肉都归脾管。脾功能正常的人，其肌肉会很发达，身材适中，不会太胖或太瘦。反之，若脾出现了问题，表现在身体上就是肌肉松懈、没有弹性，或者就是身材枯瘦。现实中有很多人有肥胖或瘦弱的问题，原因在哪里？就在脾脏上。脾是主运化的，假如它的运化和吸收功能差，那么胖人吃进的食物就无法被消化，沉积在体内中，形成肥胖；而瘦人吃进的食物不被身体所吸收，水谷不能化生为气血，自然怎么吃都长不了肉。

此外，还可以通过口唇看出一个人的脾功能强健与否。《黄帝内经·灵枢·五阅五使》中说："口唇者，脾之官也。"说明脾的运化功能是否正常，往往会通过嘴唇表现出来。如果我们的脾运化功能很好的话，我们的嘴唇就很滋润、丰满。反之，嘴唇就会发痿、干枯。

生活中很多人一睡觉就流口水，这是什么缘故呢？这也是脾胃虚弱所致。因为脾主肌肉，开窍于口，在液为涎。如果一个人脾虚，那么其肌肉就没有弹力，容易松弛，因此，他在睡觉时会张开嘴，造成口水外流。如果你经常有这种现象出现，就应注意调理自己的脾胃了。

每天9:00~11:00是巳时，正是脾经值班的时候，人体气血正好流注脾经，此时脾经是最旺盛的。它吸收了胃传来的食物，并将其输送到全身各处。这个时候是人一天当中的第一黄金时间，大脑此时最为活跃，人的工作或学习效率也最高，我们的肌肉也会"蠢蠢欲动"，所以巳时我们应适当活动活动。在运动的过程中，肌肉的能量得到了消耗，会迫使脾输送更多的营养过来。脾一直"有活干"，功能也就变强壮了。

锻炼的方式有很多，哪种锻炼方式最有利于脾的健康呢？对于脾胃虚弱者来讲，不妨试试"脚趾抓地"运动。你可别小看我们的脚趾，它们可是许多经络的必经之地。脾经走脚的大趾，胃经过脚的第二趾和第三趾。胃与脾相表里，它们就像一对"铁哥们儿"，一损俱损，一荣俱荣。我们通过对脚趾的锻炼，便可以起到健脾养胃的效果。

做"脚趾抓地"这个动作时，先小腿用力，然后慢慢把力量传到10个脚趾，让脚趾向脚心靠拢，像要抠住地面一样。坚持5秒钟然后放松，重复此动作60~90次。这样便可对脚上的经络形成松紧交替的刺激，从而使气血通畅。

当然，如果你觉得穿鞋子不方便的话，也可以脱下鞋子，在屋子里的地板上进行练习。但切记铺上棉垫，以免脚部受寒。做完这个动作后，最好再用双掌从上至下拍打小腿部的肌肉，因为脾经、胃经等出了脚趾后都要走小腿。此外，足三阴、足三里等有强壮功效的穴位也都位于腿部，刺激这些穴位，也可以起到强健脾胃的效果。

第八章 顺天道养生，应时辰治病——《黄帝内经》中的时辰养生

午时心经当令，适当的小憩可养心

"午"指万物已过极盛之时，又是阴阳相交的时候，对应时间是中午11∶00~13∶00。太阳运行至中天，阳光在这时最为猛烈，自然界的阳气达到了极限，阴气将会产生。中医认为，动者养阳，静则养阴，此时养心就要养阴，所以宜静养，不能做剧烈的运动，这是对心脏的最好保护。此外，午餐时也不要吃得太多，因为凡事都过犹不及。

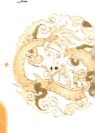

十二时辰里面最为人熟知的，大概就是午时了。上午、中午、下午，午门斩首，锄禾日当午……只不过很多人已经意识不到"午"指的是十二时辰里的午时了。每天中午11：00～13：00，是午时，此时气血在心经中运行。

《黄帝内经》认为，心为君主之官，如果把人体看作一个"国家"的话，那么心就是君王。就人体而言，假如心脏不欢唱生命之歌，不日夜跳动，那么我们的血液就无法奔流，新陈代谢就不能进行，眼耳鼻舌身就毫无用处，大脑这个司令官也就完全失去作用了。一句话，世界不能没有太阳的光辉，人类也不能没有心脏的跳动，心脏一旦停止工作，就意味着人的死亡。

心为何如此重要，它有什么功能呢？中医认为主要有两大功能：第一，心主血脉，它能够配合其他脏腑的功能活动，推动血液运行，滋养全身；第二，心藏神，心统管人的精神、意识和思维活动。只有把这个"君王"稳定住了，其他脏腑才好管理。正所谓"主明则下安"，"主不明则十二官危"。因此，我们若要养好五脏，首先就要在午时保养好心经。那么，需要我们注意什么呢？就是要睡好午觉。

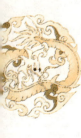

中医都提倡睡子午觉。为什么呢？因为子午时刻，是人体气血阴阳交替转换的一个临界点。以人体气的变化来说，阳气是从半夜子时开始生，午时阳气最亢盛，午时过后则阴气渐盛，而子时阴气最为旺盛，所以人体阴阳气血的交换是在子、午两个时辰。当阴阳气血交换的时候，我们别搅动它，你没那么大的能量去干扰天地之气，那么怎么办呢？很简单，就是顺应天地之气，好好睡觉，以不变应万变。

高品质的午觉可以把一天变成两天。有的人早晨困，下午困，是没睡好子午觉的原因。如果晚上睡得好，人在上午是不困的，脑子很清醒。如果中午睡得好，那么下午依然思路清晰，活力十足。我有一位中学同学，午饭后回寝室睡午觉，转眼就能入眠，鼾声如雷，半小时后准醒。这位同学身体非常棒，疾病几乎与他无缘。多年后同学聚会时，他依然保持学生时代的活力充沛,让大家羡慕不已。我想,这都要归功于他每天都坚持睡午觉。

尤其对于患有心脑血管疾病的人来说,更要每天睡个午觉,哪怕只是打个盹,也能给心脑血管提供一个"稍息"的机会。日本、美国、加拿大的研究证实,对于没有午睡习惯的心脑血管病患者来说,猝死的一个高峰时段是在14:00~15:00;而对于有午睡习惯的这类病人来说,12:00~15:00这段时间,反而是低谷时段。

当然,要想从午睡中获益,还必须注意一些问题:首先,就是我们午睡的时间不宜过长,以10~30分钟为宜。午睡时间过长,会影响夜间睡眠;其次,午饭不宜过饱,在条件允许的情况下可尝试适当减少碳水化合物的摄入,增加蛋白质的摄入;另外,很多人吃过午饭,就自然而然地趴在桌子上休息一会,这样也是不好的,有可能压迫眼球,使眼压升高,引发青光眼。如果能找到一个沙发,卧在上面休息一会儿,效果会比趴在桌子上好得多。

未时小肠经当令,吃不好午餐后患无穷

> 小肠是吸收营养的主要器官,同时负责"分清别浊"。"分清"就是吸收营养物质,再通过血液输送到全身;"别浊"是将一些废弃物质、糟粕送到大肠,由大肠排出体外。很多疾病都与小肠经息息相关,其中最明显的就是心脏疾病。中医认为,心与小肠相表里,二者互相作用。所以为了健康,我们一定要在未时保养好小肠经。

未时指的是太阳过了中天,偏斜向西边,对应午后13:00~15:00。未时小肠经当令,是保养小肠的最佳时段。

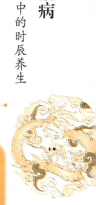

小肠具有哪些机能呢？《素问·灵兰秘典论》认为："小肠者，受盛之官，化物出焉。"说明小肠有受盛和化物功能。什么是"受盛"？意思就是接受而盛入，小肠接受和盛入什么？是胃没有完全腐熟后的水谷，这些东西在小肠内必须停留一定的时间，再由小肠对其进一步消化和吸收。

这里的"化物"是什么意思呢？化物就是变化、消化、化生的意思。小肠将水谷化为可以被机体利用的营养物质，精微由此而出，一部分自己吸收，一部分由脾升清到心肺，通过心主血脉和肺朝百脉的功能再营养全身；接着，糟粕由小肠下输于大肠和膀胱，通过大肠传化糟粕和膀胱储尿、排尿的功能，将废弃的固态物质排进大肠，废弃的液体进入膀胱，这就是所谓的"化物"作用。

为了更便于理解，我们可以把小肠想象成人体内的一个"垃圾加工厂"，胃没有完全加工的水谷产品，进入这个垃圾加工厂后，要停留一段时间做二次筛分，因为垃圾里还存在很多精华，这些精华不能白白浪费，怎么办？就要靠小肠分清别浊的功能来处理。垃圾加工厂会选出一部分"可回收的产品"，并自己吸收掉这些次级精华物质，就像垃圾加工厂自己倒卖易拉罐，然后变钱装入自己口袋一样。就这样，经过这样的两次处理，剩下的几乎都是真正的糟粕了，这就是我们体内饮食运作的过程。

很多人认为与小肠相关的疾病很少，其实并非如此。如果一个人出现眼睛发黄、头痛、颈部疼痛、耳鸣、耳聋、风湿等现象，说明其小肠出现了亚健康。另外，中医认为，心和小肠相表里，表就是阳，里就是阴。如果阳出现问题，阴也会出问题，所以一旦小肠出问题，那么心脏也会受累。

要想照顾小肠，每天的未时就要注意调整小肠经了。怎么调整呢？吃好午饭是最简单的方法。古代有一种说法，羊在日跌之时（未时）吃草。为什么呢？因为日跌之时是小肠经"值班"，而小肠是管消化吸收、泌别清浊的，羊此时吃草，消化吸收好，新陈代谢好，羊就长得好，长得壮。

而对人来说也是同样的道理，虽然我们午饭在午时就吃了，但消化吸收却是在未时进行的，这顿午餐吃得好不好，会对我们的身体健康产生非常深远的影响。只有我们的小肠得到充足的营养补充，小肠经的气血才会充足，才有能力加强全身的气血供应，更好地泌别清浊，强化与心经的沟通联系，促进新陈代谢和身心健康。

可是，现如今，很多人吃午餐只是为了单纯填饱肚子，他们并没有重视午餐的质量。不管是写字楼里时间比较紧张的工作人士，还是已经退休在家的中老年朋友，都存在这种情况。上班工作者大多是因为时间紧，就从家里带点饭，或是在单位附近草草吃点快餐应付一下，填饱肚子就行。而已经退休的中老年人，因为中午的时候儿孙都不在家吃饭，所以很多时候也是吃点儿馒头咸菜或剩菜剩饭了事，晚上再弄出一桌丰盛的晚餐来和孩子们一起吃。想想看，我们很多人是不是这样的？

如果午饭只是随便应付了事，小肠功能最好的时候却吸收不到足够的营养，小肠经的气血得不到很好的补充，那么就容易导致身体气血不足、体质虚弱，进而对其他脏腑的功能造成不良影响，最明显的一点，就是人会表现得"不耐饿"。很多人可能都有这种体会，午餐要是随便打发的话，下午就会饿得很快，然后就无法集中精力了，工作和学习的效率也就随之大打折扣，这其实是气血不足的一种表现，因为中午该补充气血的时候我们没有好好补。还有一个原因，因为小肠经与心经相表里，小肠经气血不足了，就会直接影响到心经和心脏。而心藏神，主神志、思维活动，心经和心脏的气血一旦不足了，心主神志的功能就会不正常，人就不能集中精力地工作和学习了。因此，我们吃午餐千万不能"对付了事"。

当然，我这里说的吃好并不是说一定要吃大鱼大肉、山珍海味，而是说尽量把营养补充得全面、均衡点，主食、蔬菜、肉类最好都吃一

第八章 顺天道养生，应时辰治病——《黄帝内经》中的时辰养生

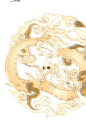

点，不要太偏就行。不要说我今天中午就吃青菜，明天中午就是肉，要互相搭配吃，吃好又吃饱。

除了吃好午餐，还有什么保养小肠经的方法呢？这里为大家推荐一种"小指头提水法"。小指是手少阴心经与手太阳小肠经回圈的地方，刺激此处可以增强心脏和小肠的功能，也可以增强生育能力。据说此法在日本很盛行，许多老人在家练习，有些老人到了70多岁还能生儿育女。

小指头提水法的具体做法是：到了未时，试着用小手指头提吊水壶或小水桶各99次，还可以用小指头提物、翻书，或用小指头互相用力勾拉，或以一手大指与食指捏住另一手小指按压、捻转、揉推。每天花费一点时间，就可以保养好小肠经，何乐而不为呢？

申时膀胱经当令，多喝水促进尿液排泄

《素问·灵兰秘典论》中说："膀胱者，州都之官，津液藏焉，气化则能出矣。"这里的"津液"其实就是尿液，尿液储存在膀胱里，然后在肾和膀胱的气化作用下被排出体外。要想保持我们身体的健康，就不能让垃圾废物在里面蓄积捣乱，而要想让身体里的废物垃圾能及时地排出体外，那就要保持膀胱经的通畅，最简单的办法就是要多喝水。

申时又称晡时，又名日晡、夕时，即下午15:00~17:00。申时周身气血流经膀胱，所以这个时段是膀胱经当令的时机。

《黄帝内经》里是如何定义膀胱的呢？《素问·灵兰秘典论》中说："膀胱者，州都之官，津液藏焉，气化则能出矣。"这里的"州都之官"

相当于主管江河的官员。我们都知道，膀胱主要是储尿与排尿，凡是我们喝进去的水，都会进入膀胱，膀胱就好像人身之洲渚，所以被称为"州都之官"。

"津液藏焉"是什么意思呢？就是指水进入膀胱后，通过肾的气化作用上行，形成津液，所剩余的则经过肾的气化作用变成小便而排出体外。进一步讲，膀胱的储尿和排尿功能，全赖于肾的气化功能，膀胱的气化，实际上隶属于肾的蒸腾气化。

从这里我们也能看出，膀胱是人体日常的主要废物排泄通道，就是装、泄废水的，因此我们要想排毒，就离不了膀胱经。有些朋友问我，人体内都有哪些毒呢？毫不夸张地说，人体内的毒包括水毒、食毒、脂毒、痰毒、血液里边的瘀毒，还有我们的气毒。人到了一定的年龄，可谓五毒俱全，我们必须学会排毒。

如何排毒？要想让身体里的废物垃圾能及时地排出体外，那就要保持"污水管道"的通畅，最简单的办法就是在每天下午15：00～17：00膀胱经当令时，多饮一点水，冲一冲身体的这个"下水管道"，就能有效预防管道生锈、拥堵等麻烦事的发生。

我们知道，在地球上，70%的是海洋，30%的是陆地。天人相应，在人体中，水也约占每个人体重的70%以上。在人身上，除了头发和指甲的水分含量非常少之外，没有哪个地方是不含水分的，包括骨头里面，说得夸张一点，整个人就是一个装水的特殊容器。而以水为主的尿液正是我们身体代谢废物的最主要通道，所以说适当多喝水的确是一种非常健康又简单的保健方法，可以促进我们身体里面各种垃圾的排出。

俗话说"流水不腐，户枢不蠹"，你喝的水多了，在满足身体的需求之后，多余的水就能载着身体里的垃圾更快地下输到膀胱，然后被排出去。这样，身体的整个代谢过程就会进行得更快一些，就能避免身体里面废物大量堆积，造成健康隐患。这就好像是一条河，如果河道里的水流量很大，一有废物就会立即被冲走，它就不可能发腐变臭，特别是

第八章 顺天道养生，应时辰治病
——《黄帝内经》中的时辰养生

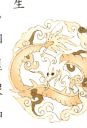

夏天的时候，下场大雨河里涨一次水，河道里的垃圾污垢就被清理得干干净净的了。

值得我们注意的是，我们在申时喝的水一定是干净的水，千万不要把各种饮料、啤酒、牛奶等当开水喝，只有白开水、淡茶水才是最好的"膀胱清洗剂"，其他的东西表面上看起来可能具有一定的利尿作用，实际上是在给肾脏、膀胱增加负担。

除了平时我们要养成良好的习惯，适当多喝水以保持膀胱的清洁之外，我们最好还应对膀胱经做按摩。申时也是养护膀胱经的最佳时间，在工作之余我们按摩一下膀胱经，不仅有助于泌尿系统的保养，还可以延缓衰老，防止记忆力减退，提高免疫力。

按摩方法其实非常简单，在15：00～17：00这个时间段，多饮一点水，然后坐或者站立，然后用双手拍打后背中间两侧，拍打时从上到下用一点力拍打，每次拍打10分钟，就可以改善五脏六腑的功能。

酉时肾经当令，按摩肾经好处多

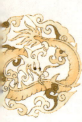

人体经过申时的泻火排毒，在酉时进入贮藏精华的阶段，此时肾发挥着巨大的作用。中医认为，肾主藏精，扮演着人体"先天之本，寿夭之根"的角色。《素问·灵兰秘典论》中说："肾者，作强之官，伎巧出焉。"人的技巧和智力都由肾脏而生，这一切，都说明了疏通肾经对每个人来说都非常重要。

酉时，是指下午17：00～19：00，人体经过申时的泻火排毒，在酉时进入贮藏精华的阶段，身气血流经我们身体的肾经，此时正是肾经当令的时间。

肾主藏精。什么是精？人的精，就像钱一样重要，什么都可以买，什么都可以变现。人体细胞组织哪里出现问题，"精"就会变成它或帮助它。精是人体中最具有创造力的一个原始力量。当你需要什么的时候，把精调出来就可以得到这个东西。比如你缺红细胞，精就会化生为红细胞。

从另外一个角度讲，元气藏于肾，元气是我们天生带来的，也就是所谓"人活一口气"。这个元气藏在哪里？它藏于肾。所以大家到一定年龄阶段都讲究补肾，而身体自有一套系统，经脉要是不通畅的话，吃多少补品都没用。

肾精足的一个表现就是志向。比如老人精不足就会志向不高远，小孩子精足志向就高远。所以人要做大事，首先就是要保住自己的肾精。

那么，在酉时，也就是足少阴肾经气血最为旺盛的时候，我们如何来养精？最简单的方法是喝一杯水，不要太多，一杯就够了。我们说过，由膀胱经"当班"的申时是身体排泄的高峰时段，应该增加饮水量，加快尿液的生成，以促进体内废物的排泄。到酉时，虽然排泄高峰已过，但整个排泄周期并没有完全结束，仍处于收尾阶段。俗话说，行百里者半九十，收尾阶段其实是"攻坚阶段"，收尾做不好，整个过程就会前功尽弃。所以，我们要想真正保持肾脏和膀胱的清洁，彻底清除积存在其中的废物，在酉时的时候补充一杯水非常必要。这一杯水可以帮助我们把体内的毒素排掉，还可以清洗肾和膀胱，维护肾和膀胱的"长治久安"。

除了多喝水，我们还要注重晚餐的质量，适当在晚餐中增加一些黑色的食物。中医有"五色入五脏"的说法，也就是五种颜色的食物对人的五脏可以起到保养的作用。其中，"黑入肾"，黑色食物可以加强肾的功能，起到补肾的作用。具体有哪些呢？如黑豆、黑芝麻、黑木耳等都可以。你不妨借助肾经当令之时多吃些黑色食物，定会取得事半功倍的补肾效果。

第八章 顺天道养生，应时辰治病
——《黄帝内经》中的时辰养生

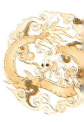

现实生活中，很多朋友都对肾经保养不当，所以他们常有精神低靡、腰膝酸软、阳痿、遗精、耳鸣、耳聋、失眠、健忘、畏寒等症状出现。当出现这些症状时该如何解决呢？按摩肾经是简单又有效的方法。每天的17：00～19：00，是肾经当令时，此时肾经气血最旺，也是肾虚者补肾的最好时机。因此，这个时候对肾经进行按摩，效果是最好的。

按揉肾经的时候，最好把心经也揉一揉，心经在胳膊上，属火；肾经在腿上，属水，心肾是相通的，这两条经络同时按摩，能起到很好的保健作用。

戌时心包经当令，保持愉悦的心境

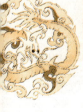

戌时，是晚上19：00～21：00，这个时候是心包经当令。心包经是心包所属的经络，而心包是心脏的"保镖"。《灵枢·邪客》中讲："诸邪之在于心者，皆在于心之包络。"这句话的意思是说，心是君主之官，邪不能犯，外邪侵袭于心时，首先会侵犯心包。如果邪侵心包之后治疗不及时，人就会患严重的心脏疾病，这个人就非常危险了。因此，我们必须在戌时重视对心包经的保养。

"戌"指万物消灭归土的意思，戌时表示太阳已经落山，天将黑未黑，天地昏暗，万物朦胧，对应的时间是傍晚19：00～21：00，由心包"主时"。

《素问·灵兰秘典论》中说："膻中者，臣使之官，喜乐出焉。"所谓的"膻中"就是心包，它包裹着心脏，好像君主的"内臣"一样，能够传达君主的旨意。所以说，它能代心行事，故又称为"心主"，心中产生的喜乐情绪便是从这里发出来的。

心包经是健康之源，经常敲心包经对防病养生有很大功效。心包经起于胸中心包络，往下过横膈膜以联络三焦。支脉横过胸部，入腋下3寸处，再往上行进入腋窝，然后从手臂内侧往下，入手肘中，沿两筋之间到手掌，直达中指指尖，也就是中冲穴的位置。

中医认为，心为君主之官，心是不受邪的，那么总得有一个人代邪受过，指的就是心包。假如人的中指出现麻木的话，实际上就是心包的病，心包会代君受过，凡心脏病发作首先就表现在心包上，所以在中医里边心包经的病叫"心澹澹大动"，就是当你心慌的时候，那是心包经的病，而不是心经的病。

心包经是沿着人体手臂前缘的正中线走的一条经脉，经过手掌，一直走到中指。所以手臂部位的疾病多与其有关。心包经不畅，首先表现在人体就是"手心热"。人的手心里有劳宫穴，劳宫穴也是心包经的一个重要穴位，如果心包有热，就会体现在劳宫穴上，所以手心热。有的人手心总出汗，这也是心包不收敛的一个表现。因为心包经属于厥阴经，厥阴经就是主收敛的，如果不收敛，手心总出汗的问题就得不到解决。

在临床上，一些人总觉得自己手臂发沉、发麻，尤其是以中线向下这一块发沉、发麻最常见，这就是已经出现心脏病或心包病的一个前兆。这种人一是工作压力太大，二是过度焦虑，阻碍了气机，造成了气血不通、经脉不通畅，导致了麻、胀、沉的感觉。

另外，腋下出现肿痛、胸胁发胀也是心包的病。如果不及时解决，那么病情就会继续发展下去，严重时患者会出现心跳加快、心慌等现象。

那么，在戌时，我们该如何保养心包经呢？中医认为，这个时候我们要保持心情舒畅，这样心包经才能发挥它的重要作用，即疏通气机，所以这个时间你要安静而快乐地度过。你可以学习，可以闭目养神，可以外出散步锻炼身体，可以听喜欢的音乐……你把心包经"伺候"好了，它就会通过回报心脏来报答你。

还有一种养生方法，就是在戌时抽出10分钟时间敲打心包经。如何敲打心包经呢？在操作之前，我们先找到自己腋下里边的一根大筋，然后用手指掐住拨动，这时你会感觉小指和无名指发麻。每天19：00~21：00之间拨数十遍，对身心是非常有好处的。

人过了35岁以后，敲心包经更是很有必要的。因为长时间不合理的饮食，不健康的生活习惯，使得血液中的胆固醇与脂肪含量增高，而血液中胆固醇太多时，会逐渐黏附在血管壁上，造成血管狭窄、弹性变差，继而导致血液流动不畅，诱发心肌梗死及脑中风等严重并发症。敲击心包经就可以使血液流动加快，使附着在血管壁上的胆固醇剥落，进而排出体外。

亥时三焦经当令，千万别与人怄气

亥时是十二时中最后一个时辰，指当夜的21：00~23：00，此时三焦经当令。人体的五脏六腑中间都有一个联系的系挂，而三焦就是这个系挂。人体系挂是哪些东西？像膜、筋，还有脂肪或其他连缀物，这些都相当于三焦。三焦一定要保持通畅，这样人体才能健康。如果不通畅，人就会生病。而亥时保持平静的心境，对三焦是一种体贴的照顾。

我们一天当中最后的一个时辰，就是亥时，对应的是夜里21：00~23：00这个时间段。亥时又称"人定"，意为夜已很深，人们停止活动，此时是安歇睡眠的时候。

亥时三焦经当令。什么是三焦呢？古人将三焦分为三部分——上焦、中焦和下焦。上焦心肺，中焦脾胃、肝胆，下焦肾、膀胱、大小肠。其实，三焦或三焦经都是传统中医的专有名词。《类经》中说："三焦者，确有一腑，盖脏腑之外，躯壳之内，包罗脏腑，一腔之大腑也。"所谓"包罗脏腑"，即包覆各脏腑的外膜，可以保护脏腑，为油脂体膜，故称为"焦"。三焦油膜可以完整包覆整个体腔，显然比五脏六腑还要大，所以又叫大腑。其存在形式又与其他脏腑完全不同，又叫"孤腑"。

三焦在人体中有什么作用呢？三焦既属"火性"，又位于亥时之"水位"，其对人体的主要生理功能即为"行气行水"。《素问·灵兰秘典论》中说："三焦者，决渎之官，水道出焉。"即三焦可使全身水道通畅。人体中的水液之所以能够正常排泄，这与三焦的作用是分不开的。

此外，三焦可通行元气。元气在肾，由先天之精所化，依靠后天之精滋养。元气通过三焦而输布全身的五脏六腑，充沛于全身，以激发、推动各个脏腑组织的功能活动，所以说三焦是元气通行的道路。

中医认为，人体的阴阳平衡直接受三焦的管理，如果三焦不通，必然是疾病丛生。如何保养三焦呢？有一句话叫"亥时三焦通百脉"。亥时即晚上21：00～23：00，从亥时之初（21：00）开始到寅时之初（3：00），是人体细胞休养生息、推陈出新的时间。此时人随着地球旋转到背向太阳的一面，进入一天之中的"冬季"。冬季是万物闭藏之时，人到此时也要闭藏，其目的就是为了第二天的生长。

那么，此时此刻我们该怎么做呢？我们要收藏兴奋，保持心境平静。睡前要做到不生气、不狂喜、不大悲。如果情绪波动到11点还没结束，那第二天的精神一定萎靡不振。这和睡觉多的婴儿长得胖、长得快，而爱闹觉的孩子往往发育不良是一样的道理。

我有一个朋友，一到睡觉之前就喜欢和孩子说教。由于她儿子挺顽

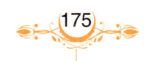

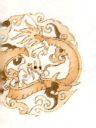

皮的,所以这个朋友总会越说越气。结果怎么样?她现在患上了心脏病。可能你会不理解,为什么会出现这种情况呢?中医认为,三焦与心包相表里,亥时三焦经当令,这位朋友到了点不睡觉,却天天夜里训孩子,肯定会影响到自己的心包。心包是代心受邪的,最怕的就是不良情绪的刺激,它出了问题,反过头又会影响心脏的功能,形成一个恶性循环。所以我常常对身边的人说,亥时一定要好好睡觉,保持平静的心境,不要为琐事烦恼,更不必与人怄气,那样百脉就会得到休养生息,对身体十分有益。

除了保持平和的情绪之外,平时生活中,我们也可以通过饮食调养来照顾自己的三焦。中医认为,绿豆芽性寒、味甘,可利三焦,《本草纲目》指出豆芽能"解酒毒、热毒,利三焦"。所以与三焦有关的疾病可以借助绿豆芽来调理。这里推荐一个小妙方:取绿豆芽250克,去杂质,洗净,放入油锅中快速炒熟即可。这道日常小菜能够解热毒,利三焦,对于热毒疮疡、小便赤热不利等证有良好功效。

第九章

生活需规律，起居重有常

——《黄帝内经》中的起居养生

我国自古以来就提倡起居有常。根据季节变化和个人的具体情况制定出符合生理需要的作息制度，并养成按时作息的习惯，使人体的生理功能保持在稳定平衡的良好状态中。为什么我们的生活要有规律性，要保持良好的习惯呢？因为天地阴阳的变化有固定的规律，不跟着天地阴阳的规律作息，人就会走背运。这就是起居有常的真谛所在。

上古天真，生活规律，起居有常

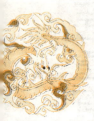

> 起居养生，寓养生于日常生活之中，贯穿在衣、食、住、行、坐、卧之间，尤其要注意调其平衡，守其中正，如有规律的作息、劳逸的结合、服饰的顺时合体、房事不纵也不禁、睡眠的适度等。起居生活应做到适度协调，实践健康长寿，使人不得病的目标就有实现的希望。

严格的生活规律是获得健康体魄的重要因素。《黄帝内经》极其强调这一点，《素问·上古天真论》中的"起居有常"，一直被众位医家奉为健康的信条。

"起居"主要指作息，也包括平常对各种生活细节的安排在内。"常"是指什么？"常"就是一种固定不变的，又变化着的东西。又说它不变，又说它变的，听起来好像很矛盾，其实这一点都不矛盾。什么叫有常？有常的反义词是无常。我们把人死了叫无常，人活着应该是什么？就是有常，即人应该有固定的起居和生活规律。为什么要固定呢？因为天地阴阳的变化有固定的规律。不跟着天地阴阳的规律作息，人就会走背运。

现代科学证明，人体的任何一种生命活动都具有规律性，不过有的很明显，有的不太明显，让人自身没有觉察到而已。比如人到了晚上会有睡意，睡觉后能按时醒来；人到了一定的时间，会感到饥饿等。这些规律就是人们常说的"生物钟"。如果生活作息没有规律，会导致人体生物钟紊乱，也就是人体生命活动紊乱，各器官的功能失调，其结果是影响身体健康。因此，我国自古以来就提倡起居有常。根据季节变化和个人的具体情况制定出符合生理需要的作息制度，并养成按时作息的习惯，使人体的生理功能保持在稳定平衡的良好状态中，这就是起居有常的真谛所在。

春秋时期，鲁哀公曾问孔子，怎样才能长寿？孔子就说到了"起居有常"的问题。他回答说："寝处不时，饮食不节，佚（逸）劳过度者，疾共杀之。"孔子认为，生活没有规律，饮食没有节制，不注意劳逸结合的人，久之必然会积病而死。

我国著名的"寿星"——隋唐时代的大医药学家孙思邈，也十分重视生活规律，他养成了良好的卫生习惯。数十年中，他每天都坚持做好三件事，就是天天打两遍拳，天天做一次按摩，天天做一遍气功。孙思邈活了101岁。他在90多岁以后，仍然耳不聋，眼不花。他的重要医学著作《千金妙方》，竟然是在百岁时写成的。

无独有偶。德国哲学家康德，在78岁高龄时，仍在握笔认真修改他的著作《从自然科学最高原理到物理学的过渡》。健康长寿的康德，日常生活也是很有规律的。他每日起床、写作、讲课、吃饭、散步、睡眠，都有固定的时间。他在寇尼斯堡大学任教期间，一直严格遵守学校的作息时间。每天早晨，当康德教授拿着手杖步出家门，走上两旁栽着菩提树的小路时，他的邻居们就知道此刻是5点半钟了，赶紧忙着去校正家里的钟表。康德在中年时期，无论是春夏或秋冬，每天晚上都是10点整上床睡觉，早上5点钟起床。到了晚年，他将睡眠时间增加了1个小时，提前到晚上9点入睡。对康德的严格生活规律，德国的大诗人海涅给予了高度的评价："我已经不相信城里的大教堂的自鸣钟能胜过它的市民——康德。"

无须再举更多的例子了，实践证明，"起居有常"，顺应生物钟的要求，则可达到健、寿、智、乐、美的境界。反之，如果"起居无节"，将"半百而衰也"。就是说，在日常生活中，若起居作息毫无规律，恣意妄行，逆于生乐，以酒为浆，以妄为常，则随着违反的程度不

第九章 生活需规律，起居重有常——《黄帝内经》中的起居养生

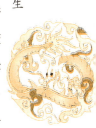

同而使人体受到不同的损害，表现为疲劳、抑郁、早衰、疾病，甚至死亡。特别是年老体弱者，生活作息失常对身体的损害更为明显。

因此，我们的生活起居必须"有常"，即顺应生物钟的要求，建立合理的作息制度，休息、劳动、饮食、睡眠，皆有规律，并持之以恒，才能增进健康，尽终其天年。

生病起于过用，切勿妄作劳

《黄帝内经》中有"不妄作劳"的观点；唐代著名医学家孙思邈也曾说："养性之道，常欲小劳，但莫大疲"；古代名医华佗同样指出过："人体常欲劳动，但不当使极耳"。这些话反复在告诫人们，要想长寿，就要掌握好动与静的度，求"小劳"避"大疲"，不要不活动，也不要过于活动，以至于疲劳不堪。

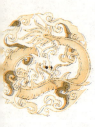

《黄帝内经》讲，人要健康除了前面讲的要"起居有常"外，还要"不妄作劳"。怎么理解"不妄作劳"呢？就是说劳动、运动不应过分，也就是要守常规，要适度。人不可太过劳累，也不要任何事情都不做。

中医认为，人体在正常的生理状态下，动与静应当保持相对的平衡。经常适当地劳作、运动，能促进身心健康。四体常勤，则五脏气血旺盛，肌肉丰满坚实，关节运动灵活；百脉通畅，故动作敏捷，反应迅速，生命机能得以加强。

但是，如果我们从早忙到晚，使体力经常处于"过劳"状态，对健康就无益了。劳力过度易耗伤气血，轻则倦怠乏力，少气懒言，精神疲惫，肌肉消瘦；重则筋骨、肌肉劳伤，引起腰痛、关节疼痛等。《素问·举痛论》中说："劳则气耗"、"劳则喘息汗出"，说明任何体力劳动都不可太久，要量力而行，应"坐不欲至倦，行不欲至劳"。过久则超越了人体所能承受的限度，会对形体造成损伤。特别是饥饱劳作，强力劳作，更是伤人致病的重要因素。

看过《三国演义》的人，是否还记得其中有这样一个情节：司马懿从蜀使那里打听到诸葛亮早起晚睡、事必躬亲、吃饭很少等一系列有关生活起居的情况后，断言这位丞相活不长了，结果不出他所料，不久诸葛亮便与世长辞，卒年才54岁。司马懿就是根据诸葛亮长期不注意起居调摄、费神太过、营养不足，势必损害健康、缩短寿命做出的预言。

还有人做过一个有趣的实验：给疲劳和未疲劳的猴子同时注射等量病菌，结果疲劳的猴子被感染得病，未疲劳的猴子却安然无恙。这表明疲劳能降低生物的抗病能力，印证了《黄帝内经》关于"劳倦致病"的理论。

过劳不仅仅指体力劳动，还包括脑力劳动。现在全球都在提倡科学用脑，就是要求人们在勤于用脑的同时，还要善于用脑，注重对脑的保养，防止疲劳作业。现代医学认为，当脑力劳动过分紧张或持续过久后，大脑皮层及神经系统一部分就从兴奋转入抑制，出现思维不敏捷，反应迟钝，注意力不集中，记忆力下降，工作能力降低。此时若没有及时休息调整，强制性地继续工作下去，就要引起过度疲劳。长期的过劳使神经细胞的负荷超过了生理功能的界限，兴奋与抑制过程就失去平衡，产生神经衰弱等病变。因此，当一个人用脑时间过长，感到精神疲惫时，要适当休息，或通过体育锻炼、文化娱乐等方式来调节身心，恢复精力。

此外，"过劳"还有一层引申含义，就是房事方面无节制。为什么这么说呢？我们先看这个"妄"字是怎么写的？上面一个"亡"字，底下一个"女"字。可以理解为，死在女人手里叫"妄"。所以，我们也可以把这个"劳"理解为房劳。

第九章 生活需规律，起居重有常 ——《黄帝内经》中的起居养生

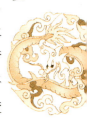

房劳过度后，你的身体会出现很多的信号。比如，做爱后第二天出现腿发软、膝盖打软、耳鸣、脱发等症状，有的人还小腿肚发酸，撒尿时滴滴答答地收不住，有的人甚至还会出现阴囊潮湿或者是腰酸等症状，这都是房劳过度的表现，是身体发出的不良信号。很可惜，现在很多人都意识不到这些，他们有一种"但求速死"的心理，长期如此，早早把自己的那点阴精消耗尽了，人也就完了。

所以，我们在普普通通的日常生活中应处处按照"不妄作劳"行事，不仅要减少欲望，避免房事过度，还要避免体力和脑力过分劳作。这是养生非常重要的一点。

区域有别，南、北方养生各不同

俗话说"一方水土养一方人"，一个地方的水土性质、气候类型、生活条件，决定了一个人的体质，甚至是性格。远在数千年以前，《黄帝内经》就认识到了自然环境与健康长寿之间存在着密切的联系，提倡人们"因地而养"。以南方人和北方人举例，他们生活的地域不同，那么所采取的养生方式也不一样。我们应根据不同的地理环境使用各种补益方法。

在我们身边常有这样的例子，一个人阔别自己的故乡，去外地出差，结果刚去几天身体就吃不消了。要么腹泻，一天跑几趟厕所；要么上火，脸上冒出了痘痘；要么失眠，每晚怎么也睡不着觉……这便是我们经常说起的"水土不服"。

俗话说"一方水土养一方人"，一个地方的水土性质、气候类型、生活条件，决定了一个人的体质，甚至是性格。之所以会水土不服，正

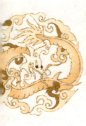

是人的体质与当地的自然环境发生了冲突，进而出现了不适症状。举个例子，为什么很多去西藏旅游的人会出现"高原反应"？因为这些人都生活在平原地区，其身体的机能适应不了高原的情况。相反，长期居住在那里的藏民却早已适应了高海拔生活环境，他们在几千米的峰顶悠游自在地放牧，还时不时唱出刺破云天般嘹亮的歌声，这种现象正是环境影响人的体质的具体表现。

远在数千年以前，《黄帝内经》就认识到了自然环境与健康长寿之间存在着密切的联系，提倡人们"因地而养"。什么意思呢？以南方人和北方人举例，他们生活的地域不同，那么所采取的养生方式也不一样。我们应根据不同的地理环境，并结合各人自身的特点和病证等情况使用各种补益方法，这才是健康之本、长寿之本。

十个南方人，九个阳气不足

大家先来看看南方人。南方人的体质有怎样的特点呢？笔者认为，南方人大多数都阳气不足。听到这里可能你不理解了，南方气温很高，雨水很多，具有温暖、潮湿的气候特征，那里的人怎么会缺乏阳气呢？没错，南方人确实大多数如此，多到什么程度，多到几乎是百分之百，无一例外。

为什么会这样呢？因为南方气候温热、湿润，那里的人为了躲避酷暑，天天都会开空调。想一想，外面艳阳高照，气温三十几度，可一进屋子，气温就降至十几度，仿佛掉进冰窟窿一般寒冷，人体的阳气能不受损吗？不仅吹空调，他们的饮食习惯也处处有损自身的阳气，比如天天冲凉水澡，喝冰镇饮料、凉茶，吃冰激凌，进食梨、荸荠等寒性食物，所以他们是典型的"体外热、体内凉"。

那么，如何改变这种身体状况呢？可以适当地多吃一些以温补脾肾阳气为主的食物，常用的食物可选牛奶、辣椒、韭菜、大蒜、生姜、糯米、黑米、芡实、红枣、栗子、桂圆、杏、樱桃、桃子、杨梅、桂皮、麦芽糖、黑砂糖等。还可以使用温性、热性的药物，以祛除阴寒、温补

第九章 生活需规律，起居重有常
——《黄帝内经》中的起居养生

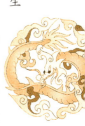

阳气。其中，红参就是不错的选择。

红参是人参的熟制品，具有大补元气、益气活血、健脾补肺、益气生津、益气安神之功效。从保健强身角度来说，红参性温、火大、劲足、功效强，是气血不足且偏阳虚者的补益佳品，凡出现经常怕冷、手脚不暖、眩晕倦怠、四肢乏力、易疲劳、气短喘促、时感胃中寒冷、长期腹泻、失眠多梦、阳痿尿频等表现，都可选用红参进补。红参的用法很多，泡茶饮用是最简便的方法。将红参切成薄片，取2～3克放在碗内或杯中，加开水冲泡，闷盖5分钟后即可服用，反复几次后将参片嚼服咽下，对改善阳气不足很有益处。

北方属水，养生重在保收藏

同南方人一样，北方人的体质与地域也密切相关。究其原因，最重要的莫属气候因素了。北方夏季高温多雨，冬季寒冷干燥，日照时间长，在这样的气候下，人们喜欢进食羊肉、狗肉等热性的食物，喜欢吃火锅，喜欢吃辣的，喜欢喝烈酒……这样的饮食习惯会耗伤阴津，长此以往，北方人容易出现阴津不足证，也就是我们前面提到的阴虚证，继而引发"上火"、口腔溃疡、皮肤干燥、起痘、小便赤黄等症状表现。

那么，北方人如何养生保健呢？《素问·逆调论》中说："肾者水脏，主津液。"意思就是肾脏管辖全身的水液代谢，具有调节体内水分平衡的功能。按照中医理论，北方属水，在五行中对应着肾，所以北方人应以养肾为主。特别是到了寒冷干燥的冬季，人体易肾阴亏虚，北方的居民一定要注意收藏养阴。如果冬天不注意保暖，不注意饮食，就会导致肾阴不足，出现肾阴虚证。而水生木，如果肾阴不足，不能滋养肝木，那么到了来年的春天，肝脏还容易出现问题。比如高血压、乳腺增生、月经不调等，其实都是季节对人的惩罚。民间有"冬不藏精，春必病瘟"的说法，也正是这个道理。

既然是养肾，就要注意进补方式。不能因为天气冷就一味地选择羊肉、狗肉、辣椒等热性较强的食物，就好比我们烧水一样，如果烧得时间长了，水就会被耗干。那么，怎么补？我们应该温补，在温补的过程还有注意平衡，顾护阴液。

你可以选择牛肉、鸡肉、鳝鱼、龙眼肉、荔枝、核桃等，它们具有温补的作用。同时，还应适当吃一点偏凉的东西，把燥热补过来。民间有"冬吃萝卜夏吃姜"的说法，这句谚语就是利用了这两种食品的寒热性，配合了季节的寒热性来进行阴阳调理。

萝卜是偏于凉性的，北方冬天天气寒冷，人们多食热物，胃内易积火，吃萝卜则可以祛火生津。明白了这点，当你在冬季吃炖牛肉时，应该加一点白萝卜；牛肉属于温性食物，而白萝卜味辛甘、性平，有下气消积化痰的功效，它和牛肉搭配在一起，可以调节"温燥"平衡，不仅补气，还能消食。

此外，在冬天干燥的天气下，常用红枣、枸杞子等食物滋补的人，吃多了很容易上火，不妨在烹调的同时加进点凉性的荷叶，滋补的效果会更好。

以上便是南方人与北方人养生保健的注意要点。我们时刻要记住，人是居住在大自然中的，只有天人合一，保持机体与自然的平衡，才能有利于身体的各种生理需要，进而减少疾病的发生，顺利安康地度过一生。

第九章 生活需规律，起居重有常
——《黄帝内经》中的起居养生

浊气伤人，PM2.5之下的养生之道

> PM2.5是指大气中直径小于或等于2.5微米的颗粒物，也称为可入肺颗粒物。虽然PM2.5只是地球大气成分中含量很少的组成，但它对空气质量和能见度等有重要的影响。PM2.5粒径小，富含大量的有毒、有害物质且在大气中的停留时间长，输送距离远，因而对人体健康和大气环境质量的影响更大。

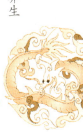

喜欢旅游的人也许都有这样的体验：在喧闹的都市里，人会有一种莫名其妙的烦躁不安感，而一旦踏进大自然的怀抱，幽幽的丛林、如镜的湖水、峰峦叠翠的山谷，你就会有一种说不出的舒畅和爽快，头脑一下子从昏昏沉沉的状态中清醒起来，变得毫无倦意。这除了因人的精神被美景所陶醉外，还因为摄入了大量新鲜的空气。

空气中的负离子具有调节神经系统、促进血液循环的功能，能镇痛、镇静、止咳、抑汗和利尿，并具有降低血压、治疗神经衰弱等功效。据记载，用空气负离子治疗3000例哮喘患者，其中对40~60岁的患者的有效率达88.3%；20岁以下的患者有效率达98%。可以说，呼吸新鲜的空气，摄入充足的空气负离子，治疗效果比任何药物都灵验。

可是反观我们当下的生活，很多城市终日笼罩在一片浓浓的雾霾之中，空气负离子越来越少了，有关"PM2.5"的话题倒是层出不穷。这种直径还不到人的头发丝粗细1/20的细颗粒物，富含大量的有毒、有害物质，可以穿过鼻腔，绕过复杂的气管，逃过支气管黏液的"捕获"，长驱直入到达肺泡，成为一些中心城市呼吸系统和心血管系统疾病上升的"元凶"，诱发心悸、疲劳、晕眩、呼吸困难等心血管系统异常症状。甚至当吸入的PM2.5颗粒物数量增多，并逐渐在肺内沉积时，轻则出现胸闷、呼吸困难、加重支气管炎和哮喘症状，重则可能造成尘肺病和肺癌。

PM2.5对肺脏的危害是巨大的。《黄帝内经》认为，肺为娇脏，居胸中，上通喉咙，开窍于鼻。肺脏非常娇嫩，不仅怕寒怕热，对城市污染造成的大量PM2.5也是"招架不住"，人很容易出现咳嗽、气喘症状，或者诱发各种呼吸系统疾病的再次发作。

不仅如此，PM2.5还会引发及加重心脏病。《欧洲心脏杂志》曾刊登过一项研究结果：PM2.5与心脏病的死亡率有正相关关系，PM2.5浓度越高，心脏病患者的死亡率也越高。患有急性冠脉综合征的患者，如果过度暴露在PM2.5浓度较高的空气中，死亡率会随之上升。

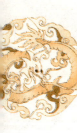

英国一些学者对英格兰和威尔士15.4万名心脏病患者进行了3年多的跟踪研究，这些人曾在2004~2007年间因突发心脏病而住院。研究人员在这些人出院后继续调查他们的健康情况，其间有4万人死亡。在排除了各种可能的影响因素，如社会经济状况和吸烟等之后，研究人员发现，患者过早死亡与空气中的PM2.5有明显关联。因为PM2.5微粒可以侵入肺部，对心血管病患者的危害极大。如果吸入每立方米10微克这种颗粒物，心脏病患者的死亡率就会上升20%。可见，PM2.5是影响健康的"空中杀手"，我们不得不对它提高警惕。

那么，遭遇雾霾怎么办？在PM2.5下该如何养生呢？《黄帝内经·素问·上古天真论》中早就指出："虚邪贼风，避之有时"，就是说对虚邪、贼风、四时不正常的气候和有害于人体的外界致病因素应及时避开，这样疾病就无从发生。

避免与PM2.5亲密接触

为了避免PM2.5对人体造成的危害，为了防止PM2.5伴随吸入的气体混入肺中，我们首先要做好对PM2.5的隔离工作。如果隔离呢？比如，在空气污染指数为轻度污染的时候，健康人群可能出现轻微的刺激症状，而患有基础疾病如慢性支气管、哮喘的人群症状有轻度加剧，此时应该尽量减少外出，心脏病和呼吸系统疾病患者应减少体力消耗和户外活动。当出现重度污染时，老年人和心脏病、肺病患者应停留在室内，并减少体力活动。

许多老年人有晨起锻炼的养生习惯，但是早晨大雾天不能晨练。PM2.5是引起大雾天气的主要元凶之一，因此早上起来发现雾气比较大时，就不宜外出进行晨练。此时也不应该开窗通风，应紧闭门窗少出门。常见一些人戴着口罩坚持跑步锻炼，实在是没有必要，因为大雾天气PM2.5颗粒物浓度也大，而一般口罩根本无法遮挡PM2.5进入呼吸道，不仅达不到健身目的，反而危害健康。所以对于污染天气，对于PM2.5还是不要"亲密接触"，而应保持距离为妙。

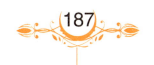

室内同样存在 PM2.5 污染

当然,不要以为空气污染时不外出就万事大吉了。在室内,同样有轻度甚至重度 PM2.5 污染。室内 PM2.5 主要来源于烟草、烟雾。吸烟、蚊香、室内使用复印机、静电除尘器、烹调油烟、燃气炉具、装修石棉板等,都是产生室内 PM2.5 的根源。

吸烟可使室内 PM2.5 浓度增加约每立方米 20 微克,短时峰值可达每立方米 300 微克的重度污染状态,吸完烟后峰值持续时间可达 30 分钟。在与吸烟者相处时,吸二手烟患癌概率等同吸烟。每日和吸烟者在一起待 15 分钟以上,吸二手烟者的危害便等同于吸烟者。所以,减少室内 PM2.5 形成,避免吸烟,远离二手烟,也是避免吸入 PM2.5 的重要措施之一。

要想对付室内的 PM2.5,厨房还要选择性能良好的排油烟机;当空气较干燥时,可以使用加湿器;屋内最好多放几盆叶片较大、吸附能力相对较强的绿色植物,如绿萝、万年青、虎皮兰等。

精心保养肺脏,抵御 PM2.5 入侵

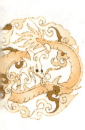

《黄帝内经》中有这样一段话:"不相染者,正气存内,邪不可干,避其毒气,天牝从来……"其中,"避其毒气"是强调未病者的预防和自我保护,而"正气存内"则是增强体质,提高自身免疫力。对付 PM2.5 正当如此,我们应精心保养肺脏,使肺脏处于良好的生理状态,这样才能减少感染疫病的机会。

肺性喜清润,不耐寒热,肺通过口鼻与外界相通,自然界的寒热燥湿之邪气,都易侵犯肺脏。首先要根据四季寒暑的情况,适当地增减衣服和被褥,使机体适应季节和气候的变化,保证肺脏不被寒热燥湿等外邪侵害。

从中医养生的理论出发,五脏中的肺对应五色中的"白色"。所以平日容易感冒,或是肺与支气管常不舒服、易咳嗽的人,平时肠胃脆弱

但又容易胖的人，肤色不佳的人，要多吃一些白色的食物，例如白萝卜、白菜、高丽菜、花椰菜、白木耳、甘蔗，中药材有杏仁、山药、茯苓、白芝麻、百合、白芍等，以增强肺的自我清洁能力，排出污浊和粉尘。

为大家推荐一道党参百合粥。这款粥做法简单，效果显著，可作为日常保健之品。具有做法为：取党参10～30克，百合20克，粳米100克，冰糖少许。先取党参浓煎取汁，将百合、粳米同煮成粥，调入药汁及冰糖即成，可补脾益气，润肺止咳。

最后，希望大家重视与生活息息相关的空气养生，了解一下这方面的知识，对我们防病祛病、养生延年还是大有裨益的。

药补不如食补，食补不如觉补

清代学者李渔认为："养生之诀，当以睡眠居先。睡能还精，睡能养气，睡能健脾益胃，睡能坚骨强筋。"寿命超过百岁的张学良先生被问到养生之道时回答："我并没有特殊的养生之道，只是我能睡、会睡罢了。"所以俗语有"每天睡得好，八十不见老"的说法。说到底，睡眠才是最好的补药。

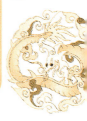

我国民间一直有"药补不如食补，食补不如觉补"的谚语。战国时的名医文挚说："我的养生之道是把睡眠放在头等位置，人和动物只有睡眠才能生长，睡眠帮助脾胃消化食物，所以睡眠是养生的第一大补。人一个晚上不睡觉，其损失一百天也难以恢复"；清代李渔主张"养生之诀，当以睡眠为先"；英国大文学家莎士比亚把睡眠称为"一切精力的源泉，是病人的灵药"；前苏联著名生理学家巴甫洛夫则指出：

"睡眠不足的人反应将变得迟钝，并且容颜易衰老，还常出现焦虑暴躁的情绪。"巴甫洛夫还用科学实验证明："睡眠是神经系统的镇静剂，睡眠是生存所必需的，是生活中的一件大事。"由此可见，无论古今中外，睡眠都是人们生命中像吃饭、喝水一样的头等大事。

大家有没有想过，我们为什么要睡觉呢？这样的问题可能会让你感觉很奇怪、很无聊，也根本无从答起。但你若仔细想想，会发现睡眠这件事是有一定规律性的。

中医认为，睡眠是阴阳彼此变化、维持平衡的过程。《黄帝内经·灵枢·口问篇》曾指出："卫气昼日行于阳没，夜半则行于阴。阴者主夜，夜者主卧，阳者主上，阴者主下……阳气尽，阴气盛则目瞑，阴气尽而阳气盛则寤矣。"就是说，在人的体表外分布有"卫气"，它是机体的保护屏障，每天都在不断地运化、循行。白天，卫气行走在人体的阳分内，反反复复循行二十五周；到了晚上，卫气行于阴分内，依旧是二十五周。这样，当卫气走完阳分人就会想睡觉，当卫气从阴分内走出的一瞬间，人就会醒来。这便是中医里"睡眠—觉醒"的机理。这段话说明了我们为什么会在夜间入眠。也就是说，我们的睡眠是与天地日月同步的。

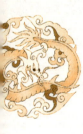

在自然界中，日有日的规律，月有月的循环，年有年的往复，任何一种生物都要遵从这样的自然节律，日出而作，日落而息，周而复始地形成"觉醒—睡眠"的周期性节律变化，这便是睡眠的意义所在。举几个简单的例子，比如公鸡，人人都知道，每天刚刚破晓时它便开始啼鸣，这便是生命节律的体现；再比如鸽子，每天9点，雄鸽会飞进巢内接替雌鸽孵卵，这也是一种生命节律；生活在海边的朋友可能都听说过一种雄性螃蟹，它叫"提琴蟹"，这种动物能够根据阳光的变化而改变自己身体的颜色，还能够按照月亮的升落、潮汐的涨落来安排自己的觅食及休息的时间。同理，睡觉也是遵从自然节律的一种方式。

然而，作为动物中智商高等的人类，在现实中表现得往往没有低级动物那么有规律，我们常常"逆天行事"，把"遵守自然节律"这码事彻底忘到脑后去了。大家不妨审视一下自己及周围的人，有多少人每天都忙于工作，忙于应酬，忙于娱乐？他们常常泡酒吧到很晚，与朋友玩通宵麻将，有时遇上周末，有的人还会彻夜不眠，看电影、玩游戏……总之，他们从睡眠中抽出、挤出很多时间用来做其他的事，可这样没过几年，身体就扛不住了。

和睡眠抢时间的后果是什么呢？首先，睡不好觉会影响一个人的精神状态及其头脑的灵活程度。就在前两天，笔者还接待过这样一位年轻患者，他诉说自己的睡眠情况，可说着说着就停下了，然后眨着眼睛问我："我现在脑子里一片空白，我刚才说到哪儿了？"这位患者平时也是如此，比如刚在厨房里烧着开水，但转身就忘记了；去市场买菜常常交完钱忘拿菜就走了；家门钥匙弄丢过好多把……这便是睡眠不好，大脑不能得到充分休息的表现。

再一点，睡不好觉会使我们的容貌发生变化。笔者接触过患有失眠症的人，他们中有的人患病时间很短，但外在形象却彻底改变了。有位女患者令人的印象很深刻，她是一家宾馆的服务员，每周"三班倒"的轮班制度使她的生物钟发生紊乱，最后引发失眠症。她患病3年，虽然现在只有27岁，但看上去却像40多岁的人：黑眼圈很重，肤色晦暗，缺乏光泽，头上是稀疏的白发，常常被人喊为"大姐"。她给我看她钱夹中3年前的照片，确实非常年轻、漂亮，但现在这一切都改变了。所以，各位想要貌美的女性朋友一定要重视睡眠。睡眠不好，你用再高档的化妆品都无济于事，色斑、痘痘都跑出来了，肤色肤质都改变了，外在保养的作用能有多大呢？

最重要的一点，睡眠不好会引发很多疾病（如心脏病、高血压、脑血管病、糖尿病等），因为大部分疾病和睡眠不好都有直接关系。可能好多年轻人不以为然，觉得这是在危言耸听。年轻人会说，我每天晚上都睡得很晚啊，但第二天上班还是很有精神，即使没精神，我熬到周末

第九章 生活需规律，起居重有常

——《黄帝内经》中的起居养生

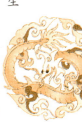

补个觉就行了,也没有患上什么疾病……注意,人人都有年轻的时候,那是一个人体力、精力最旺盛的时候,但人一旦过了30岁,健康情况会逐年下降,慢性疾病也就逐渐形成。再说,疾病形成是个缓慢的过程,正是太多人没有保健意识才让它钻了空子。

那么,怎样做才能拥有健康的睡眠呢?中医认为,人在晚上20:00以前入睡,效果最好。为什么呢?《黄帝内经》中有"凡十一脏,取决于胆"之说,就是说五脏六腑都取决于胆的生发,全身气血都跟随胆气而起。中医说"胆有多清,脑有多清",凡是在23:00前入睡的人,第二天就会头脑清醒、面色红润;反之则会头脑昏沉、面色青白。如果胆汁无法正常代谢而变浓,还容易患上结石一类的病证。

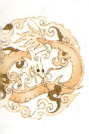

当然,我们不光要睡得着,还要睡得好。《黄帝内经》里说"人卧则血归于肝",就是说人的睡眠好,血才能满足肝脏的需求,肝脏也才能充分地进行新陈代谢。我们知道,胆经在子时(23:00~1:00)最活跃,那么肝经什么时候最活跃呢?就是凌晨1:00~3:00的时间段。此时,人不仅仅要睡觉,还要想办法"睡好",能进入深睡眠状态是最好的。因为你睡得越深,肝血回流的效果就越好,其运行、排毒的功效就越高。

要想保证我们的睡眠质量,就要有一个安静的环境,卧室要光线柔和、空气流通,夏季保持凉爽,冬季防风保暖;床不宜太小、太低,要方便上下床和使睡觉动作舒适。床上用品要与四时气候相应,例如夏季可选用凉席包括竹席、藤席或蒲席等,而冬季则可选用保暖松软的绵被、羽绒被等。

在睡觉之前,我们切忌忧虑恼怒。中医认为应"先睡心,后睡眠",就是指睡前必须保持心情平静,如果忧虑则会伤心神,恼怒则会使肝火旺,心神不宁而会影响睡眠质量。因此,睡前要尽量避免为烦恼的事发愁,可以在睡前阅读一些轻松的报刊杂志,或洗个热水澡、泡泡脚等,以平心气,进而提高睡眠质量。

另外，还要注意，在睡觉之前我们不要吃得过饱。《黄帝内经》曾提出"胃不和则卧不安"的观点，就是说一个人晚上吃得太多就会造成失眠。为什么呢？因为宿食停滞在胃肠中，会扰乱心神，造成心神不宁而出现失眠，长此以往还会引起各种胃病。这就是古代人"过午不食"的道理。古代人一天只吃两顿饭，上午九点钟一顿饭，下午四五点钟一顿饭。他们的生活规律就是日出而作，日落而息。当然，这不一定是最科学的生活方式，笔者不提倡大家也这样做，晚饭还是应该吃的，但要坚守一个原则，就是吃七八分饱就可以了。而且，吃完晚饭之后要散散步，这样对提高夜间的睡眠质量很有好处。

坐有坐相，睡有睡相，睡觉要像弯月亮

> 坐姿和睡姿到底重不重要呢？在民间广为流传这样的健康谚语："坐有坐相，睡有睡相，睡觉要像弯月亮"，由此可见，无论是坐姿还是睡姿都需要大家注意。对于一些热爱生命、热爱生活的人来说，这些老祖宗一代一代传下来的谚语，恰恰让他们懂得了一些小细节对健康的影响，所以，遵循并坚持它们，你才会更健康、更幸福。

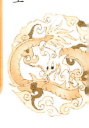

老百姓常说一句话，叫做"坐有坐相，睡有睡相，睡觉要像弯月亮"，也就是说，人在坐着还是躺着的时候都要保持正确的姿势，这对人的健康有很大影响。

在我们的生活中，坐是经常出现的姿势。看电视、乘车、乘船、乘飞机、上课听讲、看电影，都要坐着。良好的坐姿，给人庄重、优雅的好印象。因此在学习举止礼仪时，一定要学习坐姿，坐要有坐相。

良好的坐姿不仅体现出一个的素质，对于人的健康也有很大影响。如果坐姿不对，很容易引起脊椎、腰椎变形，尤其是很多学生喜欢趴着看书写作业，对脊椎非常不好，还容易引起近视；有一些人坐着的时候喜欢翘"二郎腿"，这也非常不好，容易引起下肢水肿、静脉曲张以及骨骼病变；还有一些人喜欢斜瘫在沙发上或坐着时身体往前弯，这种不良坐姿会对腰椎产生很大的负担。

古人云："站似一棵松，坐如一张钟"。当然，这些都是圣人的境界，对于今人而言有点难，但其指导意义仍在。在现实生活中，怎样的坐姿才是科学的呢？科学的坐姿要求上身与站立姿势基本类似，头正、肩平、身正、立腰、挺胸。下身臀部坐在椅子或凳子上，两腿上半部自然并在一起平放，从膝盖以下的小腿部分自然并拢垂直，两脚自然平放在地上。

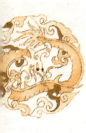

不仅仅是坐姿要端正，我们在睡觉的时候也要讲究睡姿。中医建议采取侧卧的标准姿势，即身体侧卧，一条腿弯曲，另一条腿伸直，一只手肘弯曲，手掌托在头下，这样的睡姿就像一轮弯月亮。

在宋代初年，有一个陈抟老祖，被人称为"睡仙"，他能睡到什么程度？可以一睡下去几个月也不起来。事实上，他是在内练精、气、神。当然我们不提倡像他那样睡觉，却可以从他总结的睡功秘诀中受到启发："龙归元海，阳潜于阴。人曰蛰龙，我却蛰心。默藏其用，息之深深。白云高卧，世无知音。"陈抟老祖的意思是说，人在睡觉的时候，要侧着身体，好像龙一样蜷着身子。具体是怎样的呢？一只手屈臂枕头，另一只手放在脐眼；一只脚伸展，一只脚弯曲。这恰恰符合中医所提倡的弯月亮的睡姿。

为什么建议大家侧卧而不是仰卧呢？中医认为，侧卧时，脊柱多向前弯成S形，四肢容易放在舒适的位置上，可以使全身肌肉得到放松，有助于消除疲劳。而且，侧卧按压在足少阳胆经上，《黄帝内经》告诉我们，胆经活跃的时间是子时，即晚上23：00~1：00。这时候侧卧，正好是对胆经的按摩。

再来看看仰卧，这是一种最为常见的睡觉姿势，古人称仰卧为"尸卧"，即死人的姿势。为什么这么说呢？因为仰卧虽然能做到全身放松，但对健康而言也是有弊端的。人在仰卧时，容易导致舌根下坠，堵在咽喉处，造成呼吸不顺畅。尤其是腹腔内压力较高时，人会出现憋闷、窒息的状况。所以打鼾和有呼吸暂停、呼吸窘迫的人群不要采取仰卧位，以免发生睡眠意外。如果仰卧时将手放在胸部，还会使心脏受压，容易做噩梦。正因如此，《千金要方》中指出："屈膝侧卧，益人气力，胜正偃卧。按孔子不尸卧，故曰睡不厌卧，觉不厌舒。"而许多民间流传的健康谚语，如"侧龙卧虎仰瘫尸"、"睡似一张弓"等，也都表明了屈膝侧卧胜过正面仰卧。

研究证明，只有一种仰卧的姿势有助于缓解失眠，叫做"仙姑睡懒床"。怎么做呢？正卧仰面朝天，两臂上举，就是四仰八叉的姿势，也就是婴儿出生后，在学会侧卧、趴着睡之前睡觉的姿势。这是心神回归、安宁的状态。

又有朋友问了，中医建议侧卧，那么到底是左侧卧好，还是右侧卧好呢？右侧卧是在古代就得到养生家的普遍认同的。据《医心书》中记载："行作鹅王步，睡作狮子眠"。右侧卧又称"狮子王卧"，是养生者最佳的卧姿。

相对左侧卧而言，右侧卧更为科学。因为心脏在胸腔内偏左的位置，如果采取左侧卧的姿势，会使心脏受到压迫，妨碍心脏的扩张和收缩。右侧卧睡时不仅心脏受压少，而且胃通向十二指肠以及小肠通向大肠的口都是向右侧开，有利于胃肠道的正常运行。所以，心脏病、胃病、急性肝病、胆囊结石患者非常适宜采用右侧卧。对于老年人来说，他们的身体机能已经退化，胃肠功能也已衰退。向右侧卧有利于他们胃肠的消化吸收，身体也能获得更多的营养。

当然，虽然右侧卧是最佳的科学睡姿，但对于一个健康人来说，夜

第九章 生活需规律，起居重有常 ——《黄帝内经》中的起居养生

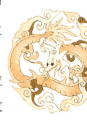

间睡眠也不必过分拘泥于一个姿势，事实上绝大多数的人是在不断变换着睡觉的姿势的，当你右侧卧过久，也可调换为仰卧或左侧卧，这样更有利于缓解疲劳。而且，右侧卧并不适合于所有人，如孕产妇最佳睡姿为左侧卧；双侧肺结核病患者及肺气肿患者不宜侧卧，以仰卧为宜；脊柱不好的人应以仰卧为主，侧卧为辅，要左、右侧卧相互交替。

谨避"六邪"，不是神仙也寿长

> 在大自然中，有"六邪"最易伤身，这"六邪"分别是风、暑、燥、寒、湿、火。中医认为，当"六邪"发生太过或气候变化过于异常，使机体不能与之相适应的时候，就会导致疾病的发生。比如春天，本该一派生机，阳光温暖，可是偏偏寒冷无比，或者冬天，不但不冷反而天气温热。类似的情况出现时，"六邪"破坏了人体动态平衡，人就会生病。

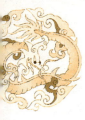

大家有没有想过，为什么大自然中的动物没有人类先进，但它们却很少得病？即便动物得病，患病的种类也没有人类的花样多，这是为什么？原因就在于它们懂得顺应自然、顺应四季。春天一来，它们会外出寻找食物；夏日炎炎，它们会躲在某处避暑；丰收的秋天，它们开始忙着储存食物；寒冷的冬季，它们少食少动，甚至中止活动去越冬。而人类所做的却与动物正好相反，我们一直做着违背身体本能、悖逆自然规律的事。当然，我们也因此遭到了自然的"报复"，好端端的身体，沾染上了各种疾病。

一个人出生的那一刻，天地自然的状态就会为其定格体质特征信息"密码"。中医学认为，一年四季的寒暑更作、气候变化对人体的脏腑、经络、气血、阴阳均有一定的影响。《黄帝内经》常讲"天人合一"，就是告诉大家人体各组织器官的生命活动一刻也不能脱离自然条件。我们只有顺从自然的变化，及时地做出适应性的调节，才能保持健康。

在大自然中，有"六邪"最易伤身。哪"六邪"呢？分别是风、暑、燥、寒、湿、火六种外感病邪。中医认为，当"六邪"发生太过或气候变化过于异常，使机体不能与之相适应的时候，就会导致疾病的发生。比如春天，本该一派生机，阳光温暖，可是偏偏寒冷无比，或者冬天，不但不冷反而天气温热……类似的情况出现时，"六邪"破坏了人体的动态平衡，人就会生病。

当然，气候变化虽然与疾病的发生有密切关系，但是异常的气候变化，并不能使所有的人都能发病。再举例来说，到了秋季，空气干燥，人的肺脏最容易被燥邪所伤，这个时候，有些人注重保健，吃一些防止益气养阴的食物，就可以避免肺燥；而有些人，不仅不顺应气候，还常常吃辣椒、生葱等辛辣食物，那么自然会被外邪所伤。由此看来，掌控疾病的主动权完全在我们手中，只要我们在日常加以注意，"六邪"便不会成为致病因素而侵犯人体，使我们发病。

那么六邪是如何致病的，我们在日常生活中该如何规避？下面我们就来分别说一说。

在"六邪"中，风邪为主要的致病因素，寒邪、湿邪、燥邪、热邪多依附于风而侵犯人体。《黄帝内经·素问·风论》中说："风者，善行而数变。""善行"指风邪可移行于人体的任何部位，具有病位游移、行无定处的特点；"数变"指风邪致病变幻无常，发病迅速。比如临床常见的荨麻疹，就表现为皮肤瘙痒时作，疹块发无定处，此起彼伏，时隐时现等特征。同时，以风邪为先导的外感病，一般发病急，转变也较快，比如风中于头面，可引发口眼歪斜；小儿风水证，短时间内可出现头面浮肿、小便短少等。所以《黄帝内经·素问·风论》中说："至其变化，乃为它病也，无常方，然致有风气也。"

第九章 生活需规律，起居重有常

——《黄帝内经》中的起居养生

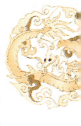

风为春季主气，在春天风气当令，气候变化较大，极易出现乍暖乍寒的情况，加上人体的皮肤腠理已经开始变得疏松，对风邪的抵抗能力有所减弱，所以在春天应当尤为注意防风避风。爱美的姑娘莫要因为天气回暖就"春风得意"，应根据天气变化来增减衣服，别过早换上裙装，以免受寒风侵害。我们常听说"春捂秋冻，到老没病"，讲的就是这个道理。尤其是年老体弱、大病后、过度疲劳、酒后以及有心脑血管病、关节炎、神经痛等慢性疾病患者，在寒潮大风过境的日子里，尽量少出门，以免风邪通过疏松的皮肤侵入人体。同时，还要适当增加营养，增强自身抵抗力，以抵御风邪。

说完风邪，再说暑邪。顾名思义，暑邪为夏季主气，乃火热所化。其性炎热，所以暑邪致病，人会出现高热、多汗、口渴、四肢困倦、尿赤短少、心烦等证，甚至很多人还会突然昏倒、不省人事。另外，暑邪多挟有湿邪，二者同时作用于人体，所以很多人还会出现胸闷、腹痛、腹泻、恶心、呕吐等胃肠道症状。

若被暑邪所伤，我们基本上不需借助药物，可以多吃一些消暑食物。比如西瓜，自古以来就是深受人们喜爱的消夏解暑良品。我们可以选择青皮种类的西瓜，将瓜洗净，用刀将含有蜡质的青表皮切下、晒干，然后加入适量冰糖泡水饮用，可以治疗暑热烦渴、水肿、口舌生疮、中暑以及干燥引起的咽喉干痛、烦咳不止等。另外，我们还可选择其他具有解毒、消暑、清热、养胃、生津、止渴和利尿作用的食品，如冬瓜、绿豆汤、百合汤、酸梅汤等，也是不错的消暑办法。

风邪、暑邪我们都了解了，下面介绍一个湿邪，它也是非常可怕的病邪，本书中提及多次。它常常"勾结"其他的病邪一起致病，所以湿邪光是分类就有暑湿、伤湿、中湿、寒湿、湿热、湿温、风湿、湿疹、痰湿、水饮等。那么，湿是从什么地方来的？湿为长夏主气。在长夏，雨水非常多，有时我们难免被淋湿，湿邪就趁机侵入人体了。还有的人平时喜欢喝冰镇啤酒、饮料，吃生冷瓜果以及膏粱厚味甜腻的食物，这些东西化湿，极易损伤脾阳，使湿气全留在了体内。

湿为长夏主气，而长夏在五行中对应着脾，因此，治疗湿邪首先要调理脾胃，调理脾胃的关键就是提升阳气。为大家推荐一款好吃又有效的食疗；薏苡仁红豆汤，既可以当饭吃，又有祛湿扶阳之功。汤中的薏苡仁，可以祛除脾湿，利肠胃，消水肿，健脾胃，去痹；而红豆也有明显的利水、消肿、健脾胃的功效，二者加在一起，祛湿效果非常不错。如果你本身阳气就不足，可以在长夏每天服用这款汤剂。

春夏一过，进入金秋，我们应注意防止燥邪入侵。燥为秋季主气。秋季敛肃，气候干燥缺乏水分，人体易感燥邪而发病。中医认为，燥是无形之邪，容易耗伤人体的津液，造成阴津亏虚、脏腑组织器官失于濡润的病变，例如出现口、鼻、咽、眼等五官七窍以及皮肤干涩，甚则皲裂，毛发干枯不荣，或因津液不足，出现口渴、尿少、便干等证候。

预防燥邪，关键在于科学安排三餐，食补宜平补、清补。平时要多喝水、粥、豆浆，多吃些萝卜、莲藕、荸荠、梨等润肺生津、养阴清燥的食物。特别是梨，有生津止渴、止咳化痰、清热降火、润肺去燥等功能，尤为适宜有内热，出现肺热咳嗽、咽干喉痛、大便干结的人食用。秋季要尽量少食或不食辣椒、葱、姜、蒜、胡椒等燥热之品，少吃油炸、肥腻食物，以防加重秋燥的症状。

再来看一看寒邪。寒为冬季主气，致病多在冬季。中医认为，寒为阴邪，极易让血液、津液凝结，使人体气滞、血瘀、痰凝，不通则痛，所以寒邪致病，多有疼痛的症状。比如女性常见的妇科疾病，多数都与寒邪有关，痛经、月经不调、不孕不育、子宫肌瘤……这些都有可能是寒邪引发的疾病。此外，还有反复感冒、抑郁症、关节炎、颈椎病、胃肠疾病、肥胖等疾病，也与寒邪密切相关。

一般来讲，身体强壮者，尚能抵御风寒，而年老体弱或劳累过度、身体较弱、阳气虚衰者，易被风寒入侵，必须小心提防。这类人群到了冬季，尤为要注意规避寒邪。当气温骤降时，必须增衣防寒。平时还应

第九章　生活需规律，起居重有常 ——《黄帝内经》中的起居养生

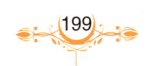

多食热食以温补阳气,可以选用板栗、核桃、枸杞子、狗肉、羊肉、蛋类、黑芝麻、桂圆等温性食物,煮粥食用最为补养。

最后要讲的是火邪。火邪与暑邪非常相似,是一个概念,所不同的是二者来路有别。暑邪为外感,多发于盛夏暑气当令之时,因此可以说暑邪是夏至之后至立秋之前这一特定时间段的火热邪气;而火邪为病则是由于脏腑功能失常而内生,病涉及心、肝、脾、胃等脏腑。火邪临床上表现为口渴喜饮、咽干舌燥、小便短赤、大便秘结等伤津的症状,还可能会出现体倦、乏力、少气等气虚症状。

那么我们应该怎么预防火邪呢?从春分、清明、谷雨到立夏四个节气,为火邪主令。在这几个时间段我们应当适量喝一些绿豆汤,选择西瓜、草莓、苦瓜等食物。在饮食上,要保持清淡,不要贪食麻辣烫、水煮鱼等含有辛辣调味品的食物,或者羊肉、狗肉等温热食品,它们容易在体内"点火"。如果你体内的"火"比较大,还应对证选用一些中成药。

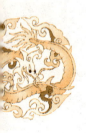

第十章 动则身体健，不动则体衰
——《黄帝内经》中的运动养生

俗话说得好，"水停百日生毒，人闲百日生病"，这话一点也没错。江河里的水日夜奔流不息，如果停滞了，水就会发臭、腐败。人也一样，人体就像一架灵敏度极高的复杂机器，唯有平时多动一动，这台机器才不会生锈，才能永葆活力。因此，平时我们不能贪图安逸，要相信运动养生的保健意义，并重视运动养生。

咬牙切齿，最简单的养生方法

> "咬牙切齿"其实也是一种养生方法，中医称之为"闭天门"，即双唇紧闭，屏气咬牙，把上下牙齿整口紧紧合拢，且用力一紧一松地咬牙切齿，通过牙齿的锻炼而达到养生的方法。练习这个养生法，不仅有利于健齿，还有利于预防心脑血管病、脾胃病等。

养生之道在于"咬牙切齿"，如果有人这样告诉你，你大概会有十万分的讶异和疑惑："咬牙切齿"不是在冒火吗？怒伤肝啊！非也！这里的"咬牙切齿"并非指发怒，它其实也是一种养生方法，中医称之为"闭天门"。

"闭天门"是通过牙齿的锻炼而达到养生的方法，即双唇紧闭，屏气咬牙，把上下牙齿整口紧紧合拢，且用力一紧一松地咬牙切齿，如此反复数次。

我接触过一位老人，几年前得过一次脑血栓，只是病证比较轻，治疗也比较及时，所以没留下什么后遗症，他算是很幸运的了。自从他病好后，就到处救医，想知道如何才能防治脑中风。后来，他从朋友口中打听到了我，便来找我，让我帮他出个方子。我听他把病证讲了一遍，想到一个比较简单的办法——闭天门。

我告诉他："你每天早晚紧闭双唇，屏气咬牙，把整口的牙齿上下紧紧合拢，然后一紧一松地咬牙切齿，咬紧时需加倍用力，松劲时牙齿也不要分开。就这样紧紧松松十几次，对你的病有很大的帮助。"我见老人露出半信半疑的表情，又接着补充："这是一种简单有效的方法，你平时要结合其他活动一起锻炼，比如散步、做操、打太极、跳舞等，

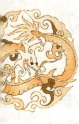

不用吃任何药物就会让你脑血栓的症状减缓或者消失。但是你一定要坚持，半途而废是不会取得好效果的。"老人按照我说的方法坚持做了，同时配合药物的治疗，几年过去了，他的脑血栓再也没发作过。

为什么闭天门有如此神奇的功效呢？当我们在进行这个动作时，头部、面部、颈部的肌肉和血管处于一收一舒的运动之中，这就加速了血液循环，从而使脑部开始硬化的血管逐渐恢复弹性。血液循环加快，氧气就会充足起来，即可消除因缺氧造成的眩晕。长期坚持，会使脑动脉保持很好的活力，这种方法对脑血栓、冠心病、高血压、糖尿病等患者都适用。

美国曾风行一时的"夫勒拆氏咀嚼法"，也就是提倡吃饭要充分咀嚼，这其实也是在利用咬牙切齿的原理，达到养生保健的目的。夫勒拆是个富翁，每天耽于美食，体重达90多公斤，他经常感到疲惫不堪，影响了日常事务活动。他到处求医，后来听说吃饭细嚼慢咽可以防治疾病就积极试行，并规定自己每顿饭要吃30分钟，咀嚼2000多次。这样做的结果是，每顿饭吃到一半时就饱了，吃得少，消化吸收又好，4个月体重就减了20公斤。

古人认为"上牙是天，下牙是地"，当我们闭天门的时候，就会让上门牙和下门牙紧紧咬合，所以这个动作也叫做"天地相合"。练习这个养生法，便可以通过上下门牙的咬合，把阳气提升到头部，从而让"真阳聚顶"，补充人体阳气。

咬牙切齿不仅可以预防一些慢性病，对牙齿的保健也极为有益。据史料记载，颜之推曾罹患牙病，经常疼痛不已，牙齿仿佛就要掉下来似的，这使他苦闷不堪，到处寻医求治，吃了不少方药，但总不能根治。后来，他看了东晋医学家葛洪的养生之作《抱朴子》，其中有叩齿防治牙齿病痛的方法，决定试验一下。于是，每天早晨起床后就叩齿，坚持一段时间之后，牙痛竟神奇般地消失了。而且，由于他能持之以恒，牙痛再也没有复发。他为了让这个防治牙病的良方得以广泛流传，还特意

第十章　动则身体健，不动则体衰——《黄帝内经》中的运动养生

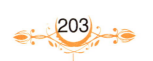

将它记载于《颜氏家训》之中。

如今食品越来越"精益求精",讲求软、酥、脆、烂、甜,人们吃东西已很少用力咀嚼,咀嚼减少渐渐成为现代人牙病增多的主要原因之一。而经常进行闭天门锻炼,能锻炼咀嚼肌,促进口腔黏膜的新陈代谢及牙龈的血液循环,进而增强牙齿功能,有助于坚固牙齿。

不仅如此,中医认为"肾司二便",而闭天门具有补肾的功效,所以在解大小便时,最好进行闭天门。不要说话,舌顶上腭,自然呼吸。在大小便时坚持闭天门,有促排之功效。闭天门还兼有提高消化能力,缓解紧张情绪,并有刺激大脑,改善视力,强化性功能等作用。解毕后全身放松,深深地呼出一口气,就会排除体内所剩浊气。有些男士在排便时不仅不坚持闭天门锻炼,反而一根接一根吸烟,这是万万不可以的,很容易造成精气外泄。

另外,闭天门还可以端正人的容貌。脸型较小的男士经常练习闭天门,会收到意想不到的效果。对着镜子做一下闭天门的动作,你是不是发现自己的下颌长了一些,方了一些呢?长期这样做,你的下颌就会改变,这会让你的下颌变得略宽,看上去更加英气。

中国特有的健身养生术——气功

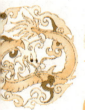

气功是在中医养生理论指导下产生的一种祛病延年的身心锻炼方法。它与现代科学的预防医学、心身医学、运动医学、自然医学、老年医学以及体育、武术等,都有一定的联系。它通过自我调控意念、呼吸和身躯来调整内脏活动,加强自身稳定机制,从而达到祛病益寿的目的。

气功是中华民族一项历史悠久的健身养生术，所包含的内容极其丰富，我国古代道家的吐纳、服气、行气、内丹、存思，佛家的禅定、打坐、观想，医家的导引、按跷及相关食饵、医药、起居等，儒家的修身、养气、坐忘等众多养生理论和方法，都属于气功范畴。气功，以其柔和缓慢，老少皆宜，健身效果明显等独特魅力，一直深受广大群众的喜爱。

气功的历史非常久远。1975年，在我国青海省乐都地区发现了一尊彩陶瓷罐，据有关专家考证，它是一件马家窑文化时期的出土文物，距今已有5000多年历史。这个陶瓷罐上浮雕着一个奇异的人像，上半身为男，下半身为女，呈现出一个张口呼吸、吐纳、站桩的练功形象，表明5000年前的古人已懂得了运用呼吸吐纳的方法来调和阴阳。《黄帝内经》中也有"虚邪贼风，避之有时，恬淡虚无，真气从之，精神内守，病安从来"的气功锻炼的指导思想和原理。在《上古天真论》、《异法方宜论》、《奇病论》、《刺法论》、《移精变气论》、《贼风》、《师传》、《病传》等许多篇章中也都提到了气功功理和锻炼方法，被后世誉为"药王"的唐代医学家孙思邈，更是气功医学的重要奠基人，亲身实践气功养生，寿命达到100多岁。此外，宋、元、明、清时期，儒、释、道及医家等对气功养生都有所发展，并形成了更多的气功流派和丰富的功法。

不论哪一家，虽然追求的境界目标不完全一样，其练功功法也不一致，但万变不离其宗。我们聪明的祖先，对这些不同派别的练功家做了综合，从而成为医学上的练功，即医家气功。几乎所有的功派都要讲究这三个步骤：

首先是调身，即采取正确的姿势。如佛家要求跏趺坐，道家也要盘腿坐，儒家则采取一般端坐。至今，气功已发展成不同功法，形成静功、动功等不同派别，姿势也有坐、立、卧、行等不同，但无论如何，总有个固定的姿势以练功；其次是调息，即调整呼吸，使其自然、轻

第十章 动则身体健，不动则体衰——《黄帝内经》中的运动养生

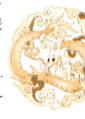

松，以至于做到呼吸气息细而柔、绵绵不绝，即悠、匀、细长；最后是调心，就是使思想入静。如意守法，就是通过把注意力集中在体内某一处或点；也可用意念法，即默念某种字句，以集中注意力。

气功通过三调来促使气机协调，以实现防治疾病的目的，可以说气功就是通过自我心理调整，促使生理功能变得协调，以达到防治疾病的目的。因为气功调身、调息、调心三调操作的作用方式是从机体功能的调节入手的，所以气功运动重在对功能状态的调整，其作用以治疗功能性疾病见长。

长期的实践经验证明，练气功具有明显的消除身心疲劳，恢复体力和精力，提高工作效率，增强机体免疫力，预防心理疾病等作用。随着社会的发展，人们日常生活节奏越来越快，心理紧张程度也随之越来越高。长期的心理紧张会降低机体的免疫力，引起机体生理功能失调，导致功能性甚至器质性病变。因此，善于在紧张的节奏中学会适时地松弛，对健身和防病都是非常必要的。气功锻炼恰好能有效地起到这个作用。实践证明，长期练功的人不容易疲劳，平时总感到精力充沛，很少患感冒等病。看来，气功有利养生，有利提高抵抗力、消灭疾病，是有其科学根据的。

不少练气功者都有过气冲病灶的反应，例如有头痛的患者，练功中气通经络时会感到病处有胀、跳等感觉，等经络通时有人会明显感到一股暖流沿经络走向通过，从此头痛症消失了。身体健康的人长期练功后，在用仪器（经络探测仪）测试时比不练气功者或有疾病的人经络畅通的部分要多，这说明练功可以使经络更畅通。有疾病的人经络不畅通的部分多，通过练功可以逐步使经络一部分一部分地通开，这样疾病就会痊愈。

在人体经络逐渐畅通的同时也会放出一些病气，如从病位或与病位有关的经络循行部位会放出冷气、热气、麻气等。患者在放出病气的过程中，病情不断好转。胃寒者胃脘冷痛，在做气功的过程中或接受他人发功时有可能会从胃脘处放出冷气或从下肢放出冷气,过一段时间胃脘处暖了,胃也不痛了,这说明气功可以帮助人排病气。发烧的人、有炎症的人、糖尿病消渴阶段的患者、肝阳上亢的高血压患者大都会放热气。通过练气功或他人放发外气都可以使人经络畅通,将体内病气排出,从而使内脏趋于阴阳平衡。这就是气功治病的过程。

延年六字诀,呵护脏腑的导引术

> 导引又称"道行",或为内功修炼的总称,或仅指动功修炼而言。导与道两字的原义相近,古代均可作疏通、宣导解。引有伸展、引而使之意。六字诀导引术,即用嘘、呵、呼、呬、吹、嘻这六种不同的发声方法来调理五脏六腑,达到吐故纳新、疏通经络、调和气血的目的。

导引又称"道行",或为内功修炼的总称,或仅指动功修炼而言。导与道两字的原义相近,古代均可作疏通、宣导解。引有伸展、引而使之意。"导引"一词数见于《黄帝内经》,如《素问·异法方宜论》、《奇病论》、《血气形志论》、《灵枢·病传》、《官能》等篇章中均有记载。《黄帝内经》中记载的"导引"(现在称为体育气功)也是一种医疗体育。《黄帝内经·灵枢·病传》记载:"黄帝曰:……或有导引行气、乔摩、灸、熨、刺、焫)、饮药之一者,可独守耶,将尽行之乎?岐伯曰:诸方者,众人之方也,非一人之所尽行也。"大意是说,黄帝问:导引行气、按摩、针灸、药饮等治疗方法,是一个人用一种呢?还是都可以用呢?岐伯说:各种方法是众人的方法,不是一个人都用到,而是根据不同人的病情采用相应的方法。可见,导引行气也是一种治疗

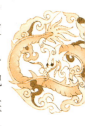

方法，而且在《黄帝内经》的治疗方法中排在了前面。

至秦汉魏晋以后，养生家无不操习导引吐纳之术，各种流派发展出了许多方法。至唐代，随着中外文化医药交流的不断发展，西域诸国的医药传入中国，其中包括很多按摩养生的方法，六字诀就是其中的一种不错的导引术。

六字诀的创始人是南北朝时期梁代的陶弘景，他是著名的医药学家和气功养生家，著有《导引养生图》和《养性延命录》。他的养生方法对后世影响深远。什么是六字诀呢？就是用嘘、呵、呼、呬、吹、嘻这六种不同的发声方法来调理五脏六腑，达到吐故纳新、疏通经络、调和气血、平衡脏腑的目的。

很多人对这个方法都抱着半信半疑的态度，单凭出几声就能增强脏腑机能吗？对于这个问题，别人的任何解释都不如你自己亲自操作来得明白。经常练习六字诀的人可以明显感觉到，自己身体里仿佛存在着一股暖流。功夫浅一点的人，也能察觉到这股气流慢慢转到腿部。即使是从未练过气功的人，练一两次六字诀也有这种感觉，至少可以感到相应的脏腑部位有些发热。正因如此，陶弘景才这样说："呼、吹、嘘、呵、嘻、呬等六字吐气法，常以鼻引气，口吐气。纳气有一，吐气有六……用心为之，无所不养，愈病长生要术。"

近代实践也表明，六字诀对冠心病、高血压、低血压、肝病、胃肠疾病、气管疾病、糖尿病、神经衰弱、眼部疾病、骨质增生、中风以及癌症等，都有着不俗的疗效。做一遍六字诀每天只需要抽出10~15分钟的时间就够了。这个功的功法非常温和，即使你练习得不好，也不会出现偏差，所以大家可以放心操作，当然，最好能每天都坚持下去。

常练"嘘"字诀，治疗肝病

这六个发音分别具有哪些功效呢？首先来说嘘字诀，它对应着肝脏。可能你在生气时会不由自主地发出"嘘"的声音，其实这就是人体一种先天的自保功能。"嘘"这个音可以启动肝藏血的功能，对肝郁

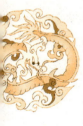

或肝阳上亢所致的目疾、头痛以及肝风内动引起的面肌抽搐、口眼㖞斜等有一定的疗效。

如何练习"嘘"字诀呢？练功时，两手叠于丹田，男人左手在下，女人则正好相反。接着，两个瞳孔着力，足大拇趾稍用力，提肛缩肾。当念"嘘"字时，上下嘴唇微微开合，舌头向前伸而内抽，牙齿横着用力。当你向外喷气时，横膈膜会上升，小腹后收，逼出脏腑中的浊气，但凡与肝经相关的脏器，其陈腐之气也会全部排出。呼气之后，轻闭嘴唇，用鼻子吸入新鲜的空气。吸气尽后，稍事休息，再念"嘘"字，如此反复6次即可。

常练"呵"字诀，治疗心病

接着我们说"呵"字诀，它对各种心病，如心神不宁、心悸、失眠等，具有非常好的疗效。在笔者身边就有这样的例子，一个退休的老同志，患有严重的冠心病、动脉硬化，他得知了六字诀后，每天着重练"呵"字100次以上，练习了半年之后，去医院检查他的心脏功能，已恢复正常。

"呵"字诀如何念呢？口形为半张，腮部用力，将舌头抵至下腭，舌边顶在牙齿上。另外，还要添加双臂的动作，这是因为心经与心包经之脉都由胸走向手。你的双臂要随着吸气抬起，等到呼气时，两臂由胸前向下按，随手势导引入心经，你会感到中指与小指有热胀的感觉。如此反复练习6次即可。

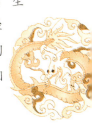

常练"呼"字诀，治疗脾病

"呼"字诀对脾虚下陷及脾虚引起的消化不良有很好的作用。练习"呼"字功时，要将嘴唇紧缩成管状，舌头要放平，向上微卷，用力前伸。这样的口形，可以牵引冲脉上行之气呼出口外，而洋溢的微波则侵入心经，并顺着手势下达至小指上的少冲穴。

需要注意的是，当念"呼"字时，你的足大拇趾应稍微用力，这样可以使脉气由腿内侧进入你的小腹，再循着脾经的路线进入心脏，最后到达小指的尖端。

接着，将右手高举，手心向上，左手心向下按，同时呼气；做完后，再换左手高举，手心向上，右手心向下按。当呼气尽时，将嘴合拢，用鼻吸气，当吸气尽时，稍休息做一个自然的短呼吸，再念"呼"字，反复进行6次即可。

常练"呬"字诀，治疗肺病

"呬"字诀对于咳嗽、哮喘等肺部疾病有很好的疗效。练习"呬"字诀时，应将嘴唇微微向后收，上下齿相对，舌尖微出，由齿缝向外发音。意念由足大指的尖端引领气流上升，两臂循肺经的路线向左右展开，直达拇指端的少商穴内。当呼气尽时，将嘴闭合，用鼻子吸气。休息一会儿，自然呼吸1次，再继续念"呬"字，连续念6次即可。

常练"吹"字诀，治疗肾病

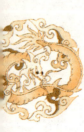

经常练习"吹"字诀对肾虚、早泄、遗精等肾部症状有很好的疗效。练"吹"时，应将舌头向里，微微上翘，使气由两边散出。你的足跟也要随着用力，刺激足底部的涌泉穴，你会感觉你的双脚像行走在泥泞之中，这证明你的肾经的经气已被调动起来，进入心包经。同时，应将手臂撑圆抱住双膝，就像抱着重物的感觉一样。当呼气尽时，将嘴闭合，用鼻子吸气。休息一会儿，自然呼吸1次，再继续念"吹"字，连续念6次即可。

常练"嘻"字诀，理三焦之气

"嘻"字诀对由于三焦气机失调所致的耳聋、耳鸣、腋下肿痛、牙齿痛等有很好的疗效。练"嘻"字时，应将嘴唇微微开启，稍微向里扣，使上下唇相对但并不闭合。舌尖向下，用力向外呼气。两手心向上，经过胸部的膻中穴，一直向上托过头顶，一边托一边呼气后，再由面前顺势下降至丹田，反复6次即可。当念"嘻"字时，四肢稍微用力,这样可以使守护身体的少阳之气随着呼气上升,从而使三焦之气更加畅达、和顺。

以上便是六字诀的具体练习方法。你只要按照要求去做,对读字、口形、呼吸、动作、意念,一步一步地进行操练,循序渐进,就不会出偏差。你也可以有针对性地练1个或2个字。坚持1~3个月左右,便可以收到明显的治疗效果。

欲得健康长寿,不妨像胎儿一样呼吸

> 胎息是生命的原始状态,它孕育着宇宙生命本质的根本奥秘。中国古代修道者,无不把胎息作为修炼的高层次目标。他们在数千年的修炼中发现,胎息是长生之径、仙道之门,是人体消除疾病、重返青春,与宇宙之气融为一体的修炼佳境。修道者,无不把胎息作为修炼的高层次目标。

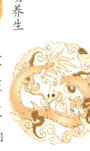

长生不老一直是人类梦寐以求的事情,自古以来就有人一直在孜孜不倦地追寻着长生不老药,以至演出了数不清的人间悲喜剧。古代帝王秦始皇曾派徐福率童男童女去东海寻找"不死仙丹"。后来,汉武帝又招募大批术士为其炼制仙丹,以求长生不老……每每都是无所获得,如今已成笑谈。长生不老是不可能存在的,但是人要是想活久一点却是有可能的,这世上有很多人都活到了100多岁,他们长寿的秘诀是什么呢?

其实,在我们体内潜藏着一种自然疗法,它就是胎息法,它的启动有一套完整的理论体系和操作程序。如果我们掌握不了这一疗法,就像没有开启宝藏之门的钥匙,有再多的宝藏也只能是可望而不可及。

第十章 动则身体健,不动则体衰——《黄帝内经》中的运动养生胎息法，本义是指胎儿在母腹中的呼吸，引申义是以下丹田为中心高深层次的内呼吸，它是一种先天呼吸，如同胎儿在母腹中的呼吸一样。每个人在娘胎里时，全身在羊水之中，是自然而然的姿势，大脑空白无杂念，肚脐带连着肚脐和胎盘，呼吸的力量是腹部、肚脐通气，胎儿的肺在羊水里是不工作的，但胎儿会练习吞咽羊水，即使羊水进入肺泡，吸入的正常羊水也能很容易被吸收，氧气供给是通过流经胎盘的血液完成。在娘肚子里的这种呼吸状态就是胎息。

当人出生后，脐带断开，肚脐已不能通气了，肺开始通气了。随着年龄的增长，人便进入了后天的气机状态，相当于自我切断了生命能量的来源，不再使用在娘胎里的这种呼吸方法了，只能顺应着生老病死的自然规律循环流转。大家想，一辆完好无损的汽车，如果没有了动力能量的来源，比如汽油、电能或太阳能等，那么这辆汽车就如同一堆废铁。同样，一个人如果失去了能量来源，身体的健康程度也会每况愈下。

不过，人体这种最初的呼吸状态实际上并未消失，通过后天的修炼，每个人都可以逐渐恢复胎息的功能。我国古代修道者，无不把胎息作为修炼的高层次目标。老子就是通过胎息的方式，达到"复归于婴儿"、"复归于无极"的自然之道。而丹鼎派师祖葛洪也说："练功莫过达于胎息，修向之门亦如此。"

那么，胎息具体都有哪些作用呢？人体进入胎息以后，在生理和心理上要经过"推陈出新"的过程。"推陈"就是通过大便、放屁、小便、带下、尿石、上呕、咳嗽、排汗等途径排出体内的污秽，如体内不利于健康的瘀血、痰、湿、风、寒、肿瘤、体液中的废物及一切病理产物。"出新"就是创造生命的内在能量，使之不断生成，逐步积累，能量的增益先用以补充已有的损耗，使机体由弱而强，由病而愈，直至能量的积累达到饱满，人的身体就会重新恢复活力，这正是胎儿在母体时的自然、有序、健康、本原的生理状态。

中医认为，所有疾病都与气血失调密切相关。血靠气来引导，因此气是健康的关键，气通则血活，气的顺畅与否直接影响生理机能。启动胎息法，人的气血则会变得畅通，免疫力得到提高，内分泌系统、血液循环系统、呼吸系统、消化系统、神经系统、免疫系统等全部都得到了调整阴阳达到平衡状态。一些慢性病和疑难杂症，如心脏病、糖尿病、高血压、癌症等疾病也得到了明显的改善。若能长期坚持，身上的疾病便会彻底消失。

很多人活了几十年，身体里存积了大量的有害物质，身上不是这里痛就是那里痛。进行胎息法，可以振动气脉，带动十二经脉和奇经八脉的循环，拉动五脏六腑气穴，进而把堆积在你身上的几十年的阴寒和污秽之气排除出去。女性在练习胎息的过程中，最为明显的是面部皮肤得到改善，变得细腻、红润，面容有光泽，这是任何美容手段都无法达到的效果，这是胎息促进内分泌的结果；而男性则会出现每日清晨无欲而刚的阳举，脸上的皮肤也变得紧致红润，年轻而富有光泽，这也是胎息促进内分泌的结果。

胎息法的具体修炼方法如下：可以采取坐、站、卧三式行动，以自然舒适为要。抛去杂念，稳定情绪，舌顶齿交，两眼微闭，尽量放松全身，由脚向上一点点放松到头。慢慢呼吸，尽量均匀，要感觉到鼻息特别轻长，但又不要太过用力，等自己鼻息变得缓慢、均匀之后，开始听自己的心跳之声，数其数至三百六，不能是感觉到了三百六而必须是听到跳了三百六十次，再慢慢将意念移至肚脐，形如感觉肚脐之起伏，一起一伏为一次，直到三百六十次，之后要更加入静，要听到肚脐处之声音，如心脏跳动处一样，静听其声，而忘记自己呼吸，至听其声如鼓，静听其声，忘记一切。

在这个过程中，要静按其步骤进行，至行功闭，而所有毛孔均会出汗或全身燥热，呼吸会越来越急，直至从肚脐一孔呼吸，一般也能见效。反复进行几次，至呼吸完全均匀，最大限度地减少呼吸次数，减慢

第十章　动则身体健，不动则体衰——《黄帝内经》中的运动养生

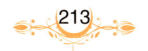

呼吸速度，使整个人融于大气之中，吸之微微则带动毛孔，肚脐同时呼气，而废气基本只从毛孔中排出，到最后鼻吸而不呼，靠身排即可，时间越长越好。

至将收功时，心里暗示自己开始收功了，恢复正常了，默念"一气即入纳丹炉，胎儿玄身存万古"，9遍即可，慢慢恢复自然，呼吸逐渐转为正常。至正常后，慢睁双目，平视前方，静视一会儿，将神光回收于目，功毕，起立慢步行走一会儿即可。

另外，还需要我们注意的是，在练习胎息法的时候，环境宜清静，不要太喧闹；空气一定要新鲜，不要有其他秽浊的气味；光线不宜太明亮，太暗亦不合适，最好能阴阳调和，勿使偏胜；饮食调味不宜过浓，要比平常所吃惯的口味稍淡一些，还要注意饮食卫生。至于专门的修炼者，饮食起居、修炼环境等都有特别的要求，此处且不多言。初学者能注意到这几点就够了。

百练不如一站，站桩让身体更强健

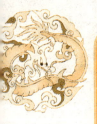

站桩，是我国古代养生术的一种，最早要追溯到二千多年前。《黄帝内经》中有"上古有真人者，提挈天地，把握阴阳，呼吸精气，独立守神，肌肉若一，故能寿蔽天地"的记载。千百年来，古人把这种"扶正祛邪""固本培元""修墙补屋"的智慧留下来，为人类的健康繁衍做出了杰出的贡献。

现在，我们一般人的身体都缺乏适量运动，所以更应该通过卓有成效的运动方式来把身体调理好。但"没时间锻炼"和锻炼后效果不明显的原因把很多人锻炼身体的信心减弱了。在这里，我为大家介绍一种简单易学又不占时间且效果特别快、特别好的方法，它就是"站桩"。

站桩，顾名思义，站，就是站立；桩，就是身体下部犹如埋在土里的桩子一样稳固扎实。站桩，是通过站姿体势和意念活动相配合的方式，在"动静相济"中达到增强免疫力、疗愈疾病、重塑体质、增长内劲、精神内守、颐养身心的效果。

站桩一道起于何时，虽已无从查考，但在二千多年前的《黄帝内经·素问》篇中，就有"上古有真人者，提挈天地，把握阴阳，呼吸精气，独立守神，肌肉若一，故能寿蔽天地"的记载。说明早在古代，作为养生健身术之一的"站桩"已经出现。

另据《道藏》中记载，道家全真派七个支派之一的王玉阳真人，修炼大道时曾"偏翘一足，独立者九年，东临大海，未尝昏睡，人呼为'铁脚先生'"。由此可知，"站桩"也是道家修炼的一种"筑基功"。

在拳术界也有一句谚语，叫"练拳无桩步，房屋无立柱"。也就是说，要想把"一招一式"的拳家精髓表达出来，身体中必须要有一股"内劲"，这股"内劲"靠什么练就出来呢？只有通过站桩的"大动不如小动，小动不如不动，不动之动，乃是生生不已之动"才能修炼出来。可见，站桩作为充实身体"内劲"的重要基本功，早已被融入到各家拳术当中。

站桩看似平常，但它对治病养生却非常有效，而且费时少收效大，有病祛病无病强身，没有任何副作用，更不会出现偏差。有人会发出疑惑：这么有效的养生方法会这么简单吗？天底下还有这样的好事？

答案是肯定的，站桩对人身体和精神的好处非常之多。练习者在站桩中；通过思维意识的运用，而进入意识相对的静止状态，从中实现人体的阴阳平衡、开通经络、调和气血、补养元气，达到培本固元之目的。实践证明，站桩对于慢性风湿或类风湿性关节炎、头晕目眩、慢性气管炎、慢性胃肠炎、慢性肝炎、脑血栓、高血压、心脏病、神经衰弱、恶性肿瘤、骨质增生、腰肌劳损等疾患，都具有明显的疗效。

第十章 动则身体健，不动则体衰

《黄帝内经》中的运动养生

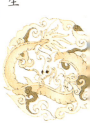

笔者有一位患者，今年40多岁，是个体经营户。他的生活条件很好，平时除了做生意之外就是吃吃睡睡，从来没有意识到自己的身体需要锻炼。直到3年前他检查出糖尿病、脂肪肝、高血压，才意识到锻炼身体的重要性。我让他在服用药物的同时配合站桩疗法，每天站1个小时。这位患者对我的建议将信将疑，在他看来，这些慢性病是医学难题，光靠站桩就能治病吗？所以一开始时他只是抱着试试看的心态，谁知就这样坚持了3个月后，他明显感觉自己的身体要比之前好多了，"啤酒肚"没有了，血糖和血压也逐渐回归正常了。他非常高兴地找到我讲述自己的情况。我让他减少了降糖药的药量，增加每天站桩的时间。现在，他的身体状况非常好，每天无须服用任何药。

那么，站桩的具体动作是怎样的呢？站桩之前，需做好全身放松的准备工作。不可穿太紧的衣服，腰带要松一松。不宜穿高跟鞋，鞋带也不可系得太紧。这样才有利于血脉的流通，保证练功的效果。

首先两脚分开，与肩同宽，双膝微屈，臀部后坐，双手自然下垂，放于体侧，目视前方，似看非看，头直顶竖，身形中正，呼吸自然，全身放松，排除杂念。然后两手抬至胸前，抱起撑圆，五指张开，十指相对，手心向内，似抱两球，呈臂半圆、腋半虚的姿式，手掌距胸约八寸，两手相距一尺左右，松肩横肘，小腹微圆。头顶如绳吊系，以振奋精神；两目微睁，目视前方，以蓄养精力，肩部稍往后张，使心胸开阔，有利于增加肺活量和精神的舒放，全身放松，有利于周身气血通畅运行。

如此站立，少至几秒钟，多至一分钟，即会感觉四肢及全身有麻、热、胀、沉等不同程度的感觉，说明气血已达身体之梢部，是气行全身的标志。

收功时，慢慢伸直两腿，缓缓放下双手，就会感到双手更加发沉、发胀。如此原地休息一会儿，待酸胀反应消失之后，全身松快，再散散步即可。

无论是太极拳还是站桩，想要达到保健养生的目的，都需要长期锻炼，持之以恒，效果才会好。

站桩不仅是健身治病的运动，也是一种锻炼意志的功夫。它要求人心神安详，摒除杂念，强健身体，锻炼意志，净化心灵。站桩保健养生的功效很神奇，而且站桩的方法简单易学，只要占据一点空间，付出一些时间，只要坚持长期的练习，就会从中受益。

有病祛病、无病健身之五禽戏

> 五禽戏是一种中国传统健身方法，由五种模仿动物的动作组成。五禽戏又称"五禽操"、"五禽气功"、"百步汗戏"等。据说由东汉医学家华佗创制。五禽戏是中国民间广为流传的、也是流传时间最长的健身方法之一，其健身效果被历代养生家称赞。

五禽戏又称五禽操，是我国古老的健身术之一。它是由仿效虎、鹿、猿、熊、鸟（鹤）五种禽兽的神态动作编组而成的。据记载，中国最早在尧的时代，人们就知道用舞的运动方法来宣导血脉、通利关节、增强体质。战国时期《庄子》又有"熊经鸟伸，为寿而已矣"的记载，说明这时人们已经把模仿鸟兽动作作为一种强身健体的锻炼方法了。

五禽戏是由著名的医学家华佗发明创造的。华佗他自己身体力行养生之道与五禽戏，据《后汉书·华佗传》记载，华佗"年且百岁而犹有壮容"，而且，他的弟子吴普、樊阿也坚持锻炼华佗五禽戏，吴普活到了90多岁依旧耳聪目明，牙齿坚实，而樊阿则活了100多岁。

经过实践，很多中医认为：猿功固纳肾气，鹿功可以增强胃气，虎

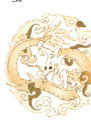

功可以扩张肺气,熊功可以舒郁肝气,鸟功可以强健心脏及全身功能。可见五禽戏可使五脏得到锻炼,所以有不少坚持练功的慢性病患者,比如高血压、冠心病、肺气肿、哮喘等症状,都有不同程度的减轻。

华佗五禽戏究竟是怎么做的呢?

虎戏——填精益髓,壮腰健肾

老虎是兽中之王,神态威猛,体力强劲。因此练习时要求神发于目,威生于爪,神威犹怒虎逼山,无物可挡。在劲力上,既要做到刚劲有力,又要做到刚中有柔。在动作上,要求动如暴风之骤起,静如太空之明月,从而进入动静相兼、刚柔并济的境地。

虎戏如何练习呢?首先,两臂自然下垂,颈自然竖直,面部自然,眼向前平视,口唇闭合,舌尖轻抵上腭。不要挺胸或拱背,两脚跟靠拢成立定姿势,全身放松。

接着,两腿慢慢向下弯曲,成半蹲姿势,体重慢慢移往右腿,左脚靠在右腿踝关节处,脚跟稍离地抬起,脚掌虚点着力,成右独立步。同时两掌握拳,提至腰腹两侧,两掌心向上,眼看左前方;左脚向左前方斜出一步,右脚也随之跟进半步;两脚跟前后相对,相距约30厘米,体重落在右腿,成左虚步。同时两拳顺着胸部向上提,拳心向里,提至胸口前向里翻转变掌,向前伸按而出。高与胸齐,掌心向前,指尖朝上,两虎口相对,眼看左手食指尖。

然后,左脚向前垫半步,右脚随之跟到左腿踝关节处,两腿靠拢,右脚跟稍离地抬起,右脚掌虚点着力,两腿屈膝半蹲,体重移至左脚。成左独立步。同时两掌变拳撤回到腰间腹部两侧,拳心向上,眼看右前方;右脚向右前方斜进一步,左脚跟进半步,两足跟前后相对,相距约30厘米,体重在左腿上,成右虚步。同时两拳顺着胸部向上提,拳心向里,提至胸口前向里翻转变掌向前伸按推出,高与胸齐,掌心向前,指尖朝上,两虎口相对,眼看右手食指尖。

如此左式、右式地反复虎扑，次数不限。练时要协调敏捷，沉着勇猛，做到"手起而钻，手落而翻，手足齐落，挺腰伸肩"，这样虎形的神态就基本具备了。

虎善于抓扑和纵跳，所以练习虎戏中的主要动作，可以填精益髓，壮腰健肾，增强体力，保健筋骨。同时久练能通任督二脉，督脉一通则诸脉全通，精、气、神充沛全身。

鹿戏——活利关节，煅炼下肢

鹿性温和，身体轻捷，爱角抵，善奔走。站立时伸颈远望，也好左顾右盼，所以练习鹿戏时要把鹿的探身、伸脖、缩颈、奔跑、远望等神态表现出来。练习鹿戏可以活动全身关节，特别对下肢有良好的锻炼效果。

鹿戏具体方法是：右腿屈曲，上体后坐，左腿前伸，膝稍弯，左脚虚踏，成左虚步势；接着，将左手前伸，肘微屈；右手置于左肘内侧，两掌心前后遥遥相对；接着，两臂在身边逆时针方向同时旋转，左手绕环较右手大些，如此动转若干次；最后，右腿前迈，上体坐于左腿上，右手前伸，左手护右肘，顺时针方向绕环若干次。如此左、右互换。

熊戏——增强体魄，保养脾胃

熊性刚强不屈，勇敢顽强，体壮有力。其形外阴内阳，行坐时皆爱活动，善用上肢推物和攀登，所以有推石拔树之力，抗豹斗虎之勇。练熊戏要模仿左右晃动的熊步，前推和攀登时，要发出内劲，注意动中求静。

具体方法是：右膝弯曲，右肩向前下晃动，手臂也随之下沉；左肩则稍向后外舒展，左臂稍上抬；左膝弯曲，左肩向前下晃动，手臂亦随之下沉；右肩则稍向后外舒展，右臂稍上抬。如此反复晃动，次数不限。练熊戏能增强体魄，壮胆气，补脾胃，化肝风，同时熊戏有助于改善上虚下实、头重脚轻的症状，并能增强内脏器官的功能。

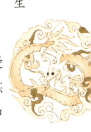

🌥 猿戏——保护心肺、健壮肝肾

猿性灵巧，好模仿，动作敏捷，善用上肢采食，善于躲避其他动物的袭击，有"三闪六躲"的本领，性好动。练猿戏时要模仿猿的神态，轻松活泼，两手呈爪状，两眼随着前进、后退、左右躲闪时迅速转视，需特别注意"猿定"时用呼吸和自我按摩动作。

猿戏的动作是：首先，自然站立，左腿迈出，足跟抬起，脚尖点地，右腿微屈提步；接着，左臂紧贴乳下方，指尖下垂成猿爪形；右臂弯曲上抬，右手从右脑后绕于前额，拇指、中指并拢，眼为动视。左侧方向做完后，再以相同动作练习右侧。久练猿戏有助于增强心肺功能，健壮肝脏和肾脏。

🌥 鸟戏——疏通气血，调畅经络

鸟类身体轻盈，好高飞争鸣。练鸟戏时，头、颈、躯干、下肢要随动作呼应。伸展时，上肢动作幅度要大。鸟落时，单腿平衡要稳固，腿尽量后伸，提起脚的脚底要与头部相对。鸟飞时，上肢各关节要柔韧有力，快慢适当而有节律。

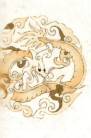

鸟戏的动作是：两脚平行站立，两臂自然下垂，左脚向前迈进一步，右脚随之跟进半步，右脚尖点地；同时两臂慢慢从身前抬起，掌心向上，与肩平行两臂向左右侧方举起，随之深吸气；两脚相并，两臂自侧方下落，掌心向下，同时下蹲，两臂在膝下相交，掌心向上，随之深呼气。左侧方向做完后，再以相同动作练习右侧。

鸟中以鹤长寿。鹤善于伸展双翅，喜好引颈回顾，且其平衡能力非常强。练习鸟戏时，两臂要善于模仿鹤飞翔时单脚独立，以活动颈部和锻炼平衡能力。这要模仿鹤回顾时抑扬开合，以伸颈运腰，使呼吸与内气的锻炼相结合。

为了追求健康，欢迎大家都来练习五禽戏，它会使你的体魄如虎背熊腰，四肢如猿活泼灵活，脚步如鹿轻盈矫健，福寿如松鹤千年。最后，送你一首《五禽健身歌》："五官属五行，五脏练五禽。鼻属金，通肺练鹤形；目属木，通肝练鹿形；耳属水，通肾练虎形；舌属火，通心练猿形；口属土，通脾练熊形。"

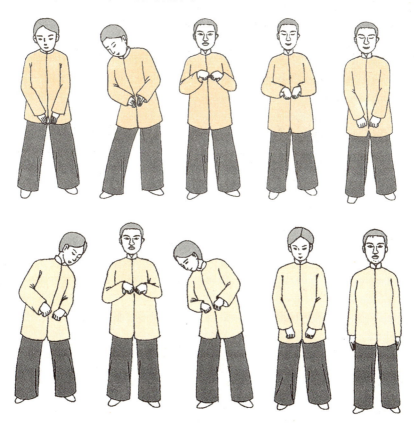

第十章 动则身体健，不动则体衰
——《黄帝内经》中的运动养生

八段锦，内养脏腑、外壮筋骨

> 八段锦是中华民族自古相传至今的一种健康运动，由八种如"锦"缎般优美、柔顺的动作组成，更是国术精华之集"锦"，对强健体魄、提升工作效率、延缓老化甚有帮助，是每天工作前或休息时调理身心、活化气血的最佳运动。

八段锦属于气功的一种，其功法共分为八节，故称八段。"锦"是古人以锦缎喻其精美。八段锦起源于宋代，在明、清代逐渐发展。比较详细的记载见于明代冷谦所著的《修龄要旨》。古代记载的八段锦分坐式和站式。站式八段锦是由坐式八段锦发展而来的，内容上减少了吞津和按摩等方法，在意念方面的要求也不如坐式八段锦高，但是增强了锻炼的强度。不同年龄人可根据自身的情况选择练习。

传说八段锦是由岳飞创制的，也有传说八段锦是由唐代的钟离权创造的，但这些说法并不十分可信。在魏晋许逊的《灵剑子引导子午记》中，有关于"八段锦"锻炼方法的记载。但最早出现"八段锦"一词的是宋代洪迈著《夷坚志》一书。所以大多数观点认为八段锦是在宋朝创制的。

现在流行的八段锦是晚清时所传的歌诀：双手托天理三焦，左右开弓似射雕。调理脾胃须单举，五劳七伤往后瞧。摇头摆尾去心火，两手攀足固肾腰。攒拳怒目增气力，背后七颠百病消。此为站式八段锦，现分述如下。

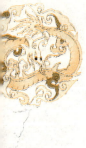

双手托天理三焦

自然站立，两足平开，与肩同宽，含胸收腹，腰脊放松。正头平视，口齿轻闭，宁神调息，气沉丹田。双手自体侧缓缓举至头顶，转掌心向上，用力向上托举，足跟亦随双手的托举而起落。托举数次后，双手转掌心朝下，沿体前缓缓按至小腹，还原。

左右开弓似射雕

自然站立，左脚向左侧横开一步，身体下蹲成骑马步，双手虚握于两髋之外侧，随后自胸前向上划弧提高与乳平行。右手向右拉至与右乳平，与乳距约两拳许，意如拉紧弓弦，开弓如满月；左手捏剑诀，向左侧伸出，顺势转头向左，视线通过左手食指凝视远方，意如弓剑在手，伺机而射。稍作停顿后，随即将身体上起，顺势将两手向下划弧收回胸前，并同时收回左腿，还原成自然站立。此为左式，右式反之。左右调换练习十数次。

调理脾胃须单举

自然站立，左手缓缓自体侧上举至头，翻转掌心向上，并向左外方用力托举，同时右手下按呼应。举按数次后，左手沿体前缓缓下落，还原至体侧。右手举按动作同左手，唯方向相反。

五劳七伤往后瞧

自然站立，双脚与肩同宽，双手自然下垂，宁神调息，气沉丹田。头部微微向左转动，两眼目视左后方，稍停顿后，缓缓转正，再缓缓转向右侧，目视右后方稍停顿，转正。如此十数次。

摇头摆尾去心火

两足横开，双膝下蹲，成"骑马步"。上体正直，稍向前探，两目平视，双手反按在膝盖上，双肘外撑。以腰为轴，头脊要正，将躯干划弧摇转至左前方，左臂弯曲，右臂绷直，肘臂外撑，头与左膝呈一垂线，臀部向右下方撑劲，目视右足尖；稍停顿后，随即向相反方向，划弧摇至右前方。反复十数次。

两手攀足固肾腰

自然站立，两足平开，与肩同宽。两臂平举自体侧缓缓抬起至头顶上方转掌心朝上，向上做托举。稍停顿，两腿绷直，以腰为轴，身体前俯，双手顺势攀足，稍作停顿，将身体缓缓直起，双手右势起于头顶之上，两臂伸直，掌心向前，再自身体两侧缓缓下落于体侧。

攒拳怒目增气力

两足横开，两膝下蹲，呈"骑马步"。双手握拳，拳眼向下。左拳

第十章 动则身体健，不动则体衰
——《黄帝内经》中的运动养生

向前方击出，顺势头稍向左转，两眼通过左拳凝视远方，右拳同时后拉。与左拳出击形成一种撑劲。随后，收回左拳，击出右拳，要领同前。反复十数次。

◎ 背后七颠百病消

两足并拢，两腿直立，身体放松，两手臂自然下垂，手指并拢，掌指向前。随后双手平掌下按，顺势将两脚跟向上提起，稍作停顿，将两脚跟下落着地。反复练习十数次。

需要提醒大家的是，练八段锦必须要有毅力和恒心，不可一暴十寒，否则功效必大打折扣。每段锦的功能和要领都浓缩成七字，作为该段锦之名称，简单易记。练习八段锦虽不一定保证百病全消，但全套动作，躯干四肢兼顾，刚柔结合，锻炼全面，苟能持之以恒，日日练习，可强身健体，神清气爽。

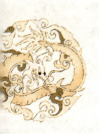

第十一章 房事有节制，乐活到天年

——《黄帝内经》中的房事养生

房事即性行为，是人类的生理本能，是人类生活中一种最普遍的行为，是人的正常生活需要。"食、色，性也。"孟老夫子几千年前就一语道破了性与饮食一样，是人类的自然本性的道理。性生活对人体健康有着十分重要的意义。正常、和谐、健康、方法得当的性生活，能使人精力充沛，延年益寿。不懂性科学、缺乏性知识，则不仅不能充分享受性生活，还会造成许多问题和疾病，有损健康，甚至折寿。

保得一分肾精，多延一分寿命

> 常言道："纵欲摧人老"、"房劳促短命"，这些话并非危言耸听，而是富有科学道理。唐代著名医学家孙思邈说："恣意情欲，则命同朝霞也"。据现代研究认为，性生活过度，会导致内分泌失调，免疫防御功能减退，对各种疾病抵抗力减弱，致使代谢功能反常，易引起各种疾病。因此，中医养生学主张节欲保精，保得一分精液，多延一分寿命。

在谈论肾精之前，我们先来说说"精"。这个字大家都会写，米字旁加一个青。米就是粮食，稻谷；青代表声音，所以念精。这里的米实际上指的是精微的物质。也就是说人体有一种非常细微的物质，这种物质就叫做精。精构成人体生命的精华，维持人体生命活动的物质基础。《素问·金匮真言论》中说，精是身体的根本。没有这种最基本的精微物质，就不可能有人的身体。

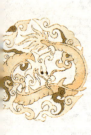

"精"的来源有两个，一个是先天的，是从父母亲那里遗传下来的，是秉承于父母的，它在整个生命活动中起到了"生命之根"的作用；一个是后天的，也就是人出生以后进食的水饮物质，叫水谷精微，这是一种营养物质。先天之精需要不断有营养物质补充才能保证人的精不亏，才能发挥其功能，才能维持人体生命活动，这种物质就是后天之精。此外，人还要呼吸大自然的精气。这两个方面就形成了人的后天之精。

人体每一个脏腑都有自己的"精"。各脏丧失了精气，则会出现相应的病态。就性养生而言，最直接、最重要的还是肾精。因为人的一系列活动在古人看来，都来自肾的活动，耗散了这种真精，轻者各种疾病丛生，重者可致死亡。

肾精不足都有哪些表现呢？一个人如果体质不好却脾气暴躁、喜怒无常，则可能是肾精收敛不住、肾精不足所致。这类人肾水不足，火气容易上炎，脾气就比较大，而怒气再把本来不多的肾精调空，发完火就会非常累，并不像一般人因出气而感到轻松。正常情况下，人体内的水火应该像天地一样阴阳交泰。人在肾气不足的时候，水不制火，心肾不能交泰，人就容易烦躁。

再举个例子，一般人在泄精后便会感到大脑有一种被抽空的感觉。在中医看来，肾主骨生髓，脑为髓之海，脑与整条中枢神经皆为包藏在脊椎骨中之髓，肾精的丧失会导致脑髓的空虚。具体表现就是人的记忆力和思维能力都会下降，做事情丢三落四，考虑问题不全面，久之引发身体衰败。这都是保不住肾精的严重后果。

大家都知道，犹太人是全世界公认的高智商族群，无论在商业还是在高科技领域，都有着出类拔萃的成就，这与犹太民族有着高度的处女情结不无关系。犹太人对于男女色欲的禁忌是非常严格的，这种民族性格造就了犹太人的良性遗传，心神清净就会肾气充足，脑力充沛而智力超群，自然在各个领域都会做出超群的成就。

明白了这个道理，我们就应该学会保养肾精。那么，在日常生活中应该怎样养精呢？

养精的方法很多，最主要有三个方面。第一就是节欲保精。有一句话叫做"色字头上一把刀"。这是把什么刀？古书说："淫声美色，破骨之斧锯也。"这是一把砍伐我们骨头的刀。因为房事太多了以后，必然就耗散了精气。这个精藏在肾里，肾有"生髓主骨"的作用，肾主管骨头，肾精丧失了，我们的骨头也就会受到损伤。所以人如果房事太

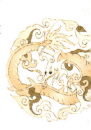

第十一章 房事有节制，乐活到天年——《黄帝内经》中的房事养生

多，无节制，那就像一把斧子一样，是在砍伐我们自己的骨头。

第二，要经常按摩下丹田，不让精外泄。下丹田在哪里呢？一般人都知道下丹田就在肚脐下面的位置，准确的位置是肚脐下1寸半。肚脐下面3寸有一个穴位叫关元穴，在关元穴和肚脐连线的中点就是下丹田。下丹田就是肾精所藏的地方。在下丹田的位置我们可以两手交叠，用手掌心的劳宫穴按揉下腹，按揉下丹田的位置。把手掌劳宫穴对准下丹田，整个手掌覆盖肚脐（神阙穴）和脐下3寸关元穴之间，整体按摩120次，顺时针按摩60次，逆时针按摩60次。为什么要120次？这是取人体的"天年"数，就是正常的寿限。

按揉丹田属于练功的一种方法，练功的最好时间在一天中是四个时辰：子午卯酉。子时是23：00～1：00，午时是11：00～1：00，卯时是5：00～7：00，酉时是17：00～19：00。我们可以在卯时和酉时来按揉下丹田。同时，还要按揉命门穴，命门穴和肚脐相对应，在人体的后背上，肚脐相对的正后方。方法同按揉丹田，也是两手交叠，用手掌心劳宫穴按揉命门。命门，这个名字取得非常好，命门就是生命的大门，是主管生命开阖的。我们要把这个门给它守住了，不要让精外泄，所以这个部位也要经常按摩。同样也是按摩120次，顺时针按摩60次，逆时针按摩60次。每天早晨和晚上各按揉1次，每次按揉120次以后，下丹田和命门会发热、温暖。

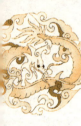

第三，饮食应合理，维持生命的健康。在我们的饮食当中，有不少养精的食物。比如黑芝麻、黑豆、山药、核桃、芡实、莲子，还有地黄，地黄熬汤很好喝的。平常多吃这些食物不仅有利于延年益寿、强身健体，而且有助于防治遗精、早泄。

中医有一句名言："肾为先天之本，脾胃为后天之本。"人脾胃功能的强健，是保养精气的关键，"得谷者昌，失谷者亡"，尤其是体弱之人，真气耗竭，五脏衰弱，全要依靠饮食营养来充实气血。所以全面均衡营养的饮食，是保精的重要手段。饮食时还要注意定时、定量、不偏、不嗜。只有在饮食得宜的基础上，才能考虑药物滋补的问题。服用补益药物时，一定要在医生的指导下"辨证施补"，不然可能会适得其反。

肾精是我们生命的先天之本，是健康的根本，只有保养好肾精，我们才能青春永驻。从以上三个方面来做，我们就可以对肾精有所保养。

人中吕布虽勇，最终却败于酒色

> 《黄帝内经》里面经常提到，男女交合一定要节制，因为房事太多会泄精，会泄掉了人的精气。按《黄帝内经》的话来说叫"积精全神"，要把精蓄积在那里，就像人体里有一个水库一样。"水库"里面有水，这个水不能随便地泄了，要把它积攒在那里，否则水就干了，而水干了，这个水库也就没有用了。

第十一章 房事有节制，乐活到天年
——《黄帝内经》中的房事养生

《黄帝内经》对男女身体的生理变化有着深刻的认识，对"房中术"也多有阐述，其中一条最重要的养生修身经验就是惜精节欲。

这种观点不是凭空而论的，完全基于此前社会的真实生活。不仅是《黄帝内经》，历代养生家关于"忍欲"、"欲有所忌"、"欲不可纵"、"欲不可强"之呼声不绝于耳。儒家经典大师孟子也提出了"养心莫善如寡欲"的见解；唐代医学家孙思邈曾描述封建王侯"昼则以醇酒淋其骨髓，夜则以房室输其血气。"明代养生学家龙遵叙在《食色绅言》中写道："人之寿命主乎精气，犹灯之有油，如鱼之有水。油枯灯灭，水涸鱼亡，奈何愚人以苦为乐，见色弃生，岂知精竭命已随逝。"看来，

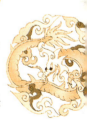

从养生学的观点出发，古人关于节欲惜精的规劝是不能不加以注意的。

"食、色，性也。"性欲是人类自然的本能。正常的性生活是必要的、合理的，它能加深夫妻的感情。但若过于频繁则必然给健康带来危害，甚至短命夭亡。笔者作为中医师，遇到很多病患，虽经中西医长期调治，收效甚微，其主要原因之一就是患者不懂得保养肾精。

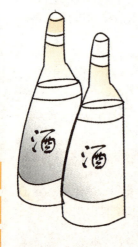

人体的健康好比水箱，水多、水满表示精力旺盛，元气充足，抵抗力强，体质强健，疾病容易痊愈；水少、水干则表示身体素质降低，肾精不足，元气衰微，疾病很难痊愈。而医生的作用是帮助往水箱里灌水，以增加生命元气，补充体内精华，调整阴阳五行平衡，从而帮助患者恢复健康。灌满水的前提是什么？那就是保证水箱不再漏水，事先将下水口堵住，然后才能有望将水箱的水灌满、灌足。否则，灌得越快，漏得越快，灌得越多，漏得越多，长此下去，缺口越来越大，身体的精华丧失殆尽，身体也就垮掉了。

大家想一想，在封建社会里，历代皇帝设有三宫六院七十二妃，贵族大臣，妻妾成群，生活放荡糜烂，虽然他们每天山珍海味，美酒佳肴，但到头来多是恶疾缠身，早亡夭折。据历史资料统计，凡能查出生卒年龄的封建皇帝209人，平均寿命仅有39岁。这里面有一个重要的原因，那就是皇帝嫔妃太多了，精消耗得太多了。当然，也有例外，也有高寿的黄帝，比如乾隆，他活了88岁，是几千年来皇帝中的长寿冠军，这与他"远房围，习武备"的生活习惯是有密切关系的。

《三国演义》中的吕布是众人熟知的人物，他很早便练就一身弓马骑射的硬功夫，而且臂力过人，手捉敌将，就像老鹰抓鸡一般。辕门射戟，他能在一百五十步之外搭箭，拉弓，只见弓如秋月，箭似流星，不偏不倚，一举中的。由于他这种超群的本领，当时人们把他比做西汉的李广，称之为"飞将军"，还有"马中有赤兔，人中有吕布"的佳话，可见评价之高。

吕布有两个夫人，严氏为妻，貂蝉为妾。吕布是个好色之徒，貂蝉又是那样美貌，于是吕布色欲过度。在过去，吕布能抵挡十八路诸侯，而娶过貂蝉之后，竟不能战胜李傕、郭汜等人，为什么呢？显然是自从得到貂蝉后，他的体力已不如以前了。

在《三国演义》第十九回，写曹操大兵压境的时候，陈宫对吕布说："曹军四面围城，若不早出，必受其困。"吕布不听陈宫的建议，说"远出不如坚守"，于是终日不出，只同严氏、貂蝉饮酒嬉戏。时间过了两个月，曹操攻城不下，谋士郭嘉建议决沂、泗两条大河的河水，以淹地势低凹的下邳。这一计果然有效，吕布所在的下邳，只剩得东门无水，其余各门，均被水淹。当众军飞报吕布之时，吕布还说："吾有赤兔马，渡水如平地，又何惧哉！"仍旧和妻妾痛饮美酒。因酒色过伤，形容消减。一日他对镜自照，惊讶地说："吾被酒色伤矣！自今日始，当戒之。"然而为时已晚，在与曹兵激战半天后，曹兵稍退，吕布在白门楼休息，竟在椅子上睡着了。这大概与他的身体每况愈下有关吧！所以，吕布被缚，搭上性命，应该说是"儿女情长、英雄气短"的结果。

贪色纵欲是人最容易犯的、最难改正的耗命的行为，也是一种不能尽天命，等同于慢性自杀的方式。房事过度的人常常出现腰膝疲软、头晕耳鸣、健忘乏力、面色晦暗、小便频数，男子阳痿、遗精、滑精，女子月经不调、宫冷带下等症状。房事不节可直接、间接引起某些疾病，致使疾病反复发作，加重病情。临床常见的冠心病、高血压性心脏病、肺结核、慢性肝炎、慢性肾炎等，经治疗症状基本消失后，常因房事不节或遗精频繁，而使病情反复发作，病情加重。

对比古代，现今的诱惑不知是古代的多少倍，充斥于电视、网络、

第十一章 房事有节制，乐活到天年

——《黄帝内经》中的房事养生

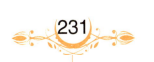

游戏、手机、书刊杂志、平面广告里的色情信息比比皆是。走在马路上，放眼望去书报亭的杂志封面，半成以上都是勾引人的欲望的画面。走进网吧，沉迷其中的青少年百分之九十以上都是在聊天、打游戏、浏览黄色网站。游戏、网络所充斥的越来越多的是暴力和色情，看看电脑游戏的封面，女明星的身材和打扮越来越露骨。而这些却吸引着大批人，可想而知，若每日沉迷于此，我们的身心将受到多么严重的污染！

因此，为了健康，我们应远离都市的声色犬马，隔断外在的诱惑，从而达到清心寡欲、不漏真精的目的。

七损八益，不可不知的性爱潜规则

> "七损八益"最早记载于《黄帝内经》，这部医学典籍中说夫妻交合有七种情况是危害健康的，有八种情况是有利健康的。如果不能运用八益、避免七损，那么人到了40岁阴精就自然地衰减一半，50岁起居生活显得衰老，60岁则听觉失聪且视力不明，70岁下体干枯而上体衰虚，阳器痿软不用，眼泪和鼻涕一起流出，完全是个衰老夫子了。

中医学在房事养生方面非常重视"损"与"益"。在这里，"损"、"益"指的是在房事过程中及房事前后，对人体有益的行为及对人体健康造成危害的行为。其中最有代表性的的观点，就是房事养生学中的"七损八益"。

《黄帝内经》是最早提出"七损八益"的经典，里面说："能知七损八益，则二者可调，不知用此，则早衰之节也。"意思就是说，在人的性生活中，存在有损健康的七种表现，和有益保养精气的八种表现，如果我们能很好地利用，不仅可以达到性生活和谐，还可以增益自身的健康。什么是"七损"，哪些又是"八益"呢？现在就来和大家说一说。

规避"七损"，防止房事伤人

关于"七损"，性知识"鼻祖"《天下至道谈》中解释得很清楚："一曰闭，二曰泄，三曰竭，四曰勿，五曰烦，六曰绝，七曰费。"

"一损"是指男女缺乏房事知识，在同房时不注意把握技巧，结果造成女性出现疼痛等不良感觉，导致性欲低下，厌恶房事等问题，这种情况被称之为"闭"。

"二损"是指在房事之前，精气泻出，出现大汗不止等异常状态，这样对人的健康是不利的，这种情况被称之为"泄"。

"三损"是说性生活不加节制，纵欲无度，使得精液虚耗，这种情况被称之为"竭"。要知道精液对于维持人体的正常生命活动发挥着重要的作用，如果精液枯竭，人就会生病，甚至导致死亡。

"四损"是说交合时男性阳痿不举，导致房事无法正常进行，主要原因是纵欲过度、房事心态不佳造成的，所以称之为"勿"。

"五损"指男女在进行房事时所具备的心理状态。如果进行房事时，双方心烦气躁，毫无温馨、甜蜜、愉快的感觉，即称之为"烦"。"烦"最容易造成夫妻的房事不和谐。

"六损"主要针对男性而言，指的是男性在进行房事时带有大男子主义倾向，在女性不愿意房事的情况下，强迫女性进行房事。这样的性生活自然极不协调，不仅会给女方带来很大痛苦，还会损害其身心健康，严重时会影响胎孕的质量，给下一代造成危害，所以称之为"绝"，意即陷入绝境。

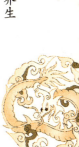

"七损"是指房事劳倦，具体表现为速度快，用力过猛，消耗过多的体力和精力，导致行房之后，双方浑身乏力、精神不佳等，所以称之为"费"。

善用"八益"，让你一生"性"福

那么，什么叫做八益呢？"八益"与"七损"的消极意义正好相反，指的是有益身体健康的八种房事行为。《天下至道谈》中如此描述："一曰治气，二曰致沫，三曰知时，四曰蓄气，五曰和沫，六曰积气，七曰待赢，八曰定倾。"

"一益"是治气。治气为调治精气，常见的方法是：每天早晨，采取坐式，脊背挺直，收缩肛门。在平时，还要根据自身的情况，食用一些补益气血的食物。

"二益"是致沫。什么意思？就是采取坐式，吞咽津液，脊背挺直，收缩肛门，常做这个动作可以改善人的性能力。

"三益"是知时。指的是在进行房事时要把握适宜的时间。男女必须具备一定的性欲，这是房事和谐的前提。

"四益"是蓄气。即蓄养精气。学会运用吐纳之术，最好在晚上吐气，在清晨吸气。

"五益"是和沫。指的是调和津液，表面意思为男女之间可以通过相互拥抱、亲吻、融合彼此的津液，延伸意思为夫妻在进行房事时要配合默契。

"六益"是积气。指的是夫妻在进行房事时，要善于调息性欲，这样房事才能融合。

"七益"是待赢。要想人体内精气旺盛、保持盈满，就要节制房事、吞咽津液、吐纳等。

"八益"是定倾。指在进行房事时，尽量不要将精液射出体外。

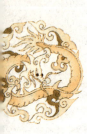

由上可知，这里所说的"八益"是非常有益健康的，对维护男女身心健康，减少女性疾病，乃至下一代的优生优育，都有着积极意义，我们应该运用好这个理论。

节欲不等于禁欲，贵在"得节宣之和"

> 如同饮食一样，性欲是每个人应该获得满足的最基本要求。《老老恒言》中说得好："男女之欲，乃阴阳自然之道。"在古人看来，人的性欲不仅应该获得满足，而且应该顺应自然界的天地阴阳之道。可以说，性与性欲是人的一种本能，是"造化自然之理也"。所以，维持适当的性生活并不会造成精亏，对身体亦有益无害。

我们说不要纵欲，并不是说要求禁欲，这点大家一定要加以区别。在生活中，有一些本来性功能正常的人，认为进行房事会消耗肾精、肾气，于是索性停止了房事，开始了"禁欲"行为，其实，这种行为和"纵欲"是一样的，对夫妻双方也是有害无益。

中医的阴阳整体观念认为，男女交合乃阴阳之道，是天地间第一大道。在一般情况下，阴阳是平衡的，人体也必须维持平衡，才能保证健康。如果出现阴阳偏盛偏衰，就会生病。适度的性生活，正是调和阴阳的手段。人的肾精受到后天水谷的营养而不断发生。当肾精充足上济心火时，则会"欲火中烧"而产生性要求。如果我们长期禁欲，则会使经血瘀阻，从而破坏了阴阳平衡，压抑了人的性本能。人体聚集的性欲望得不到释放，反而会引起一些病理变化，带来许多疾病。

《千金要方》中说："男不可无女，女不可无男，无女则意动，意

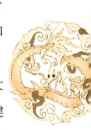

第十一章 房事有节制，乐活到天年
——《黄帝内经》中的房事养生

动则神劳，神劳则损寿，若念真正无可思者，则大佳长生也，然而万无一有，强抑闭之，难持易失，使人漏精尿浊以致鬼交之病，损一而当百也。"说明正常的性生活可以协调体内的各种生理功能，促进性激素的正常分泌，有利于防止衰老。这一观点也被现代医学所证实，美国医学家发现，40%的鳏夫比有妻室的男人死得早些。德国对神职人员寿命作过统计，福音教会的圣职人员通常都结婚，并过正常的性生活，他们比立誓独身的天主教会人员平均多活5年。

因此，中医房事养生主张节欲保精，既不是禁欲也不是纵欲，关键是"得节宣之和"。故《抱朴子》云："至要者，在于宝精行气……人复不可都绝，阴阳不交，则生致壅遏之病，故幽闭怨旷，多病而不寿也。任情肆意，又损年命，唯有得其节宣之和，可以不损"。

怎样正确对待性生活？清代著名医学家徐灵胎说："精之为物，欲动则生，不动则不生；故自然不动者有益，强制者有害。"这就是说，既要强调性欲有度，又不能忽视正常的性生活。如对性生活采取强行克制，或因丧偶而不能以社会许可的方式表现其性欲，都会影响身心健康。孤寂的独身生活往往不能使人在身体上、精神上、社会上达到完满状态。苏联著名医生B·弗拉季斯拉夫斯基在《延年益寿的学问》一书中指出：没有性生活的孤寂生活，"不仅破坏心血管系统，而且还损害整个机体"。故而提倡"如果性生活的失谐（如女方性冷淡或男方阳痿）还没有扑灭爱情的火焰"，应及早求医，"给他们的帮助越快，效果也越好"。由此告诉人们一个道理：只要不是纵欲无度，正常和谐的性生活有助于颐养天年。这也就是说，"节"与"宣"掌握适度，身心俱健可增寿。

在夫妻生活中怎样做到性欲有度呢？关键是正确把握自己，处理好"节"（性欲的适当节制）和"宣"（精液的宣泄有度）的关系。具体应做到以下几点：

首先，应正确掌握性生活的节律性。孙思邈对性交次数的看法是："人年二十，四日一泄；三十者，八日一泄；五十者，二十日一泄；六十者，闭经忽泄。若体力犹壮者，一月一泄。凡人气力自有绝盛过人者，亦不可抑忍。"这是孙氏根据当时人的体质提出的要求。现代由于人们生活、卫生条件的改善和体质的增强，则不必限于这一节律。实际上，人到中年时（30～40岁之间）性欲要求有一个高峰期，一般每周3次并不为多。有报道74名平均年龄为71岁的男性，约90%者性生活满意，射精次数有的竟达每周3次。另据分析，若以男20岁，女18岁左右时为性行为频率的基础水平，则60岁者是原有水平的1/2～1/3。故现代多数性医学专家认为，健康夫妇的性生活以每周2次左右为宜。一般以夫妻双方性生活的第二天不感到疲劳为合适。

其次，还要注意性生活卫生。避免在不良的气候、环境、情绪及醉后、饱后、病后、病时发生性行为。金元医家朱丹溪在《格致余论》中提出了"四虚"之戒：每年的四、五、六、十、十一月为"一年之虚"；上弦前下弦后，月廓空，为"一月之虚"；大风大雾，虹霓飞电，暴寒暴热，日月薄蚀，忧愁忿怒，惊恐悲哀，醉饮劳倦，谋虑勤动，又皆为"一日之虚"；病后、病时亦为一虚。丹溪翁在阐明了性生活与环境气候、个体因素之间的关系后，谆谆告诫人们，善摄生者，不能犯"四虚"之戒，应有所节制，"暂远帷幄，各自珍重，保全天和"。古人认为，男子热病未瘥（患感染性疾病未痊愈者），女子月血新产（经期及产后不久），都应禁止房事，这些观点是值得借鉴的。

另外，应客观估价和适当调整个体性功能。人到中老年，性机能不同程度地逐渐衰退是必然趋势，不要强颜欢悦地进行房事。要在"一乐于与，一乐于取"的情况下进行性生活。只有媾合适宜，就不会戕伐身体、折人寿命。

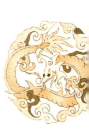

别把性保健品当做救情稻草

> 所谓的性功能障碍，是由于人贪色纵欲、邪淫造成的生理上、心理上的疾病，已不仅仅是肾虚的问题了。在这种情况下，不去了解造成性功能障碍的根本原因，节欲养肾，慢慢恢复，却想借助药物继续去纵欲，这无疑是涸泽而渔。得到的须臾快感是以透支体力、精气为代价的。精气于人，如油养灯。最后身体被掏空了，油尽灯灭，人离死也就不远了。

现代人经常说"十人九虚"，因此市场上出现了各种各样的性保健品。这些保健品声称能治疗各种性功能障碍（阳痿、早泄之类），快速恢复男人雄风，功效强大到离谱，它们的价格非常昂贵，可是买的人却很多，甚至渐渐把它们当成一种高级礼包互相赠送。很多人根本不知道，这些东西其实就是让人速死的"药"，根本治标不治本，起不到补肾壮阳的效果。

何谓性保健品？泛指能激发或增强性欲的药物，古代称之为淫药，现代又称为性药或催欲药。淫药的"淫"有两层含义，一是指淫秽之事；二是指过度。因此，古代春药虽也是中药制成，但它完全背离了中医药治病的基本原则，一味过度地追求这类药的催欲作用。

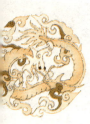

现如今的性保健品一般分为如下几类：一种是化学合成的激素类药，其中含有丙酸睾酮、甲基睾丸素、苯丙酸诺龙、绒毛膜促性腺激素等物质，其催欲作用非常强，且起效快捷；一种是中药，通常以动物的生殖器官为主，如鹿鞭、蛇鞭、黄狗肾、羊肾等；另外一种是补肾类中药，这类药物以壮阳类为主，如鹿茸、阳起石、淫羊藿等。

近年比较时髦的"伟哥"（商品名为"万艾可"，主要药理成分为西地那非）也常被人当做性保健品服用。很多人偶尔服用后，感觉效果倒也"不错"，让人沉溺于欲海，乐此不疲。然而，在快活之余有没有想过，这些性保健品会给自身带来什么副作用呢？

大家都知道，赛马要跑出好成绩，必须在赛前予以精心调养，使马的体力达到最佳状态。倘若我们一场接着一场，不停地让马参赛，只倚重于马鞭乃至马刺的鞭策，即使是千里马，也会疲惫不堪，甚至累死在赛场。

人的性器官犹如马匹，性生活犹如赛马。若为了满足私欲，不停地利用性药来刺激性器官，不给性器官生理恢复时间，一阵狂欢之后，最终也会像马儿一样累伤，甚至出现勃起障碍。《金瓶梅》中西门庆向胡僧求春药，他得到春药后纵情欢愉，每每照用不误，最终落得个命丧欲海，世代唾弃的下场；电影《垂帘听政》中也有这样一组镜头：杀鹿、锯茸、接鹿血，咸丰皇帝一饮而尽……最后"万岁"变为短命鬼。尽管咸丰皇帝的死因是多方面的，但与他滥饮"得天地之阳最全"的鹿血，贪欲过度不无关系。

让我们从性药的组成来分析其滥用弊端。激素是人体不可缺少的重要调节因子，使用的前提之一是人体缺乏。倘若为了催欲而滥用，虽可图一时之欢，最终会因体外摄入过多而抑制它在体内的生成，久而久之，正常的体内调节环路被扰乱、打破；中药壮阳类药物对于补肾壮阳、提高性功能确有一定疗效，但这些中药性多温燥，多用有助火劫阴之弊，加上频繁、竭其精而后快、借助药性达到极点的性生活，使机体遭受难以恢复的损害。轻则导致流鼻血、牙龈出血、便秘出血、烦躁等证，严重者可引起睾丸萎缩、前列腺肥大、脑垂体分泌激素失调，造成伤生害命、促使早夭的结果。即便是被吹得天花乱坠的"伟哥"，也有一定的副作用，有时甚至是致命的。中老年朋友在服用"伟哥"前一定要检查身体，排除心脏疾患的可能，特别是在服用硝酸甘油类扩血管药物时尤为需要禁忌。

第十二章 房事有节制，乐活到天年
——《黄帝内经》中的房事养生

清代医家在《石室秘录》中有这样的记载："人有头脚生疮，当时即头重如山，第二日即变青紫，第三日青至身上，即死。此乃毒气攻心而死也。此病多得之好吃春药……"详细地描述了"春药"可能对人体造成的危害。假如长期服用"春药"，即使停药，往往会出现性功能低下，甚至导致无法恢复的阳痿。所以，奉劝大家，切莫为图一时之快而铸成抱憾终身之错。

其实，对于性事不佳的朋友，了解一些性知识，积极地寻求专科医生的意见，比选择春药效果更好、更安全。

首先应该明白，性事是一个复杂的问题。要达到性和谐，使夫妻双方均能体会到性的愉悦，不仅需要双方具有良好的身体素质，而且更需要良好的心理状态以及掌握相应的性知识和性技巧。身体状况或心理状况不佳的朋友，适当的身体或心理调整是必不可少的。

其次，夫妻双方的相互安慰、体谅和理解，更是良好性生活的必要前提和润滑剂。如果身体确实存在某些不适，不要讳疾忌医，应在医生的指导下，休养生息，将身体调至正常状态。这就好比休渔期一样，虽然在短时间内我们所喜食的鱼会少些，但最终的结果是，我们不但不用担心将来没有鱼吃，而且会吃到更多、更好的鱼。

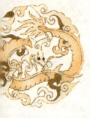

饮食能"助性"，也能"败性"

性生活同人体的任何一项生命活动一样，是建立在物质代谢的基础上的。饮食除了能为性生活提供物质保障外，还能为其提供必要的能量。所以性行为正常与否与饮食息息相关。有的食物可以"助性"，有的则能"败性"。也许很多人不相信，但事实就在那儿，我们能做的就是控制对"败性"食物的摄取量，把"性福"指数升到最高。

中医学认为，饮食对性生活有巨大的影响，不恰当的饮食会破坏人的性功能，正如古人所说的那样："嗜食醇酒厚味，酿生湿热，流注下焦，扰动精室，则遗精。嗜食辣肥甘，损伤脾胃，运化失常，湿热下注致阳事不举。"这里的遗精、阳事不举都是饮食不当引起的。所以，为了维持性功能的正常，我们一定要注意饮食的宜忌。

在饮食方面，有四点忌讳需要大家规避。首先一点，就是不要食用肥腻之物。肥腻之物，最容易伤害到我们的脾胃。如果脾胃运化失常，就会使得人体精亏血少、精气不足、体虚气弱，从而导致性欲、性功能减退。此外，过量地食用油腻食物，会使脾胃运化功能出现障碍，酿生出湿热，湿热流注下焦，进而扰动精室，造成遗精、早泄等情况。如果湿热流注宗筋，则会使人阳痿。这就说明，肥甘厚味是不能多吃的，否则就会影响你的性能力。

其次，想要借助房事养生的人也不要吃太咸的东西。中医养生学认为，咸味入肾，适度的咸味可以养肾，但如果吃太多咸味则会伤肾，不利于助阳，这就是一个尺度的问题。因此，饮食上我们应该吃口感清淡、营养丰富、可以补肾益精的食物，这对延年益寿，防止性功能衰退有积极意义。

第三点，房事养生要忌食寒凉的食物。中医认为，"性凉，多食损元阳、损房事"，寒凉的食物会使我们肾阳不足，致使精少、阴冷、性功能衰退。现代研究已证实，有几种食物多吃对肾功能尤为不利，它们分别是猪脑、羊脑、兔肉、菱角、茭白、猫肉和水獭肉，经常吃这些食物会导致性功能减退或男性精子减少，出现阳痿等。比如猪脑，《本草从新》中就有记载："损男子阳道。"再如水獭肉，《日华子本草》中说："消男子阳气，不宜多食。"因此，对于以上这些食物，有性功能障碍的朋友应该禁食，即使性功能正常，也应该少食。

最后一点，不要偏食。偏食会造成人体营养不均衡，营养不足，肾精就不足，男子精子缺乏，很容易造成不育。有的专家提倡多吃一些鱼

第十一章 房事有节制，乐活到天年 ——《黄帝内经》中的房事养生

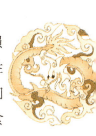

类、动物内脏可以使精子增加，可是凡事有利就有弊，多吃这些食物易使人患上高血脂、冠心病。所以，食物要全一些，不要以为哪种好就使劲吃哪种，这样于养生是不利的。

既然食物可以"败性"，必然可以"助性"。在我们的日常饮食中，就存在很多培补肾气的食疗良方，这里为大家推荐两道食疗方，其中一道便是"韭菜粳米粥"，可以补肾壮阳，固精止带。韭菜又名起阳草，是肾虚阳痿、遗精梦泄的辅助食疗佳品，对男性勃起障碍、早泄等疾病有很好的疗效。有兴趣的朋友，可以按照下面介绍的方法去做：韭菜50克，切碎，同50克粳米共入锅中，加水煮至粥成即可，每日吃1次，连用半个月就能收到成效。

还有一道药膳就是"枸杞子红枣粥"，做法简单：取枸杞子15克，红枣9枚，粳米75克，开锅后放入枸杞子、红枣，炖煮至红枣烂熟即成。晚间临睡前作夜宵食用。常喝这款粥可以宁心安神、通心肾，非常适合心慌、失眠、头晕及肾气衰退所引起的房劳损伤者服用。

同房要挑对时间，把鱼水之乐安置在亥时

> 与自然界的其他动物相比，人在做爱的次数、时间、场合上极为富有和宽松，乃至可以随时随地，随心所欲。不过，既然人归属于大自然，就应该迎合天时本性，除了注意做爱的情绪、次数、环境、健康状况外，还要把握做爱的最佳时期，如此才能更好地体验生命之喜悦，起到益寿延年的作用。

我国民间有这样一句谚语"男人头上三把刀，早酒晚茶黎明色"，认为"早酒、晚茶、黎明色"为养生三忌。早酒、晚茶，我们不难理

解，但"黎明色"可能很多人都不知道，它指的就是早晨行房事。

清晨性爱，会有损我们的健康，有句俗语讲"黎明同房，瘫倒一床"，说的就是这个道理。清晨时分，天色亮了，这个时候人体的阴阳应该是平衡的。但若选择此时进行房事，就会消耗大量肾精，从而导致人体阴阳失衡，使得卫表不固，这样外邪就很容易趁虚进入人体内。而且，清晨是每日崭新的开始，早上我们消耗过多的体力，那么接下来的一天我们会因精力不济而很难进入工作状态。所以，我们一定要节制自己的欲望，不可在清晨行房事。

令人心忧的是，现在很多杂志和网站都在宣传清晨性爱的好处。比如说清晨性爱可以预防脑中风，提高性质量，等等。笔者要告诉大家，这纯属无稽之谈，根本不符合人体的节律，至少不符合我们中国人的房事习惯，我们不要随便听信。

那什么时候才是做爱的最佳时间？根据《黄帝内经》记载，人最佳做爱时间在亥时。亥，属于十二地支之末，代表时末、终结、轮回。亥时即晚上21：00～23：00，一天24时最后的时辰，对应人体的三焦经。在此之前，是心包经当令，我们前面也说了，心包经当令要保持快乐的心情，要"喜乐出焉"。心情愉悦了，自然身体也会进入放松、愉悦的状态。所以，这个时刻，便是阴阳和合的最佳时期，非常适宜行房事。

我们从"亥"的篆字写法上也可以看出这个门道。"亥"是上面两道，代表一阳一阴；下面两人，代表一男一女；男人搂着女人在睡觉，且女人的肚子已怀孕凸起，代表亥时既是结束，也是生命新的轮回的开始。

另外，亥时对应的属相是猪。大家都知道，猪喜欢享受，常常吃饱了就睡，所以没有烦恼，这也从另一个角度说明了亥时是男女行房事之时，安逸享乐之时。

关于这个说法，西方也从人体生物钟的角度给出证实，科学家提出

第十一章 房事有节制，乐活到天年
——《黄帝内经》中的房事养生

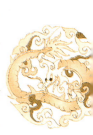

了晚上10：00是性爱的最佳时间段。因此，我们应遵从人体的节律，遵从自然的节律，远离清晨性爱，把鱼水之乐安排在亥时进行。

当然，也并不是说在亥时，我们就可以不加节制、过度纵情了。尤其对于40岁以上的男性、35岁以上的女性而言，一定要注意节制房事。《黄帝内经》中说，"男子四十而阴气自半"，就是说男子到了40岁，女子到了35岁容颜就会衰老，身体会变差，性能力也大大降低了，所以我们一定要量力而为，不要为了一时的欢愉而失了健康。

另外，还有一些情况也不适宜性爱。人在醉酒后、饭饱后也不可行房，否则不但会伤身，也会对哺育下一代造成不利的影响；此外，心情不愉快、悲伤、抑郁，或者是饥饿状态、过劳状态、生病状态，这些状态都不宜同房，否则就会损伤我们的身体。

最后还要提醒大家，万物皆有时节次序，该干什么的时候我们就干什么，这才合乎天性。只有懂得房事利弊，遵循科学的方法，才可以绕开盲区，让人在尽享人伦之乐的同时，收获健康和幸福。

第十二章

一家一人会，不花医药费
——《黄帝内经》中的经络养生

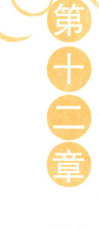

《黄帝内经》经脉篇中说，经络可以控制人体一切功能，具有决生死、处百病、调虚实的作用，也就是说，生命之所以存在，决定于经络；疾病之所以发生，是由于经络活动出了问题；疾病之所以能得到治疗，也是由于经络的作用。可以说，一切疾病产生的根本原因就是经络的失控，所以一切疾病都可以叫做经络病。只要我们经常保养经络，那么我们就能为自己和家人的健康保驾护航。

手太阴肺经：地位尊贵的相傅

> 肺经是以肺为中心，连接胸、手、手掌、拇指的经脉。当我们的呼吸系统受到伤害时，寻找位于此经脉的各穴位，并利用这些穴位加以治疗，便能产生疗效。肺部的功能主要是将空气吸入体内，并将其传送分配至五脏（内脏），以维持生存。若此手太阴肺经出现异常时，人会有上火、口干渴、胸痛、咳嗽、心悸、喘息等症状出现。

学习中医经络，第一条要讲的经络就是手太阴肺经。肺经起始于胃部，向下与大肠联络，再从大肠回来，沿胃的上口，向上通过横膈，入属于肺脏。再从肺脏到喉咙部横出，行至腋窝下面，向下沿上臂的内侧，行于手少阴心经和手厥阴心包经的前面，向下到肘弯中，沿着前臂的内侧，到腕后桡骨茎突内侧边，从腕后到大鱼际，沿着鱼际边缘，延伸于大拇指桡侧的末端。它的分支，从腕后桡骨茎突的上方分出，向手背面到食指桡侧的末端。

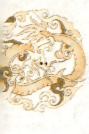

从肺经的循行路线上我们可以看出，肺经与肺、胃、大肠三脏关系密切。那么，只有保证肺经的通畅，这些相关器官的功能也就能得到保证了。反之，人体则会出现一些病证，如胸闷、咳嗽、气短、气喘、鼻塞、流涕、消化不良、便秘等。

当被上述病证困扰时怎么办？敲击肺经就可以解决。可是，保养肺经的最佳时间段是凌晨3:00~5:00，那时我们正在熟睡，无法进行按摩。可以换个时间吗？可以，你可以在脾经当令，即上午9:00~11:00时敲击肺经，因为足太阴脾经与手太阴肺经是同名经，所以在脾经当令时养护肺经，也可以取得良好的保健效果。

可能大家在一开始敲击肺经时会出现酸痛难忍的感觉，这就证明你的肺脏有些问题，你就要加强敲，一天多敲几次，直到没有这种酸痛难忍的感觉，就说明你的肺部逐渐恢复健康了。

肺经上的特效穴位有很多，为大家介绍三个最常用到的穴位。经常按摩它们，对改善一些与肺相关的疾病很有益处。

尺泽穴，肺经上的润燥穴

尺泽穴是手太阴肺经上的一个重要穴位，它就在人体的肘部。肘横纹的正中有一个凹陷的地方很明显，以这凹陷的地方为分界点，就可把肘横纹分成两半：一半靠近小手指一侧，另一半则靠近大拇指一侧。尺泽穴大约就在靠近大拇指这侧的肘横纹的中点。

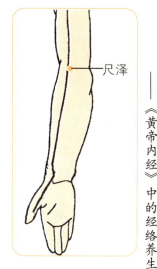

对于尺泽穴的穴位概述最早见于《灵枢·本输》篇，其中说："入于尺泽，尺泽，肘中之动脉也，为合，手太阴经也。"后世多延用此名。

尺泽穴对呼吸系统疾病，如胸膜炎、肺炎、支气管炎等所致的咳、痰、喘、吐血、喉咙疼痛有良好的效果，也可治疗肘关节疼痛、发凉。此外，尺泽穴也是最好的补肾穴，通过降肺气而补肾，最适合上实下虚的人。高血压患者多是这种体质，肝火旺，脾气大，常感到胸中堵闷，喘不上气来，此时可点揉肺经的尺泽穴，便能改善此类症状。

太渊穴，肺经的原穴

太渊穴位于腕掌侧横纹桡侧，桡动脉搏动处。查找它非常容易，你看一下手掌面的手腕上，那里有很多条横纹。从手掌往手臂的方向数起，太渊穴就在第二条腕横纹靠近大拇指的一端，用手指按压感觉凹陷的地方。

太渊穴是手太阴肺经的原穴，也被称为脉会，因为人体内的所有脉

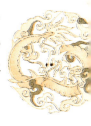

络都由它控制。原穴就好像经脉的主要调节器一样，按摩它可以促进整条经脉的自我修复。

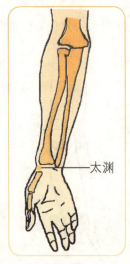
太渊

古人称太渊穴"状如深渊，上通天穹，下达地渊"，是天、地、人三脉之气交汇的地方。当肺脏发生状况时，不适感首先会在太渊穴处表现出来，而你可以通过此穴的各种变化推知肺脏功能的盛衰。所以，用此穴来补益肺气，能有效地促使经络中的肺气回归，以补肺脏之虚。

很多人肺部天生就比别人脆弱敏感得多，天气一变，稍不注意就声音嘶哑，还经常咳嗽。如果你也有这样的情况，那一定要好好地滋补肺经的太渊穴。除了呼吸系统方面的问题，凡是肺经经过的地方出现的肿痛、酸痛以及关节不灵活等问题，你都可以通过按摩太渊穴来缓解和治疗。

鱼际穴，人体的"保命穴"

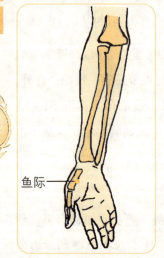
鱼际

鱼际，简单理解就是鱼腹。摊开手掌，在手掌心靠近大拇指的地方，皮肤颜色泛白，肌肉隆起，叫大鱼际，大拇指根部和手腕连线中点，就是鱼际穴。

别小看了这个穴位，它可有着"保命穴"之称，尤其在天气干燥的秋季，多按摩鱼际穴对健康大有好处。这是因为，在一年四季中，秋季对应肺脏，应以养肺为要，而中医认为鱼际穴化肺经水湿，散发脾土之热，正好可以缓解由秋燥引发的呼吸系统疾病，如感冒、支气管炎、肺炎、咽炎等。另外，老人常出现小便短少的情况，也可以对鱼际穴进行敲击，从而得到缓解。

按摩时，可以用另一只手的大拇指在鱼际穴附近上下推动，或以双手鱼际穴互相敲击，至掌侧发热即可。按摩的次数根据身体状况决定，一般每天1~2次，时间控制在10分钟左右。久病体虚及患慢性病的人，可适当增加按摩次数，按摩时力度要适中，不宜急于求成。

手阳明大肠经：血液的"清道夫"

> 大肠经是人体血液的"清道夫"，与我们每个人都密切相关。人的一生要吃进无数食物，我们在享受过美味后，便将它们统统丢给大肠进行消化和吸收，一些病毒也乘机进入体内，到大肠内"安家落户"，毒素堆积久了，我们的体内、体外都会开始衰老。所以大家平时一定要注意疏通手阳明大肠经的气血。

大肠经属于比较好找的经络，将双臂垂直，一只手自然敲另外一只手的小臂，敲到的地方就是大肠经的位置。精确一点说，大肠经起于食指末端的商阳穴，沿食指桡侧，通过合谷穴、曲池穴等，向上会于督脉的大椎穴，然后进入缺盆，联络肺脏，通过横膈，入属于大肠。

有句话叫"循行所过，主治所及"，就是说经络从哪里经过就能治哪里的病，从大肠经的循行路线可以看出，与此经联系密切的内脏有肺和大肠，所以疏通此经气血可以预防及治疗呼吸系统和消化系统的疾病。另外，与手阳明大肠经关系密切的五官有脸、下牙和鼻子。比如面部痤疮、雀斑、酒糟鼻，甚至下牙痛，这些很可能都是大肠经出了问题。

如何保养大肠经呢？我们可以采取拍打的方式。坐在椅子上，右臂弯曲，伸向左侧，把手放在左侧大腿上，然后用左手从手腕开始往上去

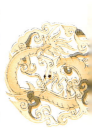

拍打，经肘部，直到肩膀，拍到的就是大肠经；站着也可以，右臂自然下垂，同样的方法，左手空握拳去拍打右臂。拍打时力度不要太重，时间也不宜过久，通常来讲，一只手拍5分钟即可取得疗效。然后换手，用右拳拍打左臂，一定要把整条经都拍到了。每天坚持拍打1次，就可保持大肠经气血的旺盛通畅。

另外，对于大肠经的保养，最佳的时间是在早上起床之后，把它当做早晨的锻炼内容。因为大肠经气血最旺的时候是在早上的5：00～7：00，在这段时间内刺激效果是最好的。

下面，为大家介绍几个大肠经上的主要穴位。善用它们，保养大肠经就可以取得事半功倍的效果。

合谷穴，治疗牙痛的要穴

很多牙痛的朋友应该对这个穴位情有独钟，这就是大名鼎鼎的虎口。它主治痛病，也是人体的一个养生大穴。这个穴位对面部疼痛具有特效，对牙痛的治疗效果更为明显。古人云：颜面合谷收，可见此穴的重要。

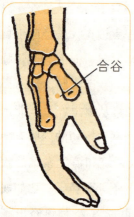

合谷的位置很好找：用另一只手的拇指第一个关节横纹正对虎口边，拇指屈曲按下，指尖所指处就是合谷穴；或者将食指拇指并拢，肌肉最高点即是该穴。

牙痛时找合谷，这里还有一个小窍门，就是左侧牙痛找右合谷，右侧牙痛找左合谷。如此按摩，效果最好。

合谷是手阳明大肠经的原穴，除了可以止牙痛外，还可以增强身体和治疗感冒。一些怀孕的准妈妈们和小宝宝们感冒了不能吃药，如果按摩合谷穴就能达到祛病的作用。而且，宝宝感冒了，妈妈怕吃药会影响其健康，而按摩合谷穴则没有任何副作用，是真正的绿色疗法。

曲池穴，让人心情安逸

曲池穴在曲肘关节外，肘横纹外侧端。曲，弯曲之意，指曲肘时取穴；池，表示水停聚的地方，好像江河之水在这里汇聚入海一样。本穴是手阳明大肠经的合穴，大肠经经气在这里汇合，并从这里传到脏腑，所以这个穴位对调节阳明经的经气及脏腑功能有着重要意义。

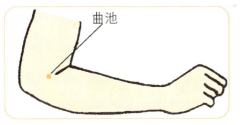

曲池穴在临床常用来泻热，效果非常好。如果你心情烦躁，感觉心里憋着火时，就试试把大拇指按在曲池穴上，做前后方向拨动，这时你会感觉穴位处有酸胀感或者有点疼，不一会儿，你的心情就变得安宁，火气也能够降下来了。

有高血压、高血糖的中老年人每天点揉曲池穴，对控制血压、血糖也很有帮助。其实要治好这些病不见得就是利用西药把你的血压、血糖降到正常值以内，关键是怎么让它保持在一个比较稳定的范围内，这样我们的身体就能适应这个范围，然后身体就能重新达到一个平衡。所以这种情况下按揉穴位是最好的选择，需要我们长期坚持。

手三里穴，通便灵穴

唐朝药王孙思邈曾说过这样一句话："若要安，三里常不干。"意思是说，人体想永享安康，就要保持手三里和足三里两穴的滑润，从而提升气血循环，强健各个脏腑的功能。由此可见，手三里和足三里一样，是人体的保健大穴。

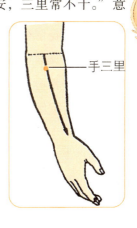

手三里穴不难寻找：首先，把手掌面向胸部，再弯曲手肘，手肘部就会出现很深的皱纹，从皱纹的前端往食指的方向距离大约3根手指的宽度，就是手三里穴的位置。还有一个办法，通过曲池

穴也能找到手三里穴，即屈肘成90°，肘窝横纹头外端就是曲池穴，曲池穴下2寸就是手三里。

对于手三里，我们可采用点按的方法进行按摩，点按结束后，再在局部做轻微的揉法，可自行分配点按及揉穴位的时间，每次共操作3～5分钟，每天进行2次。

足阳明胃经：让胃病消弥于无形

胃经是人体中很重要的一条经脉，之所以称为胃经，是因为它主要支配脾胃的功能，主管人体气血生化。除此之外，胃经也影响着其循行经过的很多部位，包括头面部、胸部、腹部、腿部以及脚部。如果一个人胃疼，当然是胃经的问题，但是膝盖疼也可能是胃经的问题，脚疼也可能是胃经的问题，还有些年轻人脸上长痘痘，从胃经方面治疗，也能收到很好的效果。

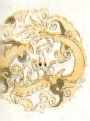

有一句话说得好，"十胃九病"。现实生活中几乎每个人的胃经或多或少都存在着问题，如皮肤没有光泽，要么蜡黄，要么暗黑；嘴唇容易破裂，存在纵形皱纹，唇边时常出现溃烂现象；说话声音没有力气，吐字不清；身体容易疲劳和倦怠、缺乏元气；精神萎靡不振，做事迟疑不决，经常愁眉苦脸、闷闷不乐；不爱吃油腻的食物，稍微吃一些就觉得恶心；经常会被原因不明的头痛所苦恼，还会出现前头部和眼睛的疼痛、鼻塞、喉咙痛、腹胀等症状；另外，还有一个特殊的情况，便是长久保持同一姿势，会坐立难安，始终无法镇定下来……假如你或你的亲友出现了上述症状，就证明胃经出现了问题，这时，可以通过刺激胃经或胃经上的穴位来改善。

足阳明胃经是人体分支最多的经脉，它起于鼻子旁边，交会于鼻根，旁会于足太阳膀胱经，沿着鼻外侧向下进入我们的上齿槽，转出挟口旁，环绕口唇，向下交会于颏唇沟，然后返回至下颌从面动脉部出去，再沿下颌角上行直至耳前，经颧弓上行，沿发际行至额颅中部。

分布在颈部的支脉由下颌角大迎穴前方向下，经颈动脉沿喉咙进入缺盆，过膈肌，络于脾，属于胃；胸腹部的主干，即直行脉由锁骨上窝下行过乳中，向下挟脐两旁进入气冲穴；腹内的支脉从胃口向下，沿腹里，至腹股沟动脉，由此下行至髋关节前，到股四头肌隆起处，下向膝膑中，沿胫骨外侧下行至足背，进入中趾内侧趾缝，出次趾末端；小腿上的支脉从膝下3寸处分出，向下进入中趾外侧趾缝，出中趾末端；足部的支脉从足背分出，进入大趾趾缝之间，出大趾末端，连接足太阴脾经。

如果我们能经常按摩胃经以及胃经上的重点穴位，第一可以充实胃经的经气，使它与其联系的脏腑的气血充盛，这样脏腑的功能就能正常发挥，就不容易被疾病"打败"；第二可以从中间切断胃病发展的通路，在胃病未成气候前就把它消弥于无形。

什么时候按摩胃经及胃经上的穴位最好呢？胃经在早晨最旺盛，我们应选择上午7：00~9：00这个时段，沿着胃经的循行路线进行敲击或者按揉，效果是最好的。

拍击足三里，胜吃老母鸡

足三里穴被称为人体保健第一大穴，从古至今一直为人们所重视。足三里穴位于膝关节髌骨下，髌骨韧带外侧凹陷中，即外膝眼直下四横指，然后再往外一横拇指的地方。刺激足三里穴，可以改善心脏功能，调节心律，增加红细胞、白细胞、血色素和血糖量；在内分泌系统方面，按摩足三里穴对垂体——肾上腺皮质系统有双向良性调节作用，并提高机体防御疾病的能力，所以民间才有"肚腹三里留"这种说法。

此外，按揉足三里穴还能预防和减轻很多消化系统的常见病，如胃及十二指肠球部溃疡、急性胃炎、胃下垂等，解除急性胃痛的效果也很明显，对于呕吐、呃逆、嗳气、肠炎、痢疾、便秘、肝炎、胆囊炎、胆

第十二章 一家一人会，不花医药费——《黄帝内经》中的经络养生

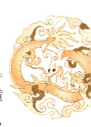

结石、肾结石绞痛以及糖尿病、高血压等，也有很好的作用。

如何按摩足三里穴呢？对于足三里穴的按摩方法主要是采取按压的方式，每天按摩3次左右，每次按摩3分钟。最好长期坚持，才能起到改善脾胃状况、强身健体的效果。

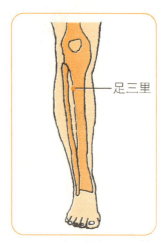
足三里

急性胃痛不用愁，胃经上找梁丘

梁丘穴是胃经的"郄穴"，"郄"就是"孔隙"的意思。郄穴经常被用来治疗急性病和血证。梁丘穴在哪里呢？屈膝，梁丘穴就在大腿前面髂前上棘与髌底外侧端的连线上，髌底上2寸。梁丘在治疗急性胃痛、胃痉挛方面的效果非常好，更是治疗一般胃肠病的常用穴位。

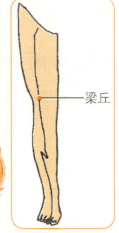
梁丘

有一次，我陪朋友外出办事，他正在开车，途中却面露一脸痛苦状，我问他怎么了，才知道他是腹痛急性发作。腹痛乃胃经所经之处，病经在足阳明胃经。他又是突发性腹痛，根据急则求之郄，应该在胃经的郄穴——梁丘穴上施术。于是我为他点了一下梁丘穴，朋友急忙大呼好痛，于是我用拇指关节加重力量点按该穴。数秒钟后，朋友惊喜地对我说："中医真是太神奇了！我肚子一点也不痛了。"

梁丘穴能疏肝和胃，通经活络，有治疗胃痛、腹泻、乳腺炎、乳痛等病的功效。而对胃肠病急性发作更是神来之术，大家对它不可不重视。

天枢穴，腹泻和便秘的"克星"

天枢穴在肚脐旁边2寸，也就是前正中线和乳头连线的中点线上与肚脐平的那一点。在肚脐两边各有一穴。天枢是胃经上的穴位之一，也是大肠的"募穴"。什么是"募穴"呢？就是五脏六腑之气集中的穴位。募穴大多数分布在胸腹部，而且大体位置和脏腑所在的部位相对应。因为募穴接近脏腑，所以无论病生在内，或外邪侵犯，都可以在相应的募穴上发生异常反应，如压痛、酸胀、过敏等，因此可以根据这些反应来治疗相应脏腑的疾病。

天枢穴所在的位置从解剖上来讲，刚好对应的是肠道，所以点揉天枢穴可以促进肠道的良性蠕动，对消化不良、脐周疼痛、恶心呕吐有很好的改善作用。

此外，天枢穴对便秘、腹泻也有神奇的功效。相信大家都体会过便秘和腹泻的烦恼，要么蹲了很久也便不出来，要么跑无数次厕所，整个人的精神全天受影响。这时，不妨用两个拇指顶在天

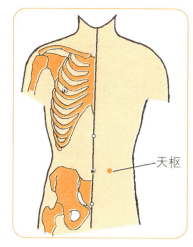

枢穴位置，然后做轮转按摩即可。这样做便可以使腑气通畅，进而改善脏腑气机，解决便秘和腹泻的难言之隐。

足太阴脾经：主宰人体的命脉

健脾最安全、最有效、最持久的方法就是揉按脾经。脾经主管着身体的营养的运化和血的运行，不可不通。按摩脾经可以迅速增强人体的气血，把新鲜气血输送到身体的各个部位，让体内的血液总是保持一种快速周流的状态。没有瘀血的堆积，我们就不会为疾病所困扰。

第十二章 一家一人会，不花医药费
——《黄帝内经》中的经络养生

在中医的理论中，脾的功能非常强大，被称为是"气血生化之源"，运用经络健脾法就可以迅速增强人体的气血。

任何疾病，都是在人体内有瘀血的情况下生成的，而脾正具备了生成气血和运送气血两大功效。只要把脾养好了，就可以百病不生，即使有病也很快会痊愈。

那么，如何健脾？通过饮食来健脾，的确是不错的方法，但是好多人对健脾食物不适应或不吸收，这时怎么办呢？其实，最安全、最有效、最持久的方法就是揉按脾经。

足太阴脾经从大脚趾末端开始循行，沿大趾内侧赤白肉际（脚背与脚掌的分界线），经过核骨，向上沿着内踝前边，上行至小腿内侧，沿胫骨后缘（小腿内侧的骨头），交出足厥阴肝经之前（与肝经相交，然后在肝经前循行），上膝股内侧前边（即膝盖、大腿内侧），进入腹部，属于脾，络于胃，通过膈肌（腹部与胸部的间隔），夹食管旁，连舌根，散布舌下；其分支从胃部分出，上过膈肌，流注心中，经气接手少阴心经。从上面路线可以看出来，与足太阴脾经关系密切的内脏有脾、胃和心。

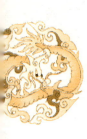

脾经共有21个穴位，首穴隐白，末穴大包。脾经上的穴位都是帮助血液循环的，对付一些常见的小痛小病可以说手到擒来。什么时候按摩脾经上的穴位最好呢？脾经在巳时当令，即上午9:00~11:00，人体的阳气正处于上升期，这时疏通脾经就能起到很好的平衡阴阳的作用。

漏谷穴，专门对付消化不良

先来说一说脾经上的漏谷穴。什么是"漏谷"呢？从字面上理解，就是有谷子漏出来之意，也就是食物进入胃里后，还没有消化好，营养还没来得及吸收，就从身体里排出，直接"漏"出去了。中医将这种情况称之为"完谷不化"，这也代表了漏谷穴恰好是对付消化不良的"克星"。

漏谷穴位于小腿内侧，内踝尖与阴陵泉穴的连线上，距内踝尖6寸，胫骨内侧缘后方。它就像一个漏斗一样，也像一个过滤器，把身体里的废弃物和毒素顺顺当当地排出去。

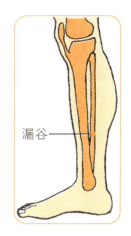

漏谷穴有健脾和胃、利水除湿的功效，在临床上常用于小便不利、便秘腹胀、肠鸣等治疗。每天坚持按揉漏谷穴，并注意保持良好的生活习惯，可帮助排泄，让身体里的垃圾和浊气排得干干净净的，很多脾胃问题也会大而化小、小而化无。

按摩时可用拇指指端适当用力按揉漏谷穴，如果穴位疼痛感较为明显，就不要太用力，待疼痛缓解后，力度再由轻渐重。穴位按摩先左后右，每天1次，每次按摩10分钟左右，可作为日常保健之方。

久坐易伤肉，大横穴来帮忙

时下，在电脑前工作的人越来越多，会计、编辑、教师、IT从业人员……他们被称为"久坐族"。由于这些人经常坐着办公，很少有运动，所以他们在久坐后常感觉腰部和臀部有不适感，比如腰痛、臀部结疖等。这些症状表面上看是"久坐伤肉"，事实上，皮、肉、筋、骨、脉各有所主。其中，"脾主肌肉四肢"。你如果久坐不活动，就会损伤脾脏的功能，从而导致脾虚、肌肉萎缩、四肢无力等，很多人在久坐后感觉身体困倦就是这个道理。

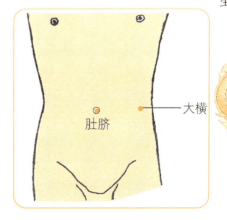

应对上述状况，不妨经常按摩大横穴。大横穴位于肚脐旁开4寸处，具有温中、健脾、理肠的功效。大横穴的"大"指的是穴内气血作用的区域范围很大，换句话说，只要按揉这一处，就能"造福"身

第十二章 一家一人会，不花医药费
——《黄帝内经》中的经络养生

体很多处。比如，能有效保护肌肉，增强脾胃运化能力，消除便秘的困扰，减缓脂肪堆积，减掉腹部的赘肉，总之，它的好处数不胜数。所以，那些经常嚷着要减肥，经常久坐的朋友应好好重视这个穴位并坚持按摩。用不了多久，你的身体就能发生明显的变化。

取穴时，建议大家平躺，因为大横穴位于人体中腹部。用两手拇指顶在双侧大横穴的位置，然后做轮转按摩即可。或者采用食指按压的方法，每天按压双侧大横穴，以感觉酸胀为度，反复50~100次。此外，我们还可以利用艾灸的方法，对着大横穴灸20分钟，便可以轻而易举地通畅腑气，改善人体的脾胃功能，进而消除因久坐引起的种种不适。

常按公孙穴，解决胸部、腹部一切问题

我们都是炎黄子孙，但很少有人知道黄帝叫什么。据《史记》记载，黄帝复姓公孙，名轩辕。此穴以黄帝的姓为名，正是取帝王居中央而统治四方之意。

公孙穴是脾经的络穴，与冲脉相通。脾属土，在人体的正中央，主管运化水谷精微，并将其输布全身，是人的后天之本，谙合统御之道。

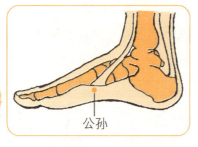
公孙

这个统领全身的穴位，最直接、最明显的效果体现在胸腹部。胸部、腹部的一切问题，比如腹胀、不明腹痛、心痛、胃痛、胸痛，都可以通过公孙穴来治疗或缓解。比如有些人吃饭不规律，吃完饭觉得胸口不舒服、气闷，他们十有八九有肠胃病。有空时就可以按摩公孙穴提升脾气，疏通气机，促进肠道蠕动。

公孙穴在人的足内侧缘，第一跖骨基底的前下方，距太白穴后1寸。或于第一跖骨基底前下缘，于赤白肉际处取穴，按摩公孙穴，至少要每日做2~3次。持续3个月，一定能看出效果来。

手少阴心经：让你的心神保持安宁

> 《黄帝内经》把心比作"君主之官"，说它是统率五脏六腑的君王，平时我们在治疗各种各样难缠的疾病时，应先把心这个君王稳定住了，其他的脏腑就好管理了。比如大家经常遇到的失眠问题，很多朋友为睡不着而苦恼，这时最应该从心经来调理，正所谓"主明则下安"，"主不明则十二官危。"

提到心经，很多人可能会与心脏病联系起来。其实中医经络的心经主的是神志。试想一下，一个人的"神"一直处于躁动不安的状态，其他脏腑又怎能宁静呢！正因如此，《黄帝内经》把心比作"君主之官"，说它是统率五脏六腑的君王，平时我们在治疗各种各样难缠的疾病时，应先把心这个君王稳定住了，其他的脏腑就好管理了。

如何稳定住这个君王，敲击心经是最快捷的方式。我们的手少阴心经主要分为三条支脉。第一支脉走至小肠；第二支脉沿着喉咙走至眼部；第三支脉从臂下分出，并沿着上臂、手肘及前臂，通过手腕及手掌内侧，直至小手指尖内侧，与手太阳小肠经相接。

心经在午时，即中午11：00~13：00时当令，所以我们在这个时候敲击心经效果最好。很多朋友在敲击时有酸痛感或者像被电了一样的感觉，不要害怕，这是正常的经络感觉。感觉越明显，证明你的按摩越有效果，坚持下去，非常有利于心脏健康。

下面，为大家介绍心经上的三个重要穴位，它们个个"身手不凡"。

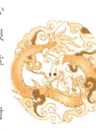

神门穴促进睡觉，让你一觉到天亮

很多人到了晚上有困意，可翻来覆去就是睡不着。为什么会有这样的情况出现？一般来说，一些人出现这个症状是由于心失所养、心神不宁引起的。笔者通常会建议他们经常按压手少阴心经上的神门穴。整个心经都是用来安定心神的，但是神门穴安定心神的作用更强，通过刺激神门穴，就可以增强你的睡眠。

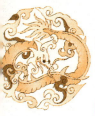

神门穴，顾名思义，就是安定心神的一个门户。它位于腕部，腕掌侧横纹尺侧端，尺侧腕屈肌腱的桡侧凹陷处。该穴位与心经内的经脉相通，充分地刺激它，有补益心气、养心安神的作用。用拇指点压神门穴，每只手按摩3分钟，每天2次，就可以扶正祛邪，宁心安神，治疗心失所养、心神不宁引起的失眠、健忘。

神门穴还有一个好的作用，它可以治疗晕车，有人一上车肚子就不舒服了，为什么？这是因为他的肠胃功能差，消化不良，浊气上来了，所以经常会有晕车的问题。这时候按压神门穴，把过多的血液补到肠胃上去，让肠胃安定下来，气血充足了，晕车的症状也就没有了。

极泉穴，辅助治疗冠心病

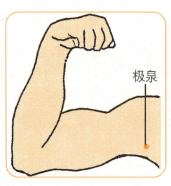

极泉穴可以用于冠心病的辅助治疗。它位于我们的腋窝正中，当上臂向外展时，腋窝中部有动脉搏动处，就是该穴。

按摩时，我们可以采用点按的方式按摩该穴位，稍加用力，感觉有点酸胀感为止。然后，向旁边拨动，注意拨动时手指的力不要减，你会感觉到一股麻感顺着自己的手臂向下一直传到手指。有冠心病、肺心病的人，每天时不时按摩一下极泉穴，对于预防和治疗心脏疾患是很有疗效的。

点揉少府穴，治舌尖长疱

中医认为，舌为心之苗，心开窍于舌。当一个人舌尖发红、舌尖长疱时，就是心火上炎，是心火旺所致，所以应从心经上找对应的穴位进行治疗。哪个穴位可以缓解这种症状？少府穴就是良药。少府是心经的火穴，所以一切心经的湿热证、火证都可以通过少府穴来调节。

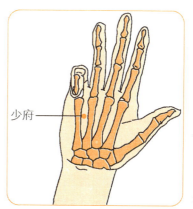

少府穴就在手掌的感情线上，怎么去找它们呢？把手轻轻地攥拳，小指尖对的地方就是少府穴大概的位置，在它附近掐一掐，找到最敏感的点，就是这个穴位。当你舌尖发红、舌尖长疱，吃东西、说话都很痛时，不妨点按一下少府穴。每次点按5~10分钟，连续进行2~3天，一般情况下都可痊愈。

少府穴除了可以治疗舌尖长疱外，还主治先天性心脏疾患。如果有先天性心脏问题，一定要经常按摩一下少府穴，就会慢慢增强心脏的功能。此外，少府穴还可以治疗中风。有的人突然中风了，说不出话来了，这时候请家人为他经常揉一揉少府，就可以防治暴喑突然说不出话来。

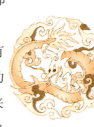

手太阳小肠经：心脏健康的晴雨表

> 小肠经在消化机能中占有相当重要的地位。小肠经的机能衰退，会使身体调和不畅，并出现各种不舒服的症状，如眼睛带黄，耳朵重听，脸颊、喉咙肿痛，上臂至肘部呈现麻痹、压迫疼痛的症状，以及头重、头痛的感觉。若小肠经有异常时，压迫后背腰部的小肠俞穴位，会感觉到似乎有硬块。压迫此处真的发现有硬块时，可以刺激小肠经上的穴道，以减轻不适症状。

小肠经在消化机能中占有相当重要的地位，如果小肠经的机能衰退，人体就会出现各种不舒服的症状，如眼睛带黄，重听，脸颊、喉咙肿痛，上臂至肘部呈现麻痹、压迫疼痛的症状。很多人的小肠经出现了异常，压迫后背腰部的小肠俞穴位，会感觉到有明显的硬块。这时，可以刺激小肠经上的穴道，以减轻不适的症状。

小肠经的起始点在哪里呢？从小指的外侧的少泽穴开始，到耳旁的听宫穴。根据小肠经的循行走向可以看出，它主要治疗肩背、颈椎、脸部、耳朵，它的循行走向就是它所主的病证。

小肠经主要的穴位共有19个，其中8个穴位分布于上肢背面的尺侧，11个穴位在肩、颈、面部。小肠经主治腹部小肠与胸、心、咽喉病证，某些热性病证，神经方面病证和头、面、颈、眼、耳病证以及本经脉所经过部位之病证。

养老穴，能养老的穴位

正当我们呱呱坠地的时候，自身就有很多养生疗疾的"药"，这就是我们身体本身的穴位。其中，养老穴是最关爱老人身体健康的一个奇

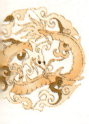

效穴位，在人们的养生活动中发挥着重要的作用，大家不可不知。

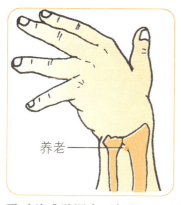

养老穴位于手腕背部，前臂背面尺侧，当尺骨小头近端桡侧凹陷中。取穴时，将掌心向下，在尺骨茎突的高点处就是该穴。按摩养老穴有蓄元气、调精神的作用，对改善老年人视力模糊、脑血栓后遗症、糖尿病并发症等，有良好的疗效。

我有一位患者，今年60多岁了，她平时总感觉浑身不舒服，可是到医院检查却没查出什么来，问我有什么好方法没有。我建议她按摩养老穴，每天2次，每只手每次按摩3分钟。过了2个月，好消息传来了，老人说自从按摩这个穴位后，浑身舒服多了，每天都觉得精力充沛。

各位老年人也可以采用这种方式，每天对养老穴多加按摩。养老穴或许不是全身最重要的穴位，却是最适合老人的穴位，我们一定要善用它。

后溪穴，治疗急性腰疼

后溪穴是治疗急性腰扭伤的特效穴。当我们腰部扭伤，疼痛难忍时，不妨点揉双手的后溪穴，效果尤为显著。后溪穴具体在哪里呢？在我们手掌的小指侧，取穴时微握拳，当小指近手掌那节（第五掌指关节）后的远侧掌横纹头赤白肉际，即手掌和手背交界的地方，手的外侧方即是该穴。

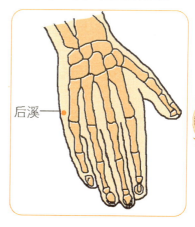
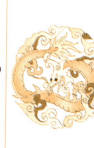

在自我保健时，后溪穴的止痛作用很好，除了可以治疗腰痛外，还可以治疗肩部疼痛、颈项强痛以及落枕等。如何按摩这个穴位呢？把拇指或者食指、中指屈起来，用关节抵住后溪穴，然后加力，一边加力一边进行轻微的旋揉，每次按摩3~5分钟，止痛的效果相当明显。

☁ 天宗穴能治"电脑病"

电脑和互联网让我们的生活变得更加丰富，但每天对着电脑，不知不觉身体就变差了。很多电脑族常常会感觉颈肩部僵硬，这就是现在经常被人提起的"颈肩综合征"。一开始，当我们症状轻的时候站起身活动一下，很快就能恢复如常。但大多数人不懂保养，日积月累，病情便逐渐加重，先是后背痛，继而脖子也不能转侧，手还时常发麻。如果发生了这种情况，就要请天宗穴来帮忙了。

天宗穴治疗肩背部软组织损伤的效果非常好，可以说是必用的穴位。天宗穴位于肩胛骨的中线上中点处，取穴时一手下垂，另一手从肩关节上方绕过，向下顺着肩胛骨往下走，就能找到这个穴位。一般我们采用点、按、揉等方法刺激该穴，以穴位感觉酸胀为宜。每天按摩5分钟，就可以放松整个肩部的肌肉。如果能在按摩该穴位后做1分钟的扩胸运动，那么治疗颈肩综合征的效果会更加明显。

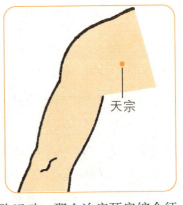

足太阳膀胱经：护佑全身的天赐大脉

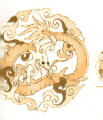

膀胱经的治疗范围很广，不仅仅是因为它属于膀胱并与其他脏腑联系密切，更多的是因为它的循行路线。它在后背上有两条直线，线上分布着所有背俞穴，这些穴和脏腑本身的分布位置相对应，是脏腑器官的反应点，就像现在耳穴足疗的反射区一样，对于调节脏腑有很好的疗效。

膀胱经是十二经脉中最长的一条经脉，可谓护佑全身的天赐大脉。膀胱经中的穴位都非常重要，绝不能忽略它们。现代医学中，膀胱具有积存尿液的功能，当膀胱充满尿液时，即经由尿道排出体外。而中医学对"膀胱"的解释与西医有所不同。中医认为，膀胱是当小肠把无用的固态物和水分分开后，水分流入的主要器官。而膀胱经是通往头、背、腰、臀、下肢、足等各部分，几乎贯通全身的一条非常长的经脉。所以，要是这条经脉发生异常时，就会影响全身，人体进而呈现出各种症状。

膀胱经发生异常时，人会出现什么症状呢？《黄帝内经》中说，膀胱经有问题，人会浑身发热；即使穿上厚衣服也觉得冷；流鼻涕，头痛，眼珠也痛得好像要脱出一样；项背僵硬疼痛，颈项好像被人拉拔一样难受；腰像被折断一样疼痛；膝弯部位不能弯曲；小腿肚像撕裂一般疼痛；股关节屈伸不灵活；癫痫、狂证、痔疮也相继发作；足小趾不能随意运动。若出现上述症状，我们可以刺激膀胱经上的穴位，以缓和不适感。

足太阳膀胱经主要分布在哪里？它主要分布在腰背第一、第二侧线及下肢外侧后缘，其络脉、经别与之内外连接，经筋分布其外部。膀胱经的治疗范围很广，不仅仅是因为它属于膀胱并与其他脏腑联系密切，更多的是因为它的循行路线。它在后背上有两条直线，线上分布着所有背俞穴，这些穴和脏腑本身的分布位置相对应，是脏腑器官的反应点，就像现在耳穴足疗的反射区一样，调节脏腑的作用很好。各脏腑的功能变好了，疾病也就自然消除了。中医看病讲究调和整体，可以说，没有一个病是孤零零、独立存在的，都是和相关脏腑的功能异常有关的，所以膀胱经才显得这么重要。

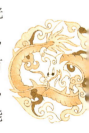

有人说，膀胱经主要在后背，我自己够不到怎么按摩呢？你可以自己准备一个类似擀面杖的光滑棍子放在背部，上下滚动，就可刺激到背部的膀胱经及各穴位了。当然，如果方便的话，最好请你的家人帮你按摩、拔罐，捏脊柱两旁的穴位，或进行走罐，对改善失眠、咳嗽、坐骨神经痛、背部疼痛等都有很好的疗效。

那什么时候刺激膀胱经最好呢？足太阳膀胱经的气血申时最旺，即下午15：00~17：00，这时如果能按摩一下，把气血给疏通了，对人体是很有保健意义的。

睛明穴善治目疾，还能止嗝

大多数人都做过眼保健操，所以对睛明穴非常熟悉，它是保护视力、治疗眼病的大穴，也是足太阳膀胱经的第一穴。

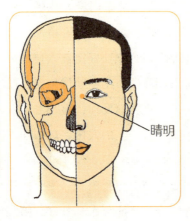
睛明

睛明穴位于目内眦角稍上方凹陷处。长时间低头看书或者盯着电脑工作的人，经常会感到眼睛发胀、怕见光，向内上方用力，会感觉到整个眼睛都酸胀，或者有点发痛。不要怕，这时点按睛明穴，效果是最好的。每隔2个小时用大拇指和食指以画圈的方式按压此穴位，可令疲劳的双眼立刻得到放松。然后，再持续点压或者一松一压此穴1~2分钟，眼部的不适感很快就会消失。

睛明穴不仅能够治疗目疾，还能迅速止住打嗝。说到打嗝，很多人都有这个体会，打起嗝来不光尴尬还很痛苦。有的人整天都停不了，感觉整个人都要崩溃了。这个时候你就可以按压睛明穴，双手拇指加大力气点按穴位，就会收到意想不到的效果。

常按委中穴，缓解腰、背痛

针灸的"四总穴歌"里有一句口诀，叫"腰背委中求。"意思就是当你被腰痛和背痛折磨，按摩委中穴就可以解除烦恼。为什么呢？因为腰部和背部的绝大多数疼痛，比如腰痛、背痛、腰酸、腰椎间盘突出等，问题都出在膀胱经上，都是由于膀胱经气血不通。而刺激委中穴，就能振奋整个膀胱经的活力，尤其是疏通腰背部的气血。

委中穴很好找，就是在腘窝正中，这个穴在一个岔路口上，在背部分为两支的膀胱经在这里会合为一支，继续下行。每天用中指指腹按摩这个穴位3~5分钟，不但对腰痛有很好的止痛作用，还可以治疗腿部的酸胀、膝关节周围的软组织病以及下肢的一些病证，比如下肢腿软无力等。

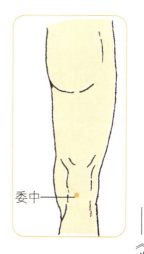

按摩承山穴，巧妙祛湿邪

承山穴，在小腿肚子下方正中，这里，肌肉分成"人"字形，承山穴就在人字中间。承山穴是祛除人体湿气的最好穴位，其效果跟薏苡仁红豆粥有异曲同工之妙。这是为什么呢？因为承山穴在足太阳膀胱经上，膀胱经主人体一身之阳气。承山穴一方面是全身承受压力最多（筋、骨、肉）的集结之处，另一方面又是人体阳气最盛的经脉的枢纽，所以，它能通过振奋太阳膀胱经的阳气，排出人体湿气。

如何按摩呢？很简单，将拇指指腹对准穴，每次按揉3~5分钟，按揉完一只腿，再将另一侧以相同方法进行。

大多数人，只要轻轻一按他的承山穴，都会有明显的酸胀痛感，这都是因为体内有湿的缘故；而按揉承山穴一段时间后，我们会感觉身上微微发热，这就是膀胱经上的阳气在起作用了，身上的湿邪，正随着微微升高的体温向外散逸。

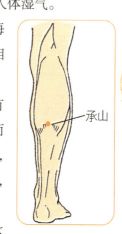

另外，游泳的时候，人的小腿肚子会抽筋，这是因为人在水里感受了寒湿之邪，这时，也只要赶紧揉一揉承山穴，抽筋的症状就会缓解或者消失。

足少阴肾经：关乎一生的幸福

肾经是关乎我们一生幸福的经络。肾是先天之本，大多来自父母的遗传。肾主生长、发育、生殖和水液代谢，肾主骨生髓，它的主要生理功能为藏精。人到中年，肾的状态就每况愈下，衰老的态势不可挡，但如果养护好我们的肾经，就可以减缓衰老。

肾经，这是一条关乎一个人一生幸福的经络，若想提高生活质量，在身体上从温饱进入小康，那就必须把肾经锻炼强壮。

肾经的循行路线是什么样的？从足小趾开始，斜向足心，绕过踝关节内侧，进入足跟，向上经过小腿，腘窝内侧，沿着大腿内侧后缘，贯穿脊柱，属于肾脏，联络膀胱；浅出腹前，上行经过腹部、胸部，终止于锁骨下方；肾脏部直行的经脉，从肾通过肝和横膈，进入肺中，咽喉咙挟于舌根部，肺部支脉联络心脏，注入胸中。

足少阴肾经包括涌泉穴、然谷穴、太溪穴、大钟穴、水泉穴、照海穴等，一共27个，左右合54穴。

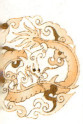

涌泉穴，防病又强身

宋代大学士苏东坡以其《前、后赤壁赋》流芳百世，他在养生上也同样见地深刻。有这样一则趣事：某天苏东坡的好友佛印和尚见他专心致志静坐导引摩足，旁若无人，便开玩笑说，大名鼎鼎的苏学士，竟也学我们出家人坐禅修炼么？苏东坡随口念出一首诗，回答说："东坡搓足心，并非学观音。只为明双目，世事看分明。"

为什么苏东坡要搓足心来保健呢？在足底有一个重要的穴位——涌泉穴。这是足少阴肾经的"井穴"——涌泉穴。顾名思义，涌泉即如泉水般外涌，生命之力不息，亦如泉水涌入溪流江河般，其所生之气可灌注周身诸脉。

涌泉穴属足少阴肾经。传统中医养生学认为，按摩涌泉穴可以培补元气，振奋人体之正气，调整脏腑之功能。民间有"寒从足入"、"温从足入"之说，按摩涌泉穴等足底穴位可以起到强身健体、延年益寿之功效，所以倍受历代医家、名人的推崇。

涌泉穴如何寻找？这个穴位在足掌心前1/3与后2/3交接处。按摩方法很简单：端坐后保持躯干正直，将一足跷起，可以看见足底有一凹陷，只要搓脚心时将这个凹陷处的靠近脚趾的一侧全都揉到，就可以按摩到涌泉穴。刺激涌泉穴时，先把大拇指的指甲剪平，然后用力点按。每天按摩3分钟，坚持1个月，你会发现身体和整个精神状态有了一个显著的变化。这就是按摩涌泉穴的益处。

然谷穴，治疗糖尿病的要穴

糖尿病在中医上称为"消渴"。汉代张仲景《金匮》载有："渴欲饮水不止""渴欲饮水，口干舌燥"，说明口干、口渴是糖尿病的典型征象。的确如此，很多糖尿病患者晚上睡觉时往往觉得口干舌燥、内心烦乱，他们在夜间不得不备上一杯白水来解渴。现在，大家不用那么麻烦了，只要在睡前刺激下然谷穴就可以消除口渴欲饮的症状。

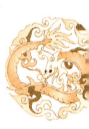

然谷穴有一个功效，那就是受到刺激以后，会促进口中分泌大量的唾液。唾液分泌得多了，我们也就不觉得那么渴了，口干舌燥的症状也就可以得到很好的缓解。另外，糖尿病患者之所以

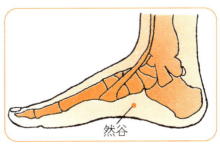

然谷

第十二章 一家一人会，不花医药费
——《黄帝内经》中的经络养生

会感到内心烦乱，是因为心火太大。然谷穴是肾经上的穴位，肾经属水，刺激然谷穴就可以将肾水引下来。水能灭火，我们把心火浇灭，心里自然也就不会烦乱了，晚上睡觉也就会踏实许多。

然谷穴在哪里呢？找然谷穴时，可以先摸一下脚的内踝骨，往前斜下方2厘米处有个高骨头，然谷穴就在高骨的下缘。但是这个位置的精气埋藏得较深，所以在刺激时一定要稍微用力些。按下去，当感觉穴位有酸胀感时再松开，再按下去，并松开。如此反复10～20次。按完一只脚，再换另一只脚。当酸胀感再也不消失的时候，火候就算到了。

太溪穴，肾经一大补药

太溪穴，是足少阴肾经的输穴和原穴。所谓的输穴，就是本经经气汇聚之地，是古代医籍中记述的"回阳九穴"之一，具有明显提高肾脏功能的作用。而原穴就是肾脏的原气居住的地方，肾经的原发力、原动力都藏在这里。太溪穴合二为一，所以太溪穴处肾经的经气最旺。

太溪穴具有滋肾阴、补肾气、壮肾阳、理胞宫的功能，也就是说，生殖系统问题，肾阴不足诸证，腰痛和下肢功能不利等疾病，太溪穴都能治。

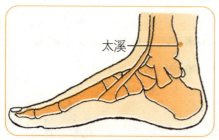

太溪穴如此重要，它到底在什么位置呢？太溪穴很好找，它位于足内侧，内踝后方与脚跟骨筋腱之间的凹陷处。用手指按揉该穴，每次3～5分钟。通过按摩这个穴位，并利用它撞击、通络别的穴位，最后就能把整条肾经都打通。正所谓"牵一发而动全身"，最后，你就会发现，整个身心在不知不觉中都改善了。

手厥阴心包经：穴少宝贝多的救命经

第十二章 一家一人会，不花医药费
——《黄帝内经》中的经络养生

> 心脑血管病和心理疾病是现代人普遍存在的疾病，它们都在心包经的管辖范围内。所以这说明现代人心包经瘀堵不通、气血不足已经成了一个普遍情况。所以敲心包经的方法才是根本之策。心包经上的穴位虽然只有9个，但个个都是功效非凡的宝贝，大家一定要好好保养这条经络。

心包经是健康之源，有人称它是穴少、宝贝多的救命经。经常敲心包经对防病养生有很大功效。但凡是有心脑血管病的人，都应该好好调理一下心包经。有些人没有心脑血管病，但他们的心理问题比较多，每天被压力包围，经常发闷、发愁，这时也要多揉揉这条经，别让它堵住了，否则后患无穷。

心包经起于胸中心包络，往下过横膈膜以联络三焦；支脉横过胸部，入腋下3寸处，再往上行进入腋窝，然后从手臂内侧往下，入手肘中，沿两筋之间到手掌，直达中指指尖的中冲穴。它包括天池、天泉、曲泽、劳宫、中冲等9个穴位，左右合18穴，这些穴位各个功效非凡。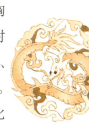

如果我们的心包经受损，所呈现的症状和心脏受伤害是一样的。比如当一个人上火、脸色发红、心悸时，那么他的心包经的经脉，由胸到侧腹，会产生疼痛、麻痹感。解铃还须系铃人，心包经引起的身体异常就可利用按压心包经的方法加以治疗，症状就能获得改善。每天沿着心包经慢慢按压，找到最酸、最痛或者摸着有疙瘩的地方，重点加以按揉、敲打，或者进行拔罐、刮痧，不适症状便可消除。

什么时候按摩心包经最好呢？心包经在晚上19：00～21：00最为

旺盛，这段时间就是我们吃过晚饭，正是应该促进消化的时候。最好选择饭后30分钟按摩，那样效果才好。

天池穴，女性的抗癌穴

天池穴对现代女性十分重要，尤其是对生活在大城市的女性更是非常重要。天池穴是心包经的第一个穴位，位于乳头外上方1寸，第四、五肋间，此处也正是乳腺癌的高发地带。深层次的气血不通是导致癌症发生的原因之一，而经常按揉天池穴就可以疏通局部气血，因此自我揉按这个穴位能有效预防乳腺癌。

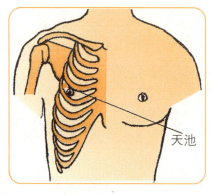
天池

如何按摩呢？用双手拇指或中指的螺纹面或指端适当地、轻缓柔和地按摩两侧天池穴，每侧各1~3分钟，就能促进气血流通。

时下，生活在大城市的女性压力大而多，更容易患乳腺癌，乳腺癌的发病通常与不良情绪伤害深入内心有很大关系，而按摩天池穴还有一点好处，就是能缓解各种不良情绪郁结于胸，所以它又被称为女性的快乐穴。常揉这个穴位能够让女性心胸变得宽大，不易生气，人不生气，就能长寿。

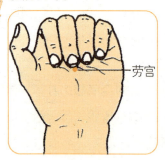
劳宫

劳宫穴，清除心热的奇穴

再来认识一下劳宫穴。"劳"就是劳作的意思；而"宫"，代表宫殿。该穴名意指心包经的高热之气在此，带动脾土中的水湿气化为气。此高温之气传热于脾土，使脾土中的水湿随之气化，穴内的地部脾土未受其气血之生反而付出其湿，如人之劳作付出一般。

劳宫穴属手厥阴心包经穴，为心包经之"荥穴"。它在五行中属火，火为木之子，所以，取劳宫穴治疗可以清心热、泻肝火。此外，劳宫穴还有安神和胃、通经祛湿、熄风凉血之功效，尤为适宜心痛、癫狂、中风、口疮、痫病、口腔炎患者使用。

如何按摩这个穴位呢？按摩可采用按压、揉搓等方法，左右手交叉进行，每穴各操作10分钟，每天2~3次。你也可在每晚临睡前半小时，先搓热双手手掌，以右掌按摩左劳宫，左掌按摩右劳宫，每侧各36次，可使心火下降，有效促进睡眠。

内关穴，心包经上的安神要穴

内关穴是心包经上非常关键的穴位，中医在针灸时经常会用到它。内关穴的作用是宁心安神、理气止痛、和胃降逆，所以它在临床上常被用于心脏、胃肠方面疾病的治疗。

内关穴对心脏病有立竿见影的功效，比如冠心病、心绞痛、心律失常发作时，患者可以用力、不停点按内关穴，每次3分钟，间歇1分钟，就能迅速止痛、调整心律。当然，重症急性发作的心脏病患者，病情发作时应立即服药或去医院，以免耽误病情。

内关穴在哪里呢？它很好找，在手臂内侧，腕横纹上2寸处。取穴时手握虚拳向上平放，另一手食指、中指、无名指三指以腕横纹为准并齐，食指点按的地方就是内关穴。按摩时，可用左手的拇指尖按压右内关穴上，左手食指压在同侧外关穴上，按摩5~10分钟，之后再用右手按摩左侧的穴位，每日2~3次，按摩以穴位产生酸胀感为度。

手少阳三焦经：人体健康的总指挥

> 古人将三焦分为三部分：上焦、中焦、下焦。上焦心肺，中焦脾胃、肝胆，下焦肾、膀胱、大小肠。三焦就像是一场婚礼的司仪，一台晚会的导演，一个协会的秘书长，一个工程的总指挥。它使得各个脏腑间能够相互合作、步调一致，同心同德地为身体服务。

我们通常说"五脏六腑"，那六腑是什么，没有学过一点中医知识的人是说不清楚的。通常只能说全五腑：胃、大肠、小肠、膀胱、胆。但还有一腑，这一腑就是三焦。不知大家是否发现，我们熟知的五腑都像一个容器，且时满时空，比如胃和肠，它们被食物填满，又排空，周而复始。那么三焦呢？三焦就是装载全部脏腑的大容器，也就是整个人的体腔。古人将三焦分为三部分：上焦、中焦、下焦。上焦心肺，中焦脾胃、肝胆，下焦肾、膀胱、大小肠。

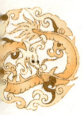

三焦有什么功能呢？按《黄帝内经》的解释，三焦是调动运化人体元气的器官，负责合理地分配使用全身的气血和能量，因此有人把它比做"人体健康的总指挥"。

"三焦者，总领五脏、六腑、荣卫、经络、内外左右上下之气也，三焦通，则内外左右上下皆通也，其于周身灌体，和内调外，荣左养右，导上宣下，莫大于此者……三焦之气和则内外和，逆则内外逆。"这是汉代华佗所写《中藏经》中的一段话，此书文字古奥，但对三焦的这段阐述倒是通俗易懂。三焦在五脏六腑当中的重要地位，由此可见一斑。

我们该如何按摩人体的三焦经呢？可以采取按揉或者敲击的方式，在每天晚上21：00~23：00进行。最好在晚上21：00左右进行，因为太晚的话，会影响我们的睡眠。按摩三焦经，不要忘记着重刺激三焦经上的几个穴位，下面，我们就来分别说一说。

按摩支沟穴，通便效果好

随着社会老龄化、现代生活节奏、饮食习惯等的变化，便秘是临床常见的慢性消化道症状，常表现为排便费力、欲便不得便，或艰涩不畅、胸胁痞满、腹部胀痛、嗳气频作。中医认为，便秘是大肠传导功能失常所致，还与脾、胃、肾有密切关系。选用三焦经上的支沟穴治疗此症，效果显著。

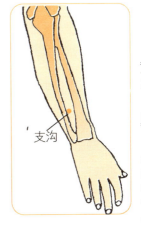

支沟穴位于手臂的外侧，当手背朝上时，腕关节背侧的横纹上3寸，在前臂的两个骨头之间的空隙中。经常便秘的朋友，每天对此穴位按摩5~10分钟，按揉时以穴位感觉酸胀为宜。

支沟穴不仅可以用来治疗便秘，还可以治疗胁肋部的疼痛，因为胁肋在理论上属少阳经的"势力范围"。配上其他穴位还可以治疗多种原因引起的落枕，可谓功效不凡。

翳风穴，"久坐族"的法宝

随着时代的进步，久坐族越来越多，他们长期从事脑力劳动，伏案工作，平时缺乏运动，随之而来的就是脖子僵硬、头晕、头痛、视力模糊、眼胀、耳鸣、睡眠不好等症状。要有效缓解病情，不妨试试一个保健的小偏方——按摩翳风穴。

翳风穴是颅后窝部位的重要穴位，属手少阳三焦经。中医学认为，翳风穴具有活血、祛风、通络、通窍、醒神之功效。刺激翳风穴可用于治疗头晕、头痛、耳鸣、耳聋、口眼歪斜等病证。

翳风穴在哪里呢？正坐、侧伏或侧卧，从耳后突起的高骨向下摸，到耳垂后面，在下颌骨的后面的凹陷处就是该穴。用双手拇指或食指缓缓用力按压穴位，缓缓吐气；持续数秒，再慢慢放手，如此反复操作5分钟。此法适用于各种人群，且操作不拘于时，一天之中挑方便的时间按摩1~2次即可。

丝竹空穴，消除鱼尾纹

随着年龄的增长，很多人的眼角会增加一条条鱼尾纹。或许你不知道，在我们的眼周附近，有一个小小的丝竹空穴，常常按压就能够消除鱼尾纹。

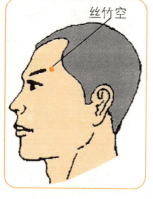

丝竹空穴位于我们眉梢的凹陷处，它也是手少阳三焦经上的重要穴位。因为它所在的经脉刚好位于眼周，因此多揉按丝竹空穴，能够较好地改善眼周的循环，促进周围的气血疏通，达到消除鱼尾纹的效果。

那么，如何按摩丝竹空穴呢？用双手食指贴近穴位，以揉按的方法，每次进行3~5分钟。爱美的女性，每天可以重复按摩多次，慢慢的，你就会发现，不仅眼角的皱纹少多了，而且整个皮肤也变得更加光滑、富有弹性。

足少阳胆经：养生祛病的"万金油"

> 胆经是我们身体上循行路线最长的一条经络，它走在我们身体的两个侧面，从头到脖子，再下行至腰、腿、足。沿着经络循行刺激胆经，不仅可以祛除人体积聚已久的浊气和毒素，还能有效补充气血，减轻关节疼痛。你可以采用点穴、按揉或者敲打的方式，效果都是一样的。

足少阳胆经被誉为养生祛病的"万金油"，为什么这么说呢？因为足少阳胆经的循行路线很长，可以说是"贯通南北"，而且分支也比较多。因此，它的适用范围很广，很多困扰大家的疑难杂症，都可以靠按摩胆经来解决。

胆经的循行经路线比较复杂，一条分支从耳朵后面分出，进入耳朵，出来经过耳朵前面，到眼外角的后方；从眼外角分出一支，往下到达下颌部大迎穴，与手少阳三焦经相合，经眼眶下到下颌角至颈部，与前面的一条会合于缺盆，进入体腔，穿过横膈，联络肝脏，属于胆，然后沿腰胁，绕过阴毛部，横向进入髋关节环跳穴；直行的经脉从缺盆部分出，向下到腋窝，沿着胸侧部，经过季胁，下行至髋关节与前面一条会合，往下沿大腿外侧、膝关节外侧、小腿外侧，直下到外踝尖前，沿着脚背进入第四趾外侧端的足窍阴穴；还有一条支脉从脚背（足临泣）分出，往前出大脚趾外侧端，折回来穿过趾甲，分布于大脚趾趾甲后，与足厥阴肝经相交。

可能你看到胆经的循行路线后就犯难了，这么多分支，该如何进行按摩呢？俗话说，"打蛇打七寸"，对于胆经来说，最关键的一段分支

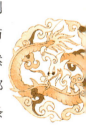

在大腿上，也就是从臀部到膝关节这一段——大腿外侧正中间的那条线。我们每天只需拍打这一段就够了。

如何拍打呢？手握空拳，用掌面一侧从屁股往下顺着气血的流向（从上往下）缓慢拍打，直到膝关节处。拍打的力度要适中，自己觉得舒服即可，不要太轻也不宜过重。左、右两侧的经络都要拍打，每侧每次至少5分钟。你可以"左右开弓"两侧同时拍打，也可拍打完一侧，再拍另一侧。这样就可以有效地清除瘀滞，疏通经络，刺激胆汁分泌。

胆经最旺盛的时间是23：00～1：00，但这个时候我们在睡觉，所以我们可以把按摩胆经及其穴位的时间提前一些。一般来说，每天21：00～22：00之间进行最好。

肩井穴，缓解颈项僵硬

现在的人越来越忙，每天都要工作十几个小时。紧张的一天下来，身体愈发僵硬，脖子动不了，颈椎病也犯了。颈部是人体上下过渡的桥梁，它向上连接着我们的大脑，向下连接着我们的颈椎和背部。当一个人肩膀疼痛的时候，就会有僵硬、紧张的症状发生，肩部紧张又会导致颈椎紧张，长时间使颈椎处于紧张的状态，就会导致颈椎病的发生。这个时候，按压肩井穴，可以很好地缓解全身紧张僵硬的症状，让你快速恢复到自然放松的状态。

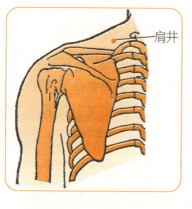

肩井穴在肩关节和脖子边缘的中点处。现在好多人有所谓的"电脑病"、颈肩综合征，每天按揉肩井穴5分钟，肩关节的紧张和肌肉僵硬等症状就能逐渐缓解。另外，牙疼时，按压肩井穴也能够立马见效。

阳陵泉穴，治疗胆囊炎有奇效

在膝关节以下的循行中，有一个穴位叫阳陵泉，它是相当重要的一个穴位。古书里常讲"筋会阳陵"，说明筋主关节的运动，所以身体的运动，尤其是膝关节运动出现障碍时，一定要揉这个穴。

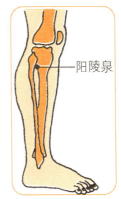
阳陵泉

阳陵泉穴如何找呢？我们的小腿里面有两根骨头，里面的一根叫胫骨，外面的叫腓骨，从膝关节外侧往下找，我们能感觉到有一个骨头凸起，这叫腓骨小头，在腓骨小头的前下方一个横拇指的地方就是阳陵泉穴。每天抽时间多揉揉它，可以使膝关节更加灵活。有些人患有慢性胆囊炎，除了少吃油腻的东西外，一定要坚持揉阳陵泉穴，同时按摩阳陵泉穴下1寸处叫胆囊穴的地方，每个穴位按摩3～5分钟，这样就能很好地预防慢性胆囊炎的复发，或者降低复发的概率。

另外患有慢性胃炎，老是泛酸、吐酸水的朋友，也可以按揉阳陵泉穴。刺激穴位时，要一边吐气，一边压8秒钟，如此重复10次，会快迅治愈泛酸，消除打嗝的症状。

风池穴，感冒的"克星"

有一些朋友稍不注意就会感冒。感冒虽属小病，但对人体健康危害极大，所以预防感冒是保健强身的当务之要。防治感冒的方法很多，这里特别介绍一种简便易行的方法，就是按摩风池穴。

风池

中医经络学说认为，风池穴属足少阳胆经，位于颈部耳后发际下凹窝内，主治感冒、头痛、头晕、耳鸣等。每天坚持按摩双侧风池穴 5 分钟，能有效地防治感冒。

如何按摩呢？双手十指自然开张，紧贴枕后部，以两手的大拇指按压双侧风池穴，用力上下推压。穴位酸胀感若很明显，说明此人极易感冒，这种情况就要勤于按摩，且加大按摩力度。对于已患感冒的人来说，如果出现打喷嚏、流鼻涕等症状时，按摩风池穴也有减缓病情的作用。

足厥阴肝经：排遣郁闷的法宝

> 肝脏担负着维持人体生命机能的重要任务，可称之为人体的将军。将军率领着抵御外敌的军队，肩负排除体内、体外不断袭击的毒素的任务，是一个专门解毒的脏器。肝的排毒功能减弱时，人体内的毒素就会越积越多，导致长斑、长痘、脱发、油脂过多、失眠、乳房肿瘤等问题。所以保护好自己的肝很重要。而养护自己的肝脏，从锻炼肝经入手是切实可行的办法。

肝是维持生命不可或缺的脏器之一。肝的排毒功能减弱时，毒素就会越积越重，导致长斑、长痘、脱发、油脂过多、失眠、乳房肿瘤等问题，因为肝的一大主要功能是主疏泄，即肝脏具有疏通和发散的功能，它能保证全身的气血运行通畅，不瘀不滞，所以保护好自己的肝很重要。而养护肝脏，从锻炼肝经入手是切实可行的办法。

足厥阴肝经主要分布在下肢内侧的中间，其络脉、经别与之内外连接，经筋分布其外部。共有大敦、行间、太冲、中封、蠡沟、中都等 14 个穴位，左右合 28 穴。如果肝经这条经脉出现异常，人就会出现口苦口干、两胁下痛、小腹疼痛、腰痛、气逆、情绪易怒、视力下降、腹泻、遗尿等症状。

当出现上述情况时，每周应该按压肝经2次。从大腿根部开始，也就是腹股沟的地方，沿着肝经一点一点地压过去。开始按摩时，力道可以轻一点，反复压，遇到痛点就停留得久一点，按压得多一些。其实有痛的地方一定是有病灶处，所以压那些地方就是把对应点病灶的积滞清除出去，症状就能获得改善。

理论上讲，在肝经最旺的丑时按摩肝经最好，但此时我们应保持熟睡，以顺应天地之气。因此，我们应将按摩肝经的时间改为在同名经手厥阴心包经当令的戌时进行，即19：00～21：00。

足厥阴肝经一共有14个穴位，左右两侧共28穴，其中12穴分布于腹部和胸部，12穴在下肢。首穴大敦，末穴期门。下面介绍肝经上的几个重要穴位，你可以对症选择适合自己的穴位，每天坚持按摩，一定能收到意想不到的效果。

太冲穴，人体的消气穴

太冲穴是肝经的原穴，原穴的含义有发源、原动力的意思。也就是说，肝脏所表现的个性和功能都可以从太冲穴找到。太冲穴位于足部的背侧，大拇指与第二个脚趾之间的延长线上，距离趾蹼三指宽的位置。

如果一个人生气了，按揉一下这个穴位，就有平复不良情绪的效果，所以它特别适合烦闷、焦虑、经常失眠、郁郁寡欢的人。经常按按这个穴位，郁积的肝气畅通无阻了，胸中的阴霾也就一扫而空了。

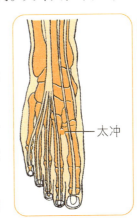

女性是社会中压力比较大的群体，由于受到

社交、工作、家庭等因素影响，她们常有肝气郁结的状况。而没事按一按太冲穴，便可以消除烦闷、调理气血、化湿通经，总之，好处不胜枚举。

按摩太冲穴应该用掐按的方式。好多人不会揉太冲穴，有的人皮都掐破了，这就是方法不对，你拿指甲掐、搓，肯定会弄破皮。正确的方法是首先把指甲剪平，然后掐进去，仔细找一找最痛的点加以按摩，再慢慢地揉向行间穴。为什么要揉行间穴呢？因为行间穴是散心火的，一旦火散到行间穴处，就基本上等于发散出去了。所以，用太冲穴消火时一定要从太冲穴揉到行间穴，每次按摩3~5分钟。

多按行间穴，可以消火

说完了太冲穴，我们再来详细介绍一下行间穴。它位于大脚趾和二脚趾缝上。行间穴是一个火穴，肝属木，木生火，如果有人肝火太旺，

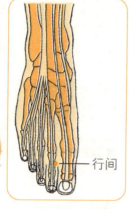

行间

就泻其心火，这叫"实则泻其子"。行间穴就是一个泻心火的穴位。如果你经常两肋胀痛、嘴苦，代表体内肝火旺；如果经常牙痛、腮肿、口腔溃疡、鼻出血，尤其是舌尖长疱，就代表心火盛，这时火已经不在肝上，多揉行间穴就可以消火。

有的人一上火就鼻出血，等于是把火从鼻子里发出去了。但鼻出血也挺吓人的，虽然通过流鼻血保护了身体其他重要的脏器免受损害，但这不是一个正常的通口。这时候就要多揉行间穴，把心火从这里散出去。

如何按摩行间穴呢？我们可以采取指压的方式。以食指指腹按压行间穴5秒钟，指压时一边吐气，一边压到穴位稍微有疼痛感，如此重复10~20次。

常按大敦穴，功血崩漏不用怕

月经是女性健康与否的一大标志，如果月经没有规律性，或者经量增多，或者经期延长，都说明女性的健康出现了问题，中医称这种情况为"崩漏"。"崩"来势急、血量多，"漏"来势缓慢、淋漓而下，而西医则统称为"功能失调性子宫出血"，简称"功血"。

血对人体实在太重要了，很多女性出血过多时就特别害怕，认为自己得了什么不治之症，于是病急乱投医，结果崩漏的状况更加严重。其实大家不用害怕，在我们的大脚趾上就有一个非常好用的"止血药"——大敦穴，它止血的效果比其他方法都要快速、安全。

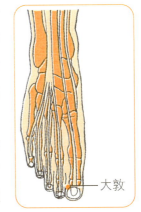
大敦

大敦穴是肝经的第一个穴位，它在大脚趾内侧的趾甲缝旁边。"敦"是厚的意思，"大敦"就是特别厚。大敦穴又是一个井穴，"井"是源头的意思。中医讲肝藏血，所以肝经上的大敦穴能治疗出血证，且主要是下焦出血，如崩漏、月经过多等最为适宜。

大敦穴位于大拇趾（靠第二趾一侧）甲根边缘约0.1寸处。取穴时，可采用正坐或仰卧的姿势。如何按摩大敦穴呢？最好在睡觉前按摩，女性朋友们先用热水泡脚，之后用手揉搓该穴位10分钟左右，就能起到养生保健的作用。

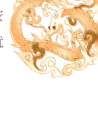

第十二章 一家一人会，不花医药费
——《黄帝内经》中的经络养生